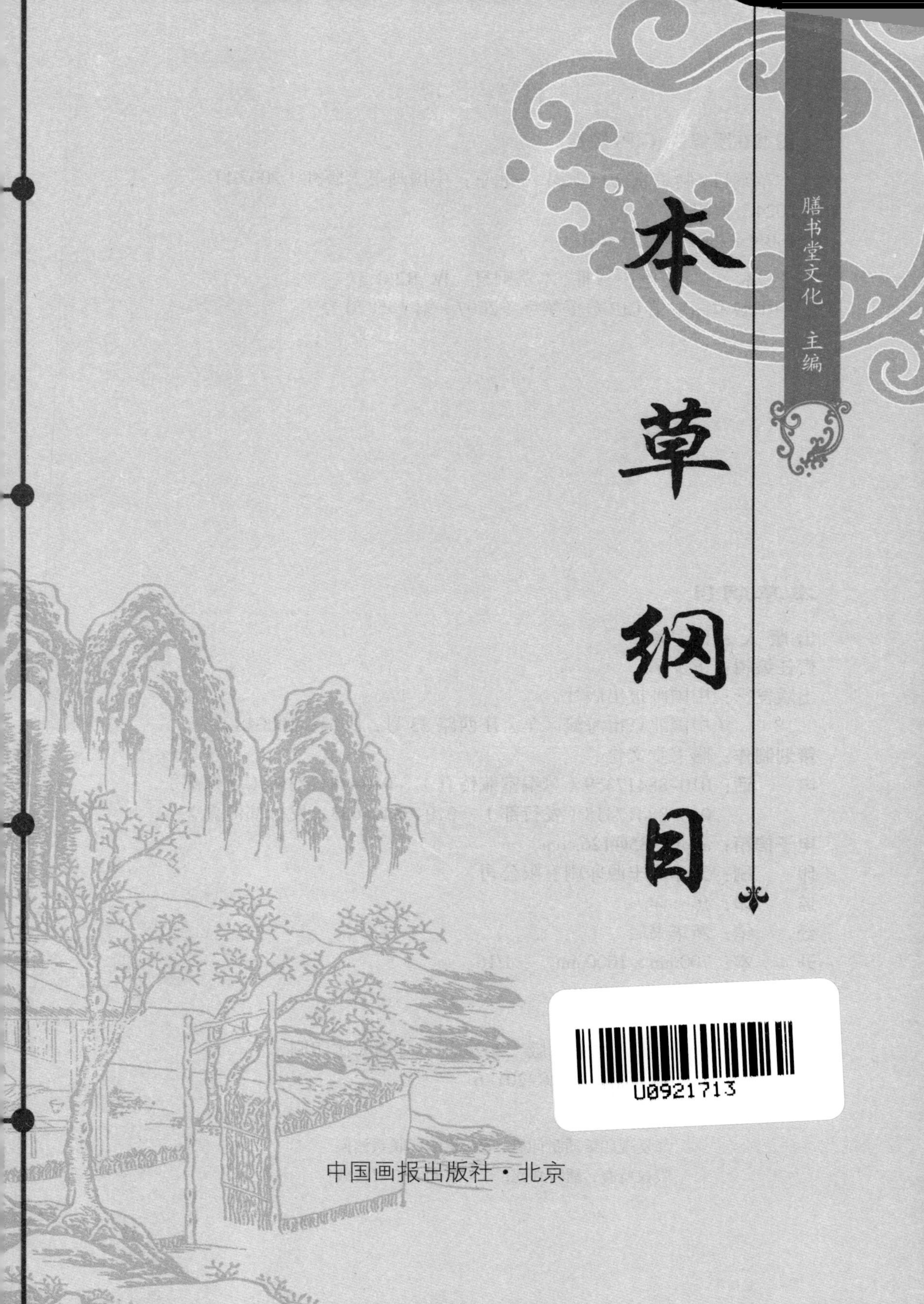

本草纲目

膳书堂文化 主编

中国画报出版社·北京

图书在版编目 (CIP) 数据

本草纲目 / 膳书堂文化主编 .—北京：中国画报出版社，2007.11
（2024.1 重印）
ISBN 978-7-80220-201-6

Ⅰ. 本… Ⅱ. 膳… Ⅲ. 本草纲目 Ⅳ. R281.3
中国版本图书馆 CIP 数据核字（2007）第 156870 号

本草纲目

出 版 人：田 辉
责任编辑：王少娟
出版发行：中国画报出版社
（中国北京市海淀区车公庄西路 33 号，邮编：100048）
策划制作：膳书堂文化
电 话：010-88417359（总编室兼传真） 010-88417359（版权部）
010-88417418（发行部） 010-68414683（发行部传真）
电子信箱：cpph1985@126.com
印 刷：天津旭丰源印刷有限公司
监 印：焦 洋
经 销：新华书店
开 本：700mm × 1000mm 1/16
印 张：18
字 数：275 千字
版 次：2007 年 11 月第 1 版 2024 年 1 月第 8 次印刷
书 号：ISBN 978-7-80220-201-6
定 价：49.80 元

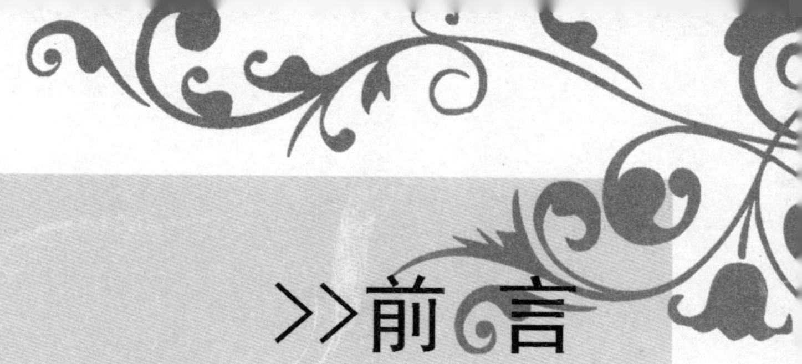

>>前言

《本草纲目》最早出自李时珍之手，撰成于1578年，初刊于1593年。全书共载药1892余种，其中1000余种为植物药，剩余的为矿物及其他药物。书中附有药物图上百幅，方剂万余首个，其中有8000多首是李时珍自己收集和拟定的。每种药物分列释名、主治、发明和附方等项。

《本草纲目》不仅考证了我国古代本草学中的若干错误，而且还综合了大量的科学资料，对药物进行了相对科学的分类，特别是李时珍对动物药的科学分类，说明他当时已具备了生物学进化思想。

《本草纲目》在我国对本草学、生物学的研究具有一定的促进作用，在世界上也产生了很大的影响。曾先后刻印数十次，出版英、法、德、日等多种文字的节译本或全译本。

而本书的编者考虑到一些原材料获取的难易，特别选录一些更易寻找原料的章节，如木部、果部、鳞部……而人部、金石部等一些只能作为传统文化内容来阅读的部分并没有选录书中。另外一些未被选录的条目则是因为材料不易获得，对于想通过看书而得到一些健康养生治病知识的读者来说意义不大。本书旨在通过精选的条目为大众开启一扇健康之门，同时也希望读者在阅读中可以学习到更多的祖国传统文化。

目录
contents

卷一 木部

卷二 水部

卷三 草部

卷四　谷部

卷五 菜部

四、水菜类……193

五、食用菌类……195

卷六　果部

一、五果类……201

二、山果类 212

三、夷果类 228

卷七 虫部

卷八 鳞部

三、有鳞鱼类......256

卷九 介部

卷一 木部

李时珍说：木乃植物，居五行之一。我们生活中常见的家具，大都是木制品，树上的果实还可以食用，它的作用很大，还有药用功能。

一、香木类

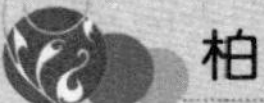

柏

【释名】即柏树。

【加工】李时珍说：《史记》里把柏称为百木之长，树高且直，皮很薄，质地很细腻，开细琐的花；它的果实是圆形的，到秋霜后自然裂开，中间有几颗籽，像麦粒那么大，有芳香味。

柏实

【性味】味甘，性平，无毒。

【主治】安心神，润肝肾，主治小儿惊痫，神志不清，腹痛出虚汗，小便不利，有安神镇静的作用。它的气味清香，能透心肾，益脾胃。

柏叶

【性味】苦，性微温，无毒。

【主治】主治吐血、鼻出血、痢血、尿血、崩中赤白。主轻身益气，使人耐寒暑，去湿痹，生肌。治冷风导致的关节疼痛及冻疮。烧取汁涂头，黑润鬓发。汤敷火伤，止疼痛祛瘢。做成汤经常服用，杀五脏虫，有益健康。

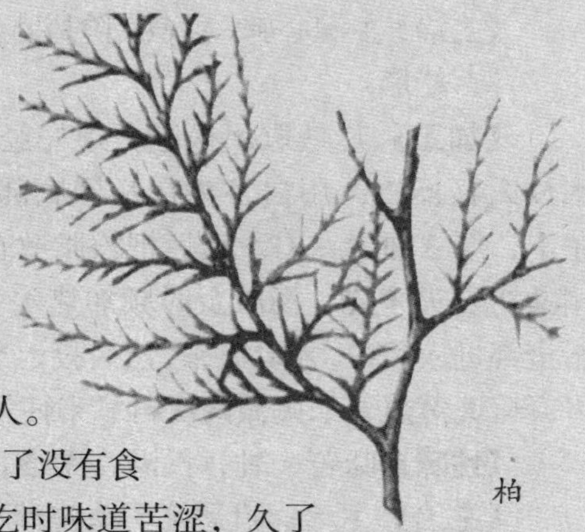
柏

【发明】据传有一毛女，秦王宫人。关东贼人到时，被惊吓后逃入山中。饿了没有食物吃，有一个老人教她吃松柏叶，刚吃时味道苦涩，久了就适应了。于是不再饥饿，冬不寒，夏不热。

树脂

【主治】主治身面疣目，同松脂一起研细涂于患处，几天后自然消失。煮汁酿酒，去风痹，治关节活动不利，烧取油，治疥疮、虫癞等病。

【附方】服柏实法：八月连房取实，晒收去壳，研末。每次服 10 克，温酒服下，一日三服，渴即饮水，令人悦泽。

治鼻中出血：用柏叶、石榴花研末吹入。

治尿血：柏叶、黄连焙研，用酒服 15 克。

治大肠出血：根据四季定方向，春东、夏南、秋西、冬北；采柏叶烧研，每次吃饭时饮下 10 克，服二次即愈。

治烧伤灼烂：柏叶捣烂涂于患处，缚定，两三日可以治愈。

治老人便秘：柏子仁、松子仁、大麻仁等份，一起研，与蜜制成梧桐子大小的丸，饭前用黄丹汤调服二三十丸，每日两次。

治肠道出血：柏子 14 个，捶碎，囊贮，浸酒三盏，煎八分，服后立止。

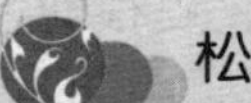

松

【释名】李时珍说，松树挺拔，耸且直，树皮粗厚，状像鱼鳞，它的叶后落。二三月份抽蕊开花，十四五厘米长，花蕊称为松黄。结的果实形状如猪心，俗称松塔，秋后子长成则鳞裂开。叶子有二针、三针、五针的区别。

松花

就是松黄。

【性味】味甘，性温，无毒。

【主治】主润心肺，益气，除风止血，也可以酿酒。

松脂

【加工】凡是取用松脂，须先经炼治。用大釜加水放入瓦器中，用白茅垫在瓦器底部，又加黄砂在茅上，厚 3 厘米左右。然后把松脂散布在上面，用桑树发火来烧，汤减少时频加热水。等到松脂全部进入釜中，才取出来。然后投入冷水里，冷凝后又蒸热，如此做两次再拿来使用。

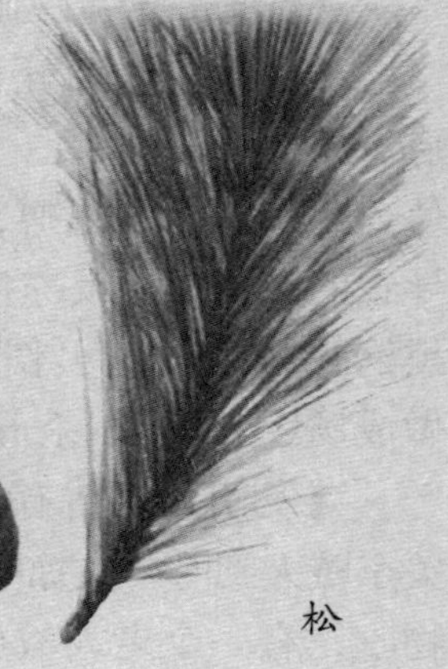
松

【性味】味苦、甘，性温，无毒。

【主治】主治痈疽恶疮、头疮溃疡、白秃及疥疮虫病，安益五脏，常服轻身不老延年。除胃中伏热、咽干、多饮多尿、风痹死肌，其中赤色松脂，主治恶痹。煎成膏有止痛排脓的作用，贴各种脓血疮瘘烂。塞牙孔，治虫齿。还能润心肺，治耳聋，强壮筋骨，利耳目，治白带过多。

松渚

就是用火炼松枝取得的液体。

【主治】主治疥疮及马牛疮。

松叶

【性味】味苦，性温，无毒。

【主治】主治风湿疮，生毛发，安五脏。不饥延年。切细，用水及面饮胆，或者捣成粉制成丸服用，可以断谷及治恶疾。灸冻疮、风疮效果佳。去风痛脚痹，杀米虫。

服食松叶

【主治】用松叶细切，再研，饭前以酒调下10克，也可煮汁做粥食。初服稍难，久则适应。令人不老，轻身益气，绝谷不饥。

【附方】服食松脂辟谷方：用松脂5000克，以桑柴灰淋汁100升，煮五七沸，漉出。放在冷水中反复煮10遍，才会变白。然后细研为散，每次服5～10克，粥饮调下，每日3次，久久服用，不饥延年。

治中风：松叶500克，细切，以酒10升，煮至3升顿服，汗出立愈。

治满身骨关节疼痛：即历节风痛。用松叶捣汁1升，以酒3升和匀，七日后每服100毫升，每日3次。

治风痹脚气用松叶酒：适合久治无效者。用松叶煮汁渍米50升，松汤饮饭，以松叶30千克、水400升煮汁至100升，放入饭，按常法酿酒，然后入瓮密封7日，饮后有大效。

沉香

【释名】叶似橘叶，经冬不凋。夏季开花，白而圆。秋季结实似槟榔，大如桑椹，紫而味辛。树似榉柳，树皮呈青色。种类很多，但只有能沉水的才可入药，所以又名沉水香。

【性味】味辛，性微温，无毒。

【主治】主治风水毒肿，去恶气、心腹痛、霍乱中恶。能清人神，宜酒煮而服。治各种疮肿，宜入膏中。还可调中，补五脏，益精壮阳，暖腰膝，止转筋吐泻冷气，破腹部结块、冷风麻痹、皮肤瘙痒。也能补右肾命门，补脾胃，治痰涎，脾出血，益气和神，治上热下寒、气逆喘息、大肠虚闭、小便气淋，及男子精冷。

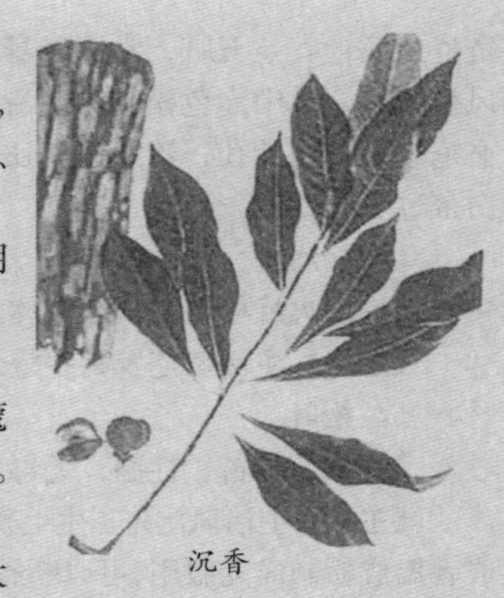
沉香

【附方】治各种虚寒热：冷香汤，用沉香、附子等份，加水一盏，煎至七分，露一夜，空腹温服。

治骨冷久呃：用沉香、紫苏、白豆、蔻仁各5克，为末，每次用柿蒂汤送服五七分。

治肾虚目黑：用沉香50克，蜀椒去籽，炒出汁，取200克为末，再用酒糊成梧子大的丸，每次服30丸，空腹用盐汤送下。

治心神不足（火不降，水不升，健忘惊悸）：朱雀丸、用沉香25克，茯神100克，为末，炼蜜和成小豆大的丸。饭后用人参汤送服30丸，一日两次。

治大肠虚闭：用沉香50克，肉苁蓉酒浸焙100克，各研末，以麻仁研汁做糊，和成梧桐子大的丸。每次用蜜汤送下100丸。

治痘疮黑陷：用沉香、檀香、乳香等份，燃于盆内。然后抱小儿在盆上熏，即起。

丁香

【释名】二三月开花，花圆细，色黄，凌冬不凋，籽像钉，长在枝蕊上，长10厘米左右，紫色。其中粗大如山茱萸的，俗称母丁香。又叫丁子香，树高3米多，似桂树，叶似栎叶。

【加工】在二月、八月采籽和根。

丁香

【性味】味辛，性微温，无毒。

【主治】温脾胃，止霍乱壅胀，风毒诸肿，齿疳溃疡。能发各种香味，风疳慝骨，杀虫辟恶去邪。可治乳头花，止五色毒痢，疗五痔。还能治口气冷气，冷劳反胃，鬼疰虫毒；杀酒毒，消胁肋间硬条块；疗肾气奔豚气、阴痛腹痛，壮阳，暖腰膝。疗呕逆，去胃塞，理元气。但气血旺盛的人勿服。又可治虚哕，小儿吐泻，痘疮胃虚，灰白不发。

皮、枝、根

【性味】皮、枝性味同香，根味辛，性热，有毒。

【主治】皮主治齿痛，心腹冷气等。枝主治一切冷气，心腹胀满，恶心，水谷不服。

【附方】治暴心痛：用酒送服丁香末5克。

治霍乱痛（不吐不下）：用丁香14枚研末，和入1升沸汤，顿服，如不愈，再服。

治小儿吐泻：用丁香、橘红各等份，炼蜜和成黄豆大的丸。米汤化下。

治小儿呕吐：取丁香、生半夏各5克，姜汁浸一夜，晒干为末。再用姜汁打面，和成黍米大的块，根据小儿的大小用姜汤送下。

治婴儿吐乳：用少妇的乳汁一盏，加入丁香10枚，去白陈皮5克，放在石器中煎后喂下。

治唇舌生疮：用布包丁香末放入口，含。

治痈疽恶疮：用丁香末敷。

治妇人崩中：用丁香100克、酒2升，煎至1升，分次服下。

檀香

【释名】树木坚硬而有清香，以白檀为佳。树、叶都似荔枝，皮青色而滑泽。其中皮厚而发黄的为黄檀；皮洁而色白的为白檀；皮腐而紫的为紫檀。

白檀

【性味】味辛，性温，无毒。

【主治】消风热肿毒。治中恶鬼气，杀虫。煎服，止心腹痛、霍乱肾气痛。磨水，可涂外肾及腰肾痛处。散冷气，引胃气上升，噎膈吐食。另外，如面生黑子，可每夜用浆水洗拭令赤，再磨汁涂，甚好。

檀香

紫檀

【性味】味咸，性微寒，无毒。

【主治】可磨涂风毒。刮末能敷金疮，止血止痛。

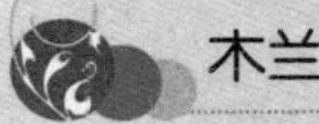

木兰

【释名】花内白外紫，四月初始开，20天后即谢，也有四季常开的，但

都不结实。枝叶稀疏，又名林兰，也叫木莲，因香气如意、花艳如莲而得名。

木兰

✲ 皮

【性味】味苦，性寒，无毒。

【主治】主治皮肤中大热，去面热赤疱酒糟鼻，恶风癫疾，阴下痒湿，明耳目，疗中风伤寒，及痈疽水肿，去臭气。还能治酒疸，利小便，疗小儿重舌。

✲ 花

【主治】主治鱼骨鲠，可化铁丹。

【附方】治小儿重舌：取长33厘米、宽13厘米的木兰皮，削去粗皮，放入1升醋中，渍汁噙之。

治酒糟鼻：用500克木兰皮细切，以3年酸浆渍后晒干捣末。每次用浆水送服，一日3次。

治酒疸发斑：用木兰皮50克，黄芪100克，为末。每次用酒送服，一日3次。

杉

【释名】杉树的叶硬，微扁而像针，果实像枫的果实。杉木有红、白两种：红杉木质坚实而且多油，白杉则木质虚而干燥。杉木不会被虫蛀，烧灰也可和药。又名沙木。

【性味】味辛，性微温，无毒。

【主治】主治臁疮，煮汤洗，没有不好的。煮水浸治脚气水肿。服用，治心腹胀痛，去恶气。治风毒奔豚，霍乱上气，煎汤服。治小儿阴肿、红痛、日夜啼叫，好而复发，可用老杉木烧灰，加腻粉，再以清油调敷。

✲ 皮

【主治】主治金疮出血，及汤火烧伤，则取老树皮烧存性，研敷。或加鸡蛋清调敷，一两日即愈。

✲ 叶

【主治】主治风、虫牙痛，则同川芎、细辛煎酒含漱。

杉

✲ 籽

【主治】主治疝气痛，1岁用1粒，都烧研用酒服。

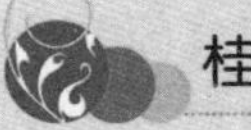

桂

【释名】桂有数种。牡桂，叶长得像枇杷叶，坚硬，有毛和细锯齿，它的花白色，皮多脂；菌桂，叶子像柿叶，尖狭而光净，有三纵纹路而没有锯齿，其花有黄有白，皮薄而卷曲。

桂心

【性味】味苦、辛，无毒。

【主治】主治九种心痛，腹内冷气痛不忍，咳逆结气壅痹，脚部痹，上下痢，杀三虫，治鼻中息肉，破血，通利月闭，胞衣不下。治一切风气，补五劳七伤，通九窍，利关节，益精，耳聪目明、轻身；使人肌肤润泽、精力旺盛、不易衰老，暖腰膝；治风痹骨节挛缩，续盘骨，生肌肉，消瘀血，破胸腹胀痛，杀草木毒。治咽喉肿痛，失音，阳虚失血。可内托痈疽痘疹，能引血化汗化脓。

牡桂

【性味】味辛，性温，无毒。

【主治】主治上气咳逆结气，喉痹吐吸，利关节，补中益气，久服通神，轻身不老。可温筋通脉，止烦出汗。去冷风疼痛，去伤风头痛，解表发汗，去皮肤风湿，散下焦蓄血，利肺气。

叶

【主治】捣碎浸水，洗发，去垢除风。

【附方】治产后心痛，恶血冲心，气闷欲绝：用桂心150克为末，狗胆汁做丸如芡子大小，每次用热酒服1丸。

治心腹胀痛，气短欲绝：桂100克，水1.2升，煮至0.8升，顿服。

治喉痹不语、中风失音：取桂放在舌下，咽汁。另方：桂末15克，水两盏，煎成1盏，服用取汗。

籽

【性味】味辛，性温，无毒。

【主治】主治小儿耳后月蚀疮，研碎敷。

桂

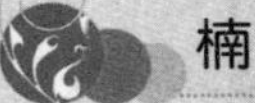

楠

【释名】楠木高大，叶如桑叶，生长在云南的山中。如今江南一带多用来造船。它的木性坚硬而善居水。

【性味】味辛，性微温，无毒。

【主治】主治霍乱吐下不止，煮汁服。枝叶同功。

皮

【性味】味苦，性温，无毒。

【主治】主治霍乱吐泻，小儿吐乳，暖胃正气，都可煎服。

【附方】治水肿自足起：削楠木，以木汁泡足，并饮少许，每天坚持。

二、乔木类

榆

【释名】三月生荚，古代的人常采集核仁做成细羹吃，如今已没有这种吃法了，只把老的果实做成酱来吃。

【加工】三月采摘榆钱可做成羹，也可以收藏到十一、十二月酿酒用，煮了晒干可以做成酱，就是榆仁酱。

叶

嫩时做羹，或炸来吃均可。

【主治】消水肿，利小便，下石淋，压丹石。煎汁，洗酒糟鼻。与酸枣仁等份混合，和蜜糖制成丸，每天服用，治胆热虚劳失眠。

荚仁

【性味】味辛，性平，无毒。

【主治】做成细羹来吃，使人多睡，有催眠作用。和牛肉一起做成羹食，主治妇女白带增多。

白皮

【性味】味甘，性平、滑利，无毒。

【主治】主治大小便不通，利水道，除邪气。长期服用，断谷，轻身不饥，效果特别好。可疗肠胃邪热气，消肿，又治小儿头疮。通经脉。捣汁，可敷癣疮。利五淋，治鼻喘，疗失眠。生皮捣烂，和三年醋渣，敷急性红肿炎症或乳肿，每天换六七次，即有效。

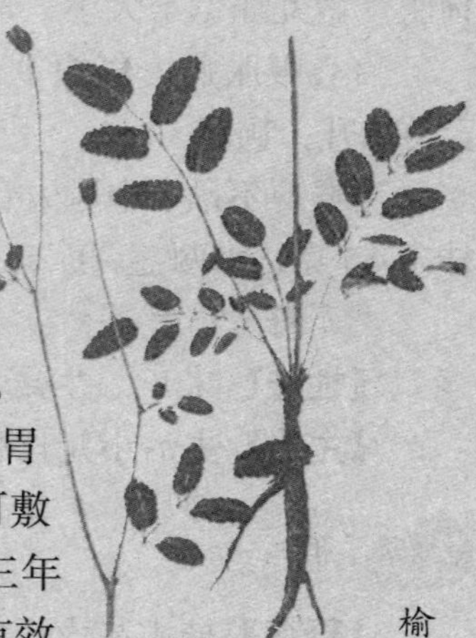

榆

磨细后筛面，用水调和成香剂，黏性胜过胶漆。湿的捣烂成糊状，用来粘接瓦石非常牢固。

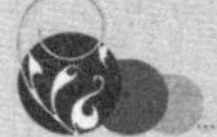

檀

【释名】树木纹理细腻，可以做斧柄，质重而且坚硬。形状与梓榆树相似。叶子很像槐树叶，可以做成汤来饮。

皮及根皮

【性味】味辛，性平，有小毒。

【主治】和榆皮制成粉后吃，可以充饥。

槐

【释名】初生的嫩叶可以炸熟，用水淘洗后食用，也可以作为饮料代替茶。或者采槐子种在畦田中，采摘苗来吃也很好。它的花未开时，形状如米粒，炒过又经水煎后呈黄色，味道很鲜美。槐结的果实成荚，荚中的黑子如连珠状。

【加工】可在七月七日采摘嫩果捣汁煎，十月份采摘老果做药用。

叶

【性味】味苦，性平，无毒。

【主治】采嫩芽吃，治邪气产生的绝伤及瘾疹，牙齿诸风。煎的汤治小儿惊痫、壮热、疥癣及疔肿。

枝

【主治】洗疮肿及阴囊下湿疹。八月折断大枝，等到长出嫩蘖，煮成汁酿酒，治疗大风痿痹很有效。

槐实

【加工】十月上巳日，采摘果实，取槐子，用新瓶盛装，含泥百日后，皮烂为水，核如大豆。

【发明】李时珍说：按《太清草木方》载，槐是虚星的精华。十月上巳日采子服用，可去百病，长寿通神。《梁书》说庾肩吾经常服用槐实，年龄已七十几岁了，发鬓仍是黑的，眼睛能看小字，这是槐子产生的养生效果。

槐

【性味】味苦，性寒，无毒。

【主治】主治五脏邪热，久服耳聪目明、轻身，使人肌肤润泽，精力旺盛，不易衰老，益气，头发不白，延年益寿。治五种痔疮及瘘，在七月七日摘取槐实，捣成汁用铜器盛装，每日煎制成米粒大小的丸，放入肛门中，每天换三次药即可痊愈，又能堕胎及催化。还可以用来生发，使头发不变白而长生。

花

【性味】味苦，性平，无毒。

【主治】炒熟后研成末服用治各种痔疮，心痛目赤，腹泻、便血，驱腹脏虫及皮肤风热。另外，炒香后经常咀嚼，可治疗失音以及咽喉肿痛。还可治吐血、鼻出血、血崩。

木皮、根白皮

【主治】主治中风及皮肤恶疮，浴男子阴疝肿大，浸洗五痔、恶疮和妇人阴部痒痛，煮汁漱口可治口腔溃疡出血。

槐胶

【主治】主治一切风，筋脉抽掣，以及牙关紧闭，或者四肢不收，或感觉周身皮肤异常像有虫爬行。

【附方】槐角丸：治疗肠风泻血。粪前流血的叫外痔；粪后流血的叫内痔；大肠脱出不回纳的叫举痔；痔上有孔的叫瘘疮等。槐角去梗后炒50克，加地榆、当归，用酒焙，另加防风、黄芩、枳壳、麸皮各炒25克，研为末，用酒糊成梧桐子大小的药丸。每次服50丸，用米汤下。

治脱肛：槐角、槐花各等份，炒研成末，用羊血蘸药烤熟后食，并用酒送下，也可以用猪腰子去皮蘸烤。

白杨

【释名】叶圆像梨树叶而肥大有尖，叶面青色而有光泽，叶背白，有锯齿。白杨树高大。木质细白，性坚直，用来做梁拱，始终不会弯曲，与移杨是一个种类的两个品种，治病的功效，大致相仿。嫩叶也可以用来救饥荒，老叶可以作为制酒的曲料。

木皮

【性味】味苦，性寒，无毒。

【主治】用酒浸泡后服用，治毒风脚肢气肿，四肢活动不便以及痰癖等症。掺杂五木制汤水，浸泡被损伤引起的血肿，痛不可忍，以及皮肤风痒肿。煎制成药膏，可以接续折断了筋骨。煎汤每天喝，可以治愈孕妇腹泻。煎醋后含漱，可以治愈牙痛。煎成浆水加盐后含漱，可治口疮。用煎的水酿成酒，消瘿气。

枝

【主治】主治腹痛及嘴唇疮。

叶

【主治】主治龋病（龋齿），煎水含漱。

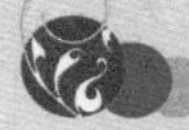

梧桐

【释名】梧桐的花蕊细，坠下如百霉。梧桐的皮白，叶似青桐，而果子肥大可以吃。它的荚长 10 厘米左右，由五片合成，长老后就裂开像箕一样，种子长在荚上面，多的五六颗，少的两三颗。种子的大小如胡椒，皮有皱纹。

叶

【主治】主治发背，将叶烤焦研末，用蜜调敷，干则更换。

子

【性味】味甘，性平，无毒。

【主治】捣成汁涂于头部，拔去白发根，必然生出黑发来。和鸡蛋烧存性，研成末掺，治小儿口疮。

梧桐

木白皮

【主治】烧存性三末和乳汁，涂黄赤色须发，治肠痔。

椿樗

【释名】樗树皮粗质虚而呈白色，叶很臭，只有在收成不好时才有人采摘来吃。椿树皮细腻而质厚并呈红色，嫩叶香甜可以吃。现在的人在二三月间摘取它的嫩芽制成酸菜，香美可爱，只是略带葱气味，但又不像葱那样臭浊。

叶

【性味】味苦，性温，有小毒。

【主治】主治慢性消化不良用樗根特别好。可除去口鼻疽虫、肠道寄生虫，消除精神紧张，治慢性腹泻便血。得地榆，止疳痢。还可治妇女非经期大出血，血性白带，产后血不止。蜜炙后治肠道出血不止，腹泻，小便少及梦遗滑精，祛肺胃里陈积的痰。

荚

【主治】荚治大便有血。

【附方】治产后脱肛：樗枝取皮焙干一把，加水5升，连根葱5茎、汉椒一撮，一同煎至3升，去渣后，倒入盆内，趁热熏洗，冷后则再热，一服药可作5次使用，洗后睡一会儿。忌腌鱼、酱面、发风的毒物及过度疲劳等。病程长的也能治。

治女人白带带血：椿根白皮、滑石等份，为末，用粥和成梧桐子大的丸，每次空腹用白开水送下一百颗。

杜仲

【释名】刚长出的嫩芽可以吃。又名木绵。树木高数丈，叶似辛夷，皮折断后有白丝相连。

皮

【主治】主治腰膝痛，益精气，壮筋骨，强意志。另可除阴部痒湿和小便淋漓不尽。久服轻身耐老。

杜仲

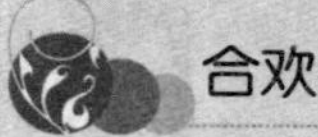

合欢

【释名】合欢的枝很柔软，叶细小而繁密，相互交织在一起，每当风吹来时，又自行解开，互不牵缀，但夜晚又合在一起。五月开花呈红白色，上面有丝绒。八九月结果实成荚，种子极细薄。一般生长在山谷之中。

【加工】嫩芽、叶煮熟后淘净，可以吃。

木皮

【性味】味甘，性平，无毒。

【主治】安五脏，宁心志，令人欢乐无忧。聪耳明目、轻身，使人肌肤润泽，精力旺盛，不易衰老。

【附方】治肺部脓肿，脓浊痰多：取手掌大小的合欢皮，用水3升煎服。

合欢

治跌打损伤：取合欢皮，去粗皮，200克，炒成黑

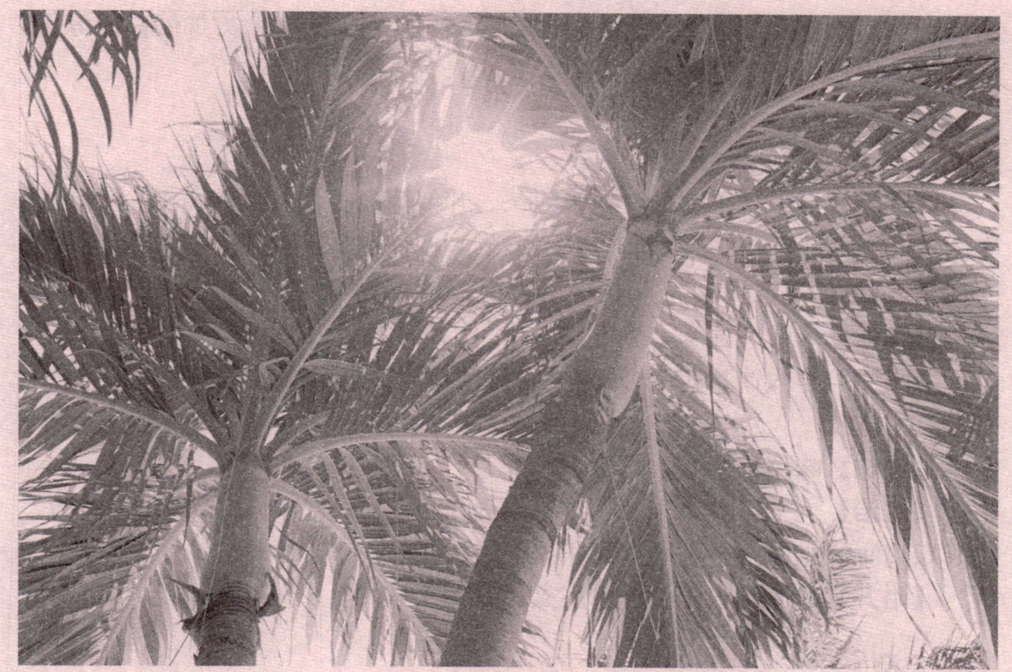

棕榈树

色，再炒芥菜子 50 克，和匀后研成细末，临睡时温酒服下 10 克，再以它的渣敷在患处，接骨甚妙。

棕榈

【释名】棕榈的树皮很坚硬。树高 3.3 ~ 6.7 米，没有枝条，叶大而圆，犹如车轮，萃于树梢。根部有皮重叠而裹，每皮一匝为一节，一般三旬采一次，皮又向上长。六七月开黄白花，八九月结果实，果实作房如鱼，子呈黑色。

笋及子花

【性味】味苦、涩，性平，无毒。

【主治】主治涩肠，止泻痢、肠风和白带过多，另可养血。又认为有小毒，戟人的咽喉，不可轻易吃。

皮

【主治】止鼻出血吐血，破腹部结块，治肠风，亦白痢，白带过多，烧存性用。主治金疮疥癣，生肌止血。

【附方】治大肠下血：棕笋煮熟后切成片，晒干制成末，用蜜汤或酒服 5 ~ 10 克。

治血崩不止：棕榈皮烧存性，空腹用淡酒服15克，另一方加煅白矾等份。

治鼻出血不止：棕榈灰随左右鼻孔吹入。

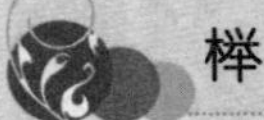

榉

【释名】乡下人采它的叶作为甜茶。叶似樗而狭长，大的高16～30米，有两三人合抱那么粗，果实如榆钱的形状。多长在溪水边。

叶

【性味】味苦，性寒，无毒。

【主治】作为饮料能凉心肺。用盐捣烂后贴火丹及肿烂恶疮。

木皮

【性味】味苦，性寒，无毒。

【主治】六七月煎饮可去燥热，可治时行头痛，热结在肠胃。有安胎、止妊妇腹痛的作用。另有疗水气和断痢的功能。

【附方】治通身水肿：榉树皮煮汁，每天饮用。

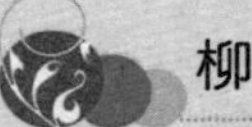

柳

【释名】花蕊落下时产生的絮如白绒，随风而飞，粘到衣物上能生虫，飞入池沼中就化为浮萍。春初生柔软，随后开黄蕊花，到春末叶长成后，花中便结细小的黑子。

柳树

叶、嫩芽

【性味】味苦，性寒，无毒。

【主治】主治天行热病，阴虚发热，下水气，解丹毒，治腹内血，止痛。煎水洗可治漆疮及恶疥疮。煎膏可续接筋骨，长肉止痛。另外，服用它能治金石发大热毒，除汤火气入腹及疔疮。

柳华

即刚长出时的黄蕊，像飞絮。

【主治】止血，治风湿性关节炎及四肢挛急活动不利，膝关节疼痛、风水黄疸和金疮恶疮。

枝及根白皮

【主治】 治痰热淋疾，黄疸白浊。煮酒后用来漱口，可治牙齿痛，做浴汤可治风肿发痒。

【附方】 治吐血咯血：柳絮焙研，米汤送服 5 克，有大效。

治金疮血出：柳絮封创口即止。

治口腔黏膜及牙龈溃烂：未成絮的柳花烧存性，加麝香少许吹于患处。

治脚多湿汗：用柳花垫在鞋内及袜内。

治眉毛脱落：垂柳叶阴干制成末，每天用姜汁在铁器中调匀，夜夜摩眉毛。

治乳痈初起坚硬紫色，众医不愈：柳根皮捣烂，为烘后用帛裹好熨，冷后就更换，一夜即消。

治反花恶疮，腐肉翻出如饭粒，根深脓溃：用柳枝 6500 克，水 5 升，煎汁 2 升，再熬成汤，每日涂 3 次。

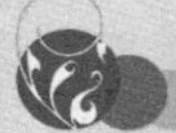

芜荑

【释名】 芜荑有大小两种，小的是榆荚，揉开取仁，酝酿成酱，味特别辛。入药则多用大芜荑。

【性味】 味辛，性平，无毒。

【主治】 主治五脏中邪气，散皮肤骨节中运行的毒，化食，杀寄生虫，主积冷气，腹部结块胀痛。经常吃这种果子，治各种痔疮，杀中恶虫毒，增强抵抗力。治肠风痔瘘，恶疮疥癣，妇人子宫风虚，小孩疳泻冷痢，加诃子、豆蔻效果更好；和猪油可捣涂热疮；和蜜治湿癣；和沙牛酪或马酪，治一切疮。做成酱很香美，用途大大超过榆仁。因为味辛的缘故，可以少吃一点，否则会使人发热，秋季食用对人特别有益。

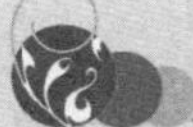

诃黎勒

【释名】 盛产在广州。树似木槵，花呈白色。果子的形状似橄榄，呈青黄色，果皮与肉连着，七八月成熟，以六棱的为好。

【加工】 用新摘的诃黎勒 5 枚，甘草 3.3 厘米，切破，与汲井水同煎，颜色像新茶。诃黎勒未成熟时随风飘落在地上的，称为随风子，晒干后收起来，以小的为好。

【性味】 味苦，性温，无毒。

【主治】 主治冷气，下食。破胸膈气滞，通利津液，化痰下气，消食开胃，调中，除烦治水。治心腹胀满、霍乱、呕吐、五膈气等病症。疗肺气不足所致的气喘，以及胎动欲生，喘闷气胀，妇女非经期阴道流血，流产。长期服用，可使头发由白变黑。对长久腹泻引起的肛门疼痛和产妇阴部疼痛，可同蜡烧烟熏，或煎汤熏洗。治痰嗽咽喉不利，含两三枚特别好。

叶

【主治】 主治下气消痰，止渴及泻痢，煎来饮服，功用与诃黎勒相同。

核

【主治】 磨白蜜注入目中，去风赤涩。

【附方】

刘禹锡《传信方》载：我曾因赤白下痢而苦恼，各种药吃了都没有效，反而转为白脓。后来令狐将军传此方：用诃黎勒3枚，2枚炮制，1枚生用，并取皮制成末，用滚水服下。如果只是泻水，便加甘草末5克，有积脓则加15克。

治小儿风痰咳，语音不出，气促喘闷：用诃子半生半炮制后去核，加大腹皮等份，水煎服。

治下疳：大诃子烧成灰，加麝香少许。先以淘米水洗，后搽配制的药，或加荆芥、黄檗、甘草、马鞭草、葱白煎汤洗也可。洪迈《夷坚志》载：古医士周守真医唐靖阴茎溃烂，用此法效果好。

皂荚

【释名】 树木高大，叶像槐叶，刚长出的嫩芽可以作为蔬菜吃，最益人。又名皂角。

皂荚

【性味】 味咸，性温，有小毒。

【主治】 具有通关节，利九窍，散瘀疮块，止腹痛的功能。可以治疗风痹引起的活动不便和肌肉坏死，风头泪出，不思饮食；还可化痰杀虫，堕胎。另外把它浸泡在酒中，取尽它的精华，再煎成膏涂在帛上，能敷贴一切肿痛。在潮湿久雨时，和苍术一起烧烟，可以辟瘟疫和邪湿气。若单独烧烟，可以熏久痢脱肛。

籽

【性味】 味辛，性温，无毒。

【主治】炒后，舂去赤皮，用水泡软，再把它煮熟，糖渍而吃，可疏导五脏热气瘀积。嚼食，可治痰膈吐酸，又有和血润肠的作用。

【附方】治鬼魔死：用皂荚末吹入鼻孔即活。

治自缢者昏迷：用皂荚末少许吹入鼻中，可使患者苏醒。

治溺水休克：用纸裹皂荚末放入下部，一会儿出水即活。

治急性咽喉肿痛：皂荚末少许点患处，外用醋调成膏厚敷项下，一会儿出血即愈。

治咽喉肿痛：牙皂一条，去皮，米醋浸炙7次，不要太焦，研成末，每次吹少许入咽喉，吐涎后即止。

治诸风五痫，取痰如神：用大皂荚250克，去皮和籽，以蜜200毫升涂在上面，文火炙透，捶碎，再以熟水浸一时，揉搓取汁，用文火熬成膏，加少许麝香，摊在夹绵纸上，晒干，剪成纸花。每次用三四片，放入一小盏淡水中洗，将淋下的汁吹入鼻内；待痰涎流尽；吃芝麻饼一个，涎尽即愈；立效。

治大小便不通：用皂荚烧研，白开水送下15克，有效。

治腹内生疮：用皂角刺不定量，好酒一碗煎至2/3，温服，脓血便从小便中排出，效果好。不饮酒者用水煎服也可。

无食子

【释名】也叫没石子。三月开白色花，花的中心微红。子呈圆形如弹丸，生青熟黄。一年长无食子，一年长拔屡子，果的大小如手指，长10厘米，子仁如栗子果，可以吃。

籽

【性味】味苦，性温，无毒。

【主治】能益血生精，和气安神，治肠虚冷引起的腹泻，赤白痢，肠滑，小儿疳瘿，另可治阴疮阴汗。

无患子

【释名】树很高大，枝和叶都像椿，但它的叶对生。五六月开白花，结大如弹丸的果实，形状似银杏及苦楝子，生青熟黄，老时有皱纹，壳中有仁似榛子仁，可以炒来吃。它长在深山中，也叫菩提子和鬼见愁。

子中仁

【性味】味辛，性平，无毒。

【主治】煨来吃，辟恶气，去口臭。

✻ 子皮

【性味】味苦，性平，有小毒。

【主治】咽喉肿痹，研后纳入喉中，立开，又主涤垢，去面黑，飞尸。

三、灌木类

桑

【释名】桑若产生黄衣，称为金桑，是树木将要干枯的表现。桑的种类有好几种。白桑，叶大似掌而厚；鸡桑，叶和花均较薄；子桑，先长出葚而后生叶；山桑，叶尖而长。用种子栽种的，不如压枝条而分栽的。

✻ 桑椹

【性味】味酸、甘，性寒。

【主治】单独吃可以治愈消渴，利五脏关节，通血气。平时多采收些晒干制成末，做成蜜丸每天服，使人不感到饥饿，并可以镇魂安神，令人聪明，头发不白，延年不老。捣成汁饮，解酒毒。酿成酒服，利水气消肿。

【发明】李时珍说：桑椹有乌、白两种。杨氏《产乳》载：不能给孩子吃桑椹，可使小儿心寒。《四时月令》里说：四月适宜饮桑椹酒，能解百种风热。做法是：用桑椹汁 30 升，重汤煮到 15 升，放入白蜜 200 毫升，酥油 50 克，生姜 180 克，适当煮后，用瓶装起来。每次服 100 毫升，和酒一起饮。也可以用桑汁熬烧酒收藏起来，经过几年后，它的味道和药力更好。

桑

✻ 桑根白皮

【性味】味甘，性寒，无毒。

【主治】主治伤中五劳六极，消瘦，脉细弱，可补虚益气，去肺中水气，唾血热渴，水肿腹满腹胀，利水道，敷金疮。治肺气喘喘，虚劳客热和头痛，内补不足。煮成汁饮，利五脏。加入散用，下一切风气水气。调中下气，化痰止咳，开胃下食，杀肠道寄生虫，止霍乱吐泻。研汁，治小儿天吊惊痫及敷鹅口疮很有效。

皮中白汁

【主治】主治小儿口疮色白，拭擦干净后涂上就好。另外涂金刃所伤燥痛，一会儿血止，用白皮裹伤口更好。涂蛇、蜈蚣、蜘蛛蜇伤有效。取树枝烧汤，可治大风疮疥，生眉发。

叶

【性味】味苦、甘，性寒，有小毒。

【主治】主治除寒热，出汗。汁能解蜈蚣毒。煎浓汁服，除脚气水肿，利大小肠，止霍乱腹痛，也可以用干叶来煮。炙热后煎饮，能代替茶止渴。煎饮可以利五脏，通关节，下气。而嫩叶煎酒服，可治一切风。蒸熟捣烂风痛出汗，及扑损瘀血。揉烂可涂蛇虫咬伤。研成汁治金疮以及小儿口腔溃疡。

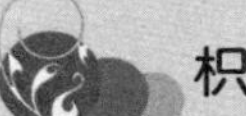

枳

【释名】子名枳实、枳壳。高有 1.67~2.31 米，树木像橘但小些。叶如橙、多刺。三四月份开白花，到八九月份长成果实。《周礼》：橘逾淮而北为枳，今江南枳橘皆有，江北有枳无橘，此是种类各别，非逾淮而变也。

【加工】在九十月份采摘的为枳壳。现在的人用汤泡去苦味后，蜜渍糖拌，当作果品很好。

【性味】味苦、酸，性寒，无毒。

【主治】主治风痹淋痹，通利关节，劳气引起的咳嗽、全身酸痛，散留结胸膈痰滞，逐水消胀满肠风，安胃止痛功能，可治遍身风疹，肌中生麻豆恶疮，肠风痔疾，心腹结气，两胁胀痛，关膈壅塞。健脾开胃，通调五脏，下气，止呕逆，化痰。治反胃、霍乱、泻痢、消化不良等病症。破胸中气滞引起的结症肺气，以及肺气水肿，利大小肠，除风，耳聪目明、轻身，使人肌肤润泽，精力旺盛，不易衰老。炙热熨痔肿。

【附方】治后脱肛：枳壳煎汤浸泡，稍后即可回纳。

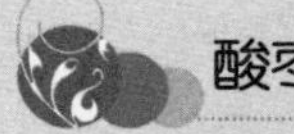

酸枣

【释名】树高一般在几米，直径 0.8 米左右，木理极细。木质坚硬且重。树皮也细且硬，纹如蛇鳞。枣圆小且味酸，核微圆，色赤如丹。枣肉酸滑好吃。

酸枣

【性味】味酸，性平，无毒。

【主治】主治心腹寒热、邪结气聚、四肢酸痛湿痹。久服安益五脏，轻身延年。可治烦心不得眠、脐上下痛、血转九泄、虚汗烦渴等症。补中益肝气，坚筋骨，助阴气，能使人肥健。治筋骨风，用炒酸枣仁研成末，汤服。

【附方】治胆虚不眠，心多惊悸：用酸枣仁50克，炒出香味捣为散，每服10克，竹叶汤调下。

治虚烦不眠:《深师方》里的酸枣仁汤，用酸枣仁2升，知母、干姜、茯苓、川芎各100克，炙甘草50克。以水10升，先煮枣仁减去3升，再加其他药物同煮，取3升分次服。

治心烦不眠：用酸枣仁50克，水两盏，研绞取汁，下粳米360克煮粥，待熟后下地黄汁100毫升，再煮匀后食。

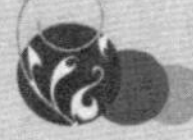

苦楝子

【释名】就是川楝子、练实或仁枣。

【加工】以四川出产的质地较好。用酒蒸，等皮软后刮去外皮，取肉去核，凡用此药用肉便不用核，用核便不用肉。如果用肉，捶碎，宜与茴香配用。花铺在席下，杀跳蚤、虱虫，药效显著。

【性味】味苦，性寒，有小毒。

【主治】能泄小肠、膀胱湿热，因而导引心包相火下行，通利小便，是治疝气的重要药物。也治伤寒热狂，热厥腹痛，治疮疥，杀三虫。药性苦、寒，只适合杀虫，脾胃虚寒的患者禁用。

苦楝子

枸杞子

【释名】春天生苗，如石榴叶，可以吃，茎高1.0～1.7米，丛生，六七月份开红紫花，结红色、长形小果。

【性味】味苦，性寒，无毒。

【主治】主治五脏内的邪气，热中消渴，风痹及风湿症。久服坚筋骨，轻身不老，耐寒暑。另可下胸胁气，治寒热头痛，补内伤大劳嘘吸，滋阴，利大小肠。补精气诸种不足，养颜、色，肌肤变白，聪耳明目，安神轻身，使人肌肤润泽，精力旺盛，不易衰老，安神，令人长寿。另外，将枸杞子捣

枸杞

细拌在面食里煮熟了吃，去肾风，益精气，疗各种慢性疾病，比如结核引起的消渴症状及风湿痹症。又坚硬筋骨，凉血。可治在表气不固定的风邪，泻肾火，降肺中伏火，去胞中火，有退热、补元气的作用。可治肺热吐血，煎汤漱口，止牙齿流血和治骨槽风。枸杞子治金疮非常灵验，可去下焦肝肾虚热。

苗

【性味】味苦，性寒。

【主治】主治除烦益志，补五劳七伤，壮心气。去皮肤骨关节风，消除热毒，散疮肿。和羊肉一起做羹吃，有益身体，能除风，使人聪耳明目、轻身，肌肤润泽，精力旺盛，不易衰老。作为茶饮，止消渴热烦，壮阳解毒。但与乳酪相忌。汁注入目中，去上焦心肺客热。

枸杞子

【性味】味苦，性寒。

【主治】有壮筋骨，耐老，除风，去虚劳，补精气的作用。主治心病嗌干心痛，渴而引饮，肾病消中。又滋肾润肺。它的籽可榨油点灯，有聪耳明目、轻身，使人肌肤润泽、精力旺盛、不易衰老的作用。

【发明】李时珍说，按刘禹锡的《楚州开元寺北院枸杞临井繁茂可观群贤赋诗以继和》诗里所说："僧房药树依寒井，井有香泉树有灵。翠黛叶生笼石甃，殷红子熟照铜瓶。枝繁本是仙人杖，根老新成瑞犬形。上品功能甘露味，还知一勺可延龄。"

【附方】枸杞煎：治虚劳，退虚热，轻身益气，令一切痈疽永不再发。用枸杞5000克，春夏用茎叶，秋冬则用根及果实，用100升水，煮至55升时，用渣再煮取15升，澄清去掉渣，再煎取至10升，入锅煎熬如饧，收藏起来，每天早晨用酒服100毫升。

金髓煎：逐日摘红熟了的枸杞子，不论多少，用无灰酒浸泡。蜡纸封闭牢固，勿令泄气，两个月满后，取出放入砂盆中。擂烂，滤取汁，同浸泡的酒放入银锅内。慢火煎熬，不停地用手搅动，以免受热不匀，等到成膏如饧，用干净的瓶子密封收藏。每天早晨温酒服两大匙。夜晚睡觉时再服1次，服100天后身轻气壮。

枸杞酒：有补虚去劳，益颜色，肥健人的效果，治肝虚下泪。用生枸杞子5升捣破，绢袋装好，浸泡在20升好酒中，密封勿泄气，14天后，可服用，勿喝醉。

【发明】《保寿堂方》里载有地仙丹道：以前有一奇异的赤脚人叫张传，是猗氏县一老人，服用它活到一百多岁，行走如飞，头发白后变黑，牙齿脱落后更生，阳事强健，此药物平，常服能除邪热，耳聪目明、轻身，使人肌肤润泽，精力旺盛，不易衰老。三四月份采的枸杞叶名叫天精草，六七月份采的花名叫长生草，八九月份采的子名叫枸杞子，十一二月份采的根名叫地骨皮，合并一起阴干，用无灰酒浸泡一夜，沐以露水 49 昼夜，汲取日精和月华原气，等干后制成粉末，炼成弹子大的蜜丸。每天早晚各细嚼 1 丸，再用隔夜白开水服下。

冬青

【释名】是另一种女贞子，以叶微团而且子红的为冬青，叶长而且子黑的为女贞子。

【加工】将它的嫩叶炸熟，用水浸除去苦味，淘洗后。用五味调料调和可以吃。

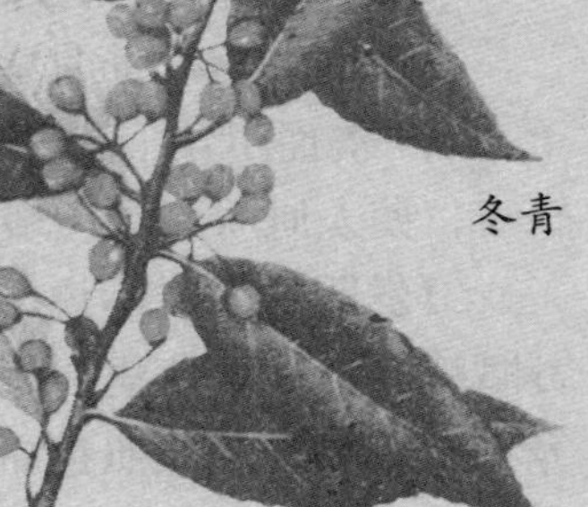

冬青

子及木皮

【性味】味甘，性凉，无毒。

【主治】浸酒后吃可祛风虚，补益肌肤。

叶

【主治】烧成灰加入面膏中，可祛瘢痕，有特殊疗效。

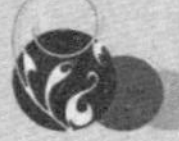

金樱子

【释名】果实大如指头，形状如石榴但长些。核细碎而且有白毛，如营实的核而且味很涩。四月开白色的花，秋季结果实，有刺，呈黄赤色，形状像小石榴。

金樱子

【性味】味酸、涩，性平，无毒。

【主治】主治因脾虚导致的泄痢。小便次数多，固涩精气，久服使人耐寒轻身。

花

【主治】主治各种腹泻，驱肠虫。和铁物混合捣成粉末，有染须发的作用。

✲ 叶

【主治】可治痈肿，嫩叶研烂，加少量盐涂于患处，留出一头泄气的孔。另可以治愈金疮出血，五月五日采叶后，同桑叶、苎叶等份，阴干后研成末敷上，血止伤口愈合，即为军中一捻金。

【附方】治久痢不止，是一绝妙方，罂粟壳用醋炒后，加金樱花叶及籽等份，制成末，和蜜制成芡子大的丹丸。每次服 5 ~ 7 丸，用陈皮煎汤服下。

山茶

【释名】高的可达 3 米左右，枝干交加，叶很像茶叶而且厚硬有棱，中间宽而阔，两头尖，正面呈绿色而背面呈淡绿色，深冬时开花，红瓣黄蕊。

【加工】山茶嫩叶炸熟，水淘洗后可以吃，也可以蒸熟后晒干作为饮料。

【主治】主治吐血、衄血、腹泻、便血。

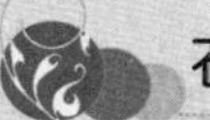

石南

【释名】树很高，长在石上。江湖地方出产的，叶如枇杷，上有小刺，凌冬不凋落，三四月份开成簇状的白花，八九月份结细红的果实。关陇间出产的，叶似莽草，呈青黄色，背面有紫色斑点，雨水多时就合并生长，可长到 6.5 ~ 10.0 厘米，根很横细，呈紫色，没有花及果实，叶很茂密。

✲ 叶

【加工】湘人四月采杨桐草，捣汁泡米，做饭吃，必定采石南芽当茶饮，去风，暑天特别适宜。

【性味】味辛、苦，性平，有毒。

【主治】主治养肾气，内伤阴衰，利筋骨和皮肤毛发。疗除热、五脏邪气。女子不可经常服，令其思念男子。又能添肾气，治四肢无力及心烦闷疼，杀虫并驱逐各种风邪。泡酒饮，治头风。

阿魏

【释名】出产于西亚，用树脂熬制而成，味极臭。

【加工】使用时，取一小点阿魏，放在铜器上一夜，次日晨见沾放处发白像水银状，是真品。用钵研细，在热酒器上加热后入药。

【性味】味辛，性平，无毒。

【主治】入脾、胃经。消肉食积滞，杀细虫，去臭气，解蕈菜毒，解死亡的牛、马肉毒。治心腹冷痛、疟疾、泻痢、结核、疳劳，及瘴气等。人的血气闻香则顺，闻臭则逆，气血虚弱患者虽然有积聚肿块，但应当先养胃气，胃功能强健，则会使坚积肿块逐渐消失，故不应当用此药，因为它的臭烈更伤胃气。

黄檗

【释名】即檗木，它的根名叫檀桓。黄檗树高数米，叶似吴茱萸，也像紫椿，凌冬不凋。外皮白，里呈深黄色。它的根结块，就像松树下的茯苓。皮紧、厚6.5 ~ 10厘米，鲜黄色的为最好。二月、五月采皮，在太阳下晒干。

黄檗

【性味】味苦，性寒，无毒。

【主治】黄檗性寒而沉，生用则降实火，熟用则不伤胃，酒制则治上，盐制则制下，蜜制则治中。主五脏肠胃中结热，黄疸肠痔，止泄痢，女子赤白下漏，阴伤蚀疮。疗皮间的惊气、肌肤热赤起、目热赤痛、口疮等。对热疮疱起、虫疮血痢有效，可止消渴，杀蛀虫。治男子阳痿、阴茎上的疮、下血如鸡鸭肝片。可安心除劳，治骨蒸，洗肝明目，治多泪、口干心热，杀疳虫，治蛔心痛、鼻血不止、肠风下血。泻膀胱相火，补肾水不足，坚肾壮骨髓，疗下焦虚，诸痿瘫痪，利下窍，除热。泻伏火，救肾火，治冲脉气逆、不渴而小便不通，诸疮痛不可忍。加知母，滋阴降火。加苍术，除湿清热，为治痿良药。加细辛，泻膀胱火，治口舌生疮。敷小儿头疮。

五加皮

【释名】三四月份于旧枝上抽条，山人采来作为蔬菜吃，正如长在北方沙地的枸杞子一样，都是木类。

五加皮

根皮

【加工】用于造酒的方法：用五加根皮洗干净，去骨、茎、叶，也可以用水煎汁，和曲酿米，酒酿成后时时饮用。也可以煮酒饮。如加远志可使它功效更好。又一方：加木瓜煮酒服。

【性味】味辛，性温，无毒。

【主治】主治心腹疝气，腹痛，补中益气，可治疗行走不稳或小儿3岁还不能走路；另可治疗疽疮阴浊，男子阴部潮湿不适，小便不利，女人阴痒及腰脊疼痛及两脚疼。补中益精，壮筋骨，增强意志。久服，使人轻身耐老，驱逐体内各种恶风及恶血，四肢不遂，风邪伤人，主治多年瘀血积在皮肤，痹湿内不足，耳聪目明、轻身，使人肌肤润泽，精力旺盛，不易衰老，下气，治中风骨节挛急，补五劳七伤。酿酒饮，也治风痹，四肢挛急。制成粉末浸酒饮，治眼部疾病。

【发明】李时珍说：五加皮治风湿痿痹，壮筋肉，其功效非常深。仙人所述，显有情理，虽然言辞多溢，也是常理。谈野翁的《试验方》里说：神仙煮酒法，用五加皮、地榆刮去粗皮各500克，袋子装好，放入20升无灰好酒中，用大坛封闭，入在大锅内，用文武火煮，坛上放米180克，以熟为宜。取出火毒，把渣晒干制成丸。每天早晨吃50丸，用药酒送下，临睡时再服。能去风湿，壮筋骨，顺气化痰，填补精髓。浸酒，每天饮几次，最有益，各种浸酒的药，只有五加皮与酒相合，并且味道鲜美。

叶

【主治】当做蔬菜吃，去皮肤风湿症。

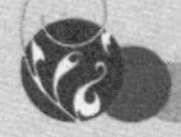

南烛

【释名】三月份开花，结的果实如朴树果子，成簇状，叶似山矾，光滑而味酸涩。生时呈青色，九月份成熟时则呈紫色，内有细籽，它的籽酸甜。

【性味】味酸、甘，性平，无毒。

【主治】有强筋骨、益气力、固精养颜的功能。

枝、叶

【性味】味苦，性平，无毒。

【主治】止泄提神，强筋益气力，久服轻身不老，令人不饥，使白发变黑，消除老态。

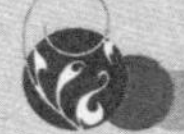

芦荟

【释名】即卢会、奴会或劳伟。绿色的是真品，出产于伊朗。

【性味】味苦，性寒，无毒。

【主治】清热，杀虫，祛肝火，明目，祛心热，除烦。治小儿惊痫。外敷慝齿患处。吹入鼻中，可治脑疳，除鼻痒。脾胃虚弱患者忌用。

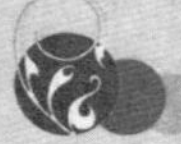

巴豆

【释名】二月份渐渐复生，到四月份花发如穗，微黄色。五六月份结实作房，生的为青色，八月份成熟。树高 3 ~ 6 米，叶如樱桃却更厚大，初生为青色，后逐渐变黄变红，到十二月份叶开始凋落。

巴豆

【加工】至八月份熟后则为黄色，自己渐落，这个时候才可以收捡。用时应去壳。巴豆房像大风子壳，却更脆薄，籽和仁都像海松子。巴豆最能泻人，新采的好，用时去心、皮，熬令黄黑，捣如膏服。

【性味】味辛，性温，有毒。

【主治】开通闭塞，泄壅滞，利肠道和尿道，去恶肉杀虫，通利关窍。可治伤寒温疟寒热、大腹水胀、女子月闭烂胎、金疮脓血、风歪耳聋、喉痹牙痛、水肿及痿痹。可排脓消肿，除风补劳。服用太多中巴豆毒后，可用冷水、黄连汁、大豆汁解。

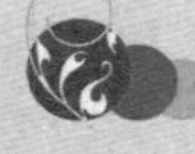

没药

【释名】色赤，像琥珀颜色的，质地较好。也叫末药。

【性味】味苦，性平。

【主治】入十二经络，散积聚之气，疏通瘀滞之血，消肿止痛，活血生肌。妇女产后血气郁滞诸证，破症瘕，产后胞衣不下。各类疼痛、痈疽溃疡不是血瘀而是由血虚造成的，一并忌用。

没药

四、寓木类

茯苓

【释名】树很大，皮黑且有细皱纹，肉坚且白，形状如鸟兽龟鳖的为好。

内虚泛红色的不好。茯苓性防腐及虫蛀，埋地下 30 年，颜色及纹理不会改变。生长在泰山山谷及松树下，二、八月份采摘，阴干备用。

茯苓

【性味】味甘，性平，无毒。

【主治】主治胸胁逆气，忧恐惊邪，心下结痛，寒热烦满咳逆，口焦舌干，通利小便。经常服用，安魂养神，使人不饥延年，止消渴嗜睡，治腹水、胸水及水肿病症，还有开胸腑、调脏气、除肾邪、长阴益气、保神气的功能。可开胃止呕逆，善安心神。主治慢性肺部疾病及痰多不易咳出，心腹胀满，小儿惊痫，女人热淋。补五劳七伤，开心益志，止健忘，暖腰膝并安胎。止烦渴，利小便，除湿益燥，有和中益气的功能，可利腰脐间血，逐水缓脾，生津导气，乎火止泄，除虚热，开腠理，泻膀胱，益脾胃。治肾积水。服用茯苓时忌米醋以及酸性食物。

【附方】服茯苓的方法：苏颂说，《集仙方》里多是单吃茯苓。其方法是取白茯苓 2500 克，去黑皮捣筛，用熟绢囊盛装，入于 20 千克米下蒸煮，米熟了即停止，晒干后又蒸。如此做三遍，再取 20 升牛乳和匀，放入铜器中微火煮到如膏时收藏。每次用竹刀割来吃，随意吃饱，即使不吃粮食，也不会感到饥饿，如果再想吃粮食，先煮葵汁来饮。

做茯苓酥的方法：白茯苓 15 千克（山南面的甜美，山北面的苦）去皮切成薄片，晒干后蒸。用汤淋去苦味，不停地淋，它的汁逐渐变为甜味，又晒干筛出末，用 300 升酒、3 升蜜调和，放在瓮中，搅它 100 匝，密封勿泄气贮藏，冬季贮 50 天，夏季贮 25 天。酥则自己浮出酒面，掠取，味非常甜美。做成手掌那么大一块，在空屋里阴干后，色红如枣。饥饿时吃一枚，用酒送下，终日就可以不吃食物，称为神仙度世法。

《经验后方》中的服法：用华山梃子茯苓，削如枣般大的方块，放在新瓮内，用好酒浸泡。用纸密封一层，100 天后才打开。颜色应当如饴糖，可每天吃一块，到 100 天肌肤润泽，一年后可在夜晚看见物体，长久服用，延年耐老，面若童颜。《嵩高记》中记载：用茯苓、松脂各 1000 克，醇酒浸泡，用白蜜调和，每天服用 3 次，久了能通神灵。

还有一法：白茯苓去皮，用酒泡叶 15 天，滤出来制成散。每次服 15 克，用水调下，一天 3 次。

琥珀

【释名】因其像玉，所以俗文从“玉”。传说虎死后精魄埋入地下化为石头，此物形状像虎，所以称琥珀。

【性味】味甘，性平，无毒。

【主治】安五脏，定魂魄，除邪鬼。消散瘀血，治泌尿结石及小便不利。安心神，耳聪目明、轻身，使人肌肤润泽，精力旺盛，不易衰老去内障，止心痛颠邪，疗体内毒物，破结症。治产后血枕痛。有止血生肌、促外伤金疮愈合、清肺利小肠的作用。

【发明】陈藏器说：和大黄、鳖甲做成散，用酒送服，下恶血，治妇人腹内血尽即止。宋高祖时，宁州贡上琥珀枕，捣碎后赐给军士，涂金疮。

【附方】治鱼骨鲠咽，六七日不出：用琥珀珠一串，推入鲠咽的地方牵引它的刺则立即出来。

卷二　水部

水是万物之源，人们生活当中离不开水。水分为天水和地水，古人认为好多水都具有药的作用。

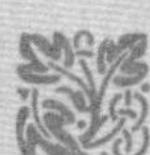

一、天水类

立春雨水

【释名】李时珍说：地气上升后成为云，天气使其下降便是雨，所以人出的汗，便以天地间的雨命名。

【性味】味咸，性平，无毒。

【主治】宜用来煎发汗和补脾益气的药。古人说，夫妻同时各饮一杯后，同房，就会有孕。这样做是为了从立春雨水中得到自然界春始生发万物之气（应取无污染的山间雨水，下同）。

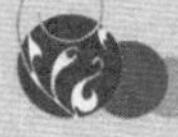

潦水

【释名】李时珍说：天上降注的雨水叫潦水。

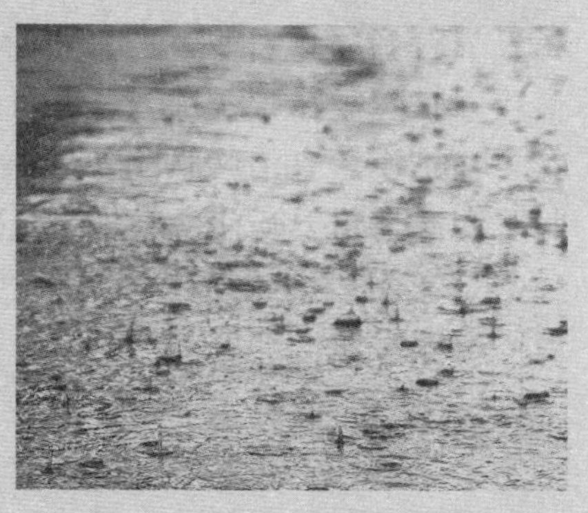

【性味】味甘，性平，无毒。

【主治】宜用来煎补脾胃和祛湿热的药。

【发明】李时珍说，过去张仲景治疗受了风寒邪后体甲瘀血郁积日久而致的瘀热、肤色发黄，常用潦水煎煮麻黄连翘亦小豆汤，是取潦水味薄而不会助长湿气发热的特点。

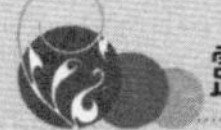

露水

【释名】李时珍说：露是阴气积聚而成的水液，是润泽的夜气，在道旁万物上沾濡而成的。

【性味】味甘，性平，无毒。

【主治】秋露水秉承夜晚的肃杀之气，宜用来煎润肺的药，调和治疥、癣、虫癞的各种散剂。

各种草尖上的秋露

【主治】可以治疗各种病，止糖尿病、尿崩症等引起的消渴，饮后使人身体轻灵，不饥饿，肌肤健康有光泽。

【加工】每天早晨收取。

柏树叶上的露和菖蒲上的露

【主治】可以明目。

【附方】李时珍说：秋露造酒最香冽。凡是秋露和落在草上的春雨，平素有疮和皮肉损伤的人，接触了，疮和伤口立即就会不痒不痛。疮伤感染后，身体反张如角弓的，立即用盐豆豉和面，放在碗碟里，用火在碗底烧后，灸疮 100 次，疮出恶水数升，便开始有痛痒感而愈合。

繁露水

此水是秋露浓而多时的水。

【加工】用盘子收取。

【主治】煎至浓稠后，吃了使人延年不饥。用来酿酒，叫“秋露白”，这种酒的味道最香冽。

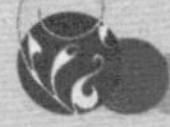

甘露

【释名】它白如雪，甜如糖，所以叫甘露。

【性味】味甘，性寒，无毒。

【主治】主治胸膈的各种热毒，能聪耳明目、轻身，使人肌肤润泽，粗力旺盛，不易衰老，止渴。

【发明】传说它出产在川西人迹罕至的地方，就像糖稀，不易获得。

菖蒲

明水

【释名】明水就是大蚌中清明干净的水。

【加工】用掌摩擦使大蚌热，对着月亮取水。能得到 200 ~ 300 毫升，也如朝露。

【性味】味甘，性寒，无毒。

【主治】主治耳聪目明、轻身，祛小儿心烦闷热，平小儿惊厥、抽搐。用来调护惊药极好。

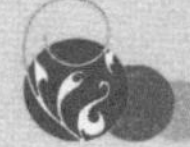

半天河

【释名】半天河就是上池水，就是从天上降下的雨水，积在竹篱头和树穴中的水。又说，因为这种水降自银河，所以叫做天河水。

【性味】味甘，性寒，无毒。

【主治】可治疗心病、癫狂、外邪、剧毒和不适应气候、环境所致的病。槐树间的积水，可以治疗各种风毒、毒疮、风瘙、疥痒等症。饥荒时，饮天河水可以预防发生流行性疾病。患白癜风，皮肤出现乳白色斑块，取树孔中的水洗患部，再将肉桂捣细为末，用唾液调和后敷涂，第二天再敷一次，就会愈。

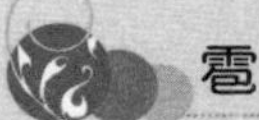

雹

【释名】雹是天地阴阳之气相搏而形成的，是不平和的气汇聚的结果，就是从天空飞坠的冰块，小的如弹丸，大的像斗升。

【性味】味咸，性冷，有毒。

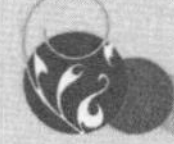

夏冰

【释名】冰是太阴之精。水性很像土，能变柔为刚，这就是所说的物极必反。

【性味】味甘，冷，无毒。

【主治】可以消除心烦闷热，还可用来熨帖人乳石发热肿。暑天吃，则与气候相反，进入胃肠后，会使冷热相激，是不适的。只可以取它的冷气来使饮食变凉。如果纵情地吃夏冰，暂时会得到爽快，久了却会使人生病。因恶寒、发热昏迷的人，用一块冰，放在膻中穴，就会醒来，用这种方法也可以醒酒。

【发明】李时珍说：宋徽宗吃冰太多，伤了脾胃，御医治疗没有效果，便召杨介去诊治，杨介用大理中丸。徽宗知道后表示服了多次了。杨介说：皇上的病，因吃冰太多而得，臣因此用冰来煎此药，是为治致病的原因。徽宗服后，果然痊愈。

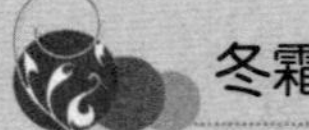

冬霜

【释名】气温下降形成露，寒冷的清风细细地吹拂后就会变成霜。露能滋养植物，霜能损杀万物。

【加工】凡是收取霜，都用鸡翅或尾上的长羽毛扫进瓶中，密封后放在阴凉处，很久也不会坏。

【性味】味甘，性寒，无毒。

【主治】解酒热、解风寒感冒引起的鼻塞和酒后脸红。

【附方】与蚌粉混合后敷暑天的痱子疮与腋下红肿，立愈。取秋后的霜7.5克，用热酒服食，治寒热疟疾。

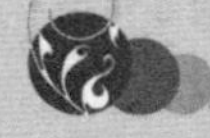

冬冰水

【释名】十一二月份的天气因严寒，使水结成冰。

【性味】味甘，性寒。

【主治】用来煎治肠风赤带和清热消烦的药。

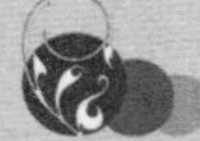

腊雪

【释名】凡是腊雪都是五瓣，雪花却是六瓣，腊前的雪，很宜于菜麦生长，又可以冻死蝗虫卵。

【加工】瓶装密封后放在阴凉处，数十年也不会坏。

【主治】用腊雪水浸过的五谷和种子，则耐旱而不生虫；洒在桌几和床席上，苍蝇蚊子自己就飞走了；浸泡过的各种果实，不虫蛀，也能用它除蝗虫。

腊雪水

【性味】味甘，性冷，无毒。

【主治】能解各种毒。

【发明】主治因气候而起的各种瘟疫及小儿热痫狂啼，大人丹石发动，酒后湿热内生所致的黄疸，都可以温热后服。洗服，可以去目红。煎茶或煮粥，都可以解热止渴。宜用来煎治伤寒、中暑的药，用来抹痱子效果也良好。

【附方】小儿牙根溃烂，满口发白如粉，就是“雪口”：用腊雪水搽抹，每日三四次，立愈。

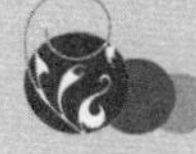

液雨水

【释名】李时珍说：立冬后十日叫入液，到小雪时叫出液，这之间所下的雨叫液雨，也叫药雨。

【主治】主杀各种昆虫，可用来煎杀虫药和消除胸腹胀闷。

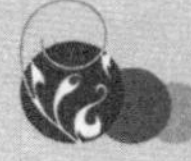

梅雨水

【释名】芒种以后逢壬叫入梅，夏至后逢庚叫出梅。又说三月迎接梅雨，五月送别梅雨，这之间下的雨都叫做梅雨水。梅雨一般都很长，可连下几天。

【性味】味甘，性平，无毒。

【主治】洗癣和疥疮后，可以使它愈后没有瘢痕；加到酱中会使其容易熟。确与其他月份的雨水不同。这都是湿热气被熏蒸后酿成的霏雨或大雨。梅雨水一般都时作时止，天空也阴晴不定。这雨气侵入体内就会生病，浸到谷物等就会生霉。所以梅雨季的雨水不能用来酿造酒和醋，但用它来煎药，服食后可以涤清肠胃的积垢，使人饮食有滋味，精神也爽朗。

屋漏水

【释名】下雨后从屋顶上流下的水，也就是屋檐水。

【性味】味辛、苦，有毒。

【主治】被犬咬伤后，可将屋漏水洗伤口；再用水浇到屋檐上，用滴水浸泡过的泥土敷伤口，不过二三次，即愈。还可用来涂搽疣，敷丹毒。

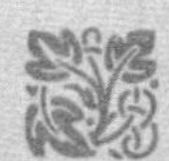

二、地水类

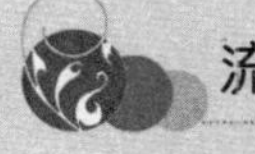

流水

【释名】与湖泽池塘死水不同。它是流动的水，俗称活水。

千里水

千里水就是从远地流来的水。

【性味】味甘，性平，无毒。

【主治】主治病后虚弱和荡涤肠胃的污秽物。

东流水

从西流来的叫东流水。

【性味】与千里水大致相同。

【主治】性顺而下流疾速，可用于制泻下的药，饮了，能荡涤胃肠的邪秽。

顺流水

顺流水性顺而能向下流。

【主治】通利大小便的药和治风痹（肢体酸痛、痛处游走不定）的药都用它煎制。

逆流水

波澜中向上的水，它是逆性上流的。

【主治】使人发吐和治痰饮的药可以用它煎制。

倒流水

洄水，回旋流止，上而不下之性。

甘烂水

【释名】用木盆盛长川水，用勺子从水中扬过无数次，水面生出数千颗水珠子，就是甘烂水。

【性味】味甘，性平，无毒。

【主治】主治上吐下泻和膀胱奔豚气；阳盛阴虚，目不能瞑，用甘烂水有特效。这是甘烂水不逆气而能益养脾胃的特征。确实与各种水不同。

池沼水

【释名】种植花果树木的园子中的水塘，叫池沼。

【性味】味甘，性平，无毒。

【主治】静止而不流利，可用来煎治泄泻的药。止的含意是塞，所以用与泄泻相反的池沼水可治。

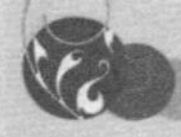

井泉水

【释名】因井字像“#”形，泉字像水充到穴中的样子，所以叫井泉水。

不管何时只要初汲的，都叫“新汲”；每天早晨第一次汲的水叫“井华”；反酌而倾倒的叫“倒流”；打水的吊桶滴下的水叫“没有根”。

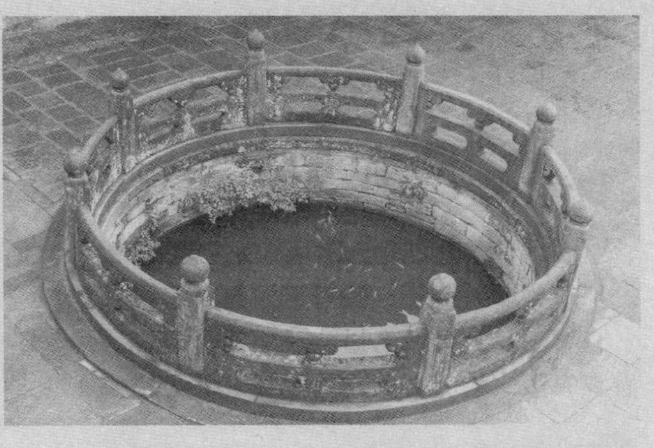

【加工】凡是井水，从地底的泉脉来的最好，从江河中浸渗来的次之。另外，城市里人口稠密，沟渠的污水杂入井中会使井水变性，所以必须烧开，停顿一些时候，待杂质下沉后取上面的清水来用，否则气味不好，尤其是不能用来煎菜、酿酒和做豆腐等。再者，雨后井水浑浊，须将核桃仁和杏仁连同捣出的汁水一起投入井水中，搅匀后不久，浑浊物就会附沉井底。带泥的井水不能吃，要谨慎。如果井水中生虫，可用 200 ~ 250 克甘草，切成片后投到井中，既可杀虫又能使水味道甘美。

【性味】味甘，性平，无毒。

【主治】主治酒后热邪迫于大肠而引起的泄泻，治眼球上的白膜。受到大惊而九窍出血，可用井泉水喷脸。

【附方】用井泉水调朱砂服后：使人面容颜色健康光润，心神镇静安祥。治口臭：可在早晨太阳刚出时含井华水在口中，然后吐到厕所，数次即愈。可以炼各种药石：倒少量到酒、醋中，可以让酒、醋不败味。用来煎制补阴、去痰火和补血气的药，功效可提高许多倍。

没有根水

【主治】调制解痈肿毒的敷药，治疗效果非常好。

新汲水

【主治】主治糖尿病、尿崩症等引起的消渴、反胃、热邪迫于大肠而引起的泄泻、尿道疼痛、下腹胀痛、小便赤涩，祛邪调中，下热气，都宜饮它。洗涤痱子疮。治坠损肠出，用冷水喷面，则肠会自己收入。又可解椒毒所致的口不能开，鱼骨鲠喉和马刀毒。还可解砒石、乌喙、烧酒、煤炭毒。治闷热错乱和烦渴。

【附方】鼻出血不止：用新汲水，左鼻出血则洗右脚，右鼻出血洗左脚，或同时洗左右脚，即止。或者用冷水喷脸，或者用冷水浸过的纸贴在囟门上，用熨斗熨，立即就会止血。

犬咬出血：以水洗，至血止，缠裹即愈。

心闷汗出，不能识人：新汲水和蜜饮，很有效。

婴儿初生不啼：取冷水灌之，外用葱白茎轻轻地鞭打，啼。

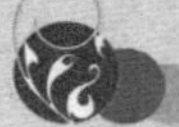

醴泉

【释名】醴就是薄酒。泉水的味道像薄酒的，叫醴泉水，又名甘泉。

【性味】味甘，性平，无毒。

【主治】主治心腹痛和不能适应邪恶的气候和环境而得的各种病，都适宜在泉边饮水。又可以治愈消渴和反胃吐泻。

山岩泉水

【释名】山岩土石中所流出的泉水，流出溪涧的就是山岩泉水。

【性味】味甘，性平，无毒。

【主治】主治霍乱烦闷呕吐，腹空抽筋，宜多饮服，不要让腹空，空了则再饮服。

玉井水

【释名】出产玉石的山谷中的水泉都叫玉井水。

【性味】味甘，性平，无毒。

【主治】使人体皮肤润泽，毛发不白。

【发明】传说玉是贵重的宝物，水又是有生机而长流的，所以能延年。现在的人，住在靠近山的地方的，大多能长寿。

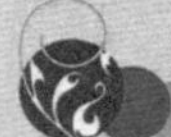

盐胆水

【释名】就是卤水。即是盐初熟时，盐槽中流下的黑汁。盐槽中的沥水，味很苦，很难吃，现在的人用它点豆腐。

【性味】味咸、苦，有大毒。

【主治】可治疗蚀、疥癣、瘘疾、虫咬（也可治马牛被虫叮咬），以及毒虫在肉中生子。人与六畜饮了盐胆水即死。凡是疮有血的，不可涂搽。痰阻不醒，灌盐胆水使其吐，效果好。

✲ 卤水

就是盐卤水。

【性味】味苦、无毒。

【主治】主治大热，治糖尿病和尿崩症引起的消渴，狂烦；可除恶邪和阴虫，还可使肌肤柔韧，祛湿热，消痰，祛积块，可用来洗涤积垢和油腻。吃得太多会损人。

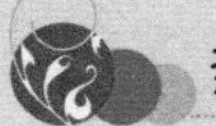

热汤

【释名】必须是完全煮沸的才好。如果是半沸的，吃了反而会伤六气，损脾胃。

【性味】味甘，性平，无毒。

【主治】助长阳气，运行经络，可热敷因上吐下泻、失水过多所致的小腿腓肠肌痉挛转入腹部，用热汤漱口，损害牙齿。眼睛有病不要用热汤洗浴；手脚冻僵的人不要用热汤洗手脚，不然会使指甲脱落。用铜罐烧的开水，饮后易损人的嗓子。患风冷气痹、肢体酸痛的人，用热汤淋脚到膝部，再盖厚被使周身发热。虽不是药，亦可以加强血液循环使阳气行走。四时的急性泄痢，四肢冷，脐腹痛，可坐在热开水中，使水浸泡到腹部以上，并不断揉摩腹部。生阳的各种药的疗效，没有比这样更迅速的。虚寒（它的症状为：形寒肢冷、口淡不渴、面色苍白、气短乏力、大便稀溏、小便清长、舌淡苔白、脉沉微或迟而没有力）的人一坐入热开水中，必定会全身发颤，需要有人在左右侍守。凡是伤了风寒，或伤于酒食，初起时未及时用药，便饮一碗太和汤，或者酸粉汤也可以，同时用手揉肚腹，有恍惚的感觉，便再饮再揉，直至腹内汤水已满，没有地方容纳了，就试着让自己吐出，出汗后病就会消失。

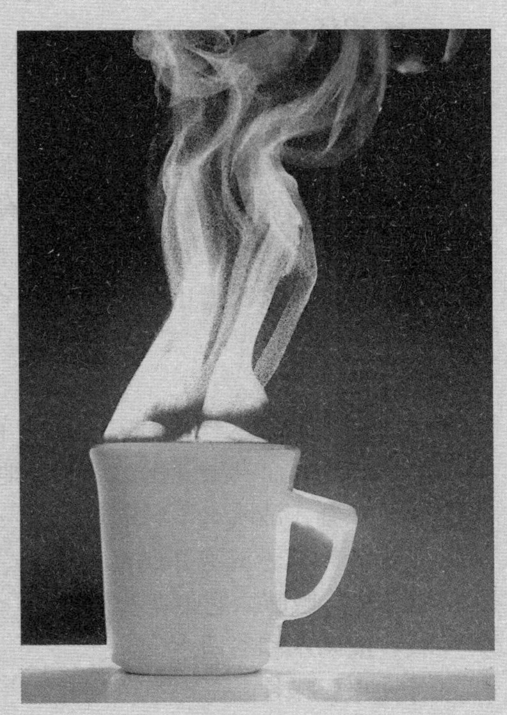

【发明】孙真人（孙思邈）治疗一个患风疾数年的人，挖坑叫他坐在坑内，解了衣服，用热汤淋，过些时候，再用竹席把他盖起来，出汗即愈。这就是使经络通行的方法。

【附方】治中暑、昏迷欲死：用

热开水徐徐灌食，适当抬高他的头，让汤进入腹内即苏醒。

初感风寒，头痛畏寒：用水七碗，把锅烧红后将水倒入，取起再烧再投，如此 7 次后，趁热饮 1 碗，用衣被蒙取汗，神效。

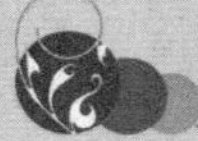

生熟汤

【释名】用新汲水、开水合为一盏，和匀，叫生熟激发。现在的人把它叫做阴阳水。

【性味】味甘、咸，无毒。

【主治】可调中消食。凡是因痰疟和毒邪、食用害人的食物，陈列在腹中使人吐泻的，即取盐投入生熟汤中，喝一两升，使其吐尽痰和积食，便愈。凡是霍乱和呕吐不能进药，病情危急的，先饮数口即使人安定。

温汤水

【释名】水中含硫黄，即使水很热时，仍然有些硫黄气味。

【主治】硫黄主治各种疮，所以含硫黄的温泉水对疮有治疗作用。沉猪肉、羊肉在温度高的矿泉水中可使之半熟，也可以煮熟鸡蛋。

温汤

【性味】味辛，性热，微毒。

【主治】主治筋挛缩、肌皮麻痹、手足不遂、没有眉毛头发、皮肤骨节的疥癣等疾病，须在水中洗浴。浴完后会感到身体疲惫，可根据病的不同与用药的差异，用饮食加以补养。不是有病的人，不宜随便入浴。

【发明】庐山下有温泉池，往来的方士叫患疥癞、杨梅疮的人，饱食后下池久浴，出汗后便停止。10 日后，各种疮都痊愈了。

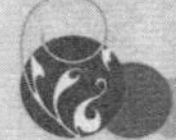

节气水

【释名】节气水一年有二十四个节气，一个节气的时间为半月。水的气味随节气的不同而发生变化，是不受地域限制的。

立春、清明二节气的水

【主治】宜于浸泡和制造治诸风、脾胃虚损的各种丹丸散药和药酒，长久保留也不会败味。它也叫神水。

清明水和谷雨水

【性味】味甘。

【主治】宜用于浸泡制造滋补五脏、治痰火积聚和解毒的各种丹丸，用来煎酿药酒，与雪水的功效相同。

立秋日五更的井华水

传说老少人众各饮一杯，能去疟痢百病。

重午日午时水

【主治】宜制造治疟痢、痈痛、疔疮、疖肿、金疮和解百虫毒、蛊毒的各种丹丸。

小满、芒种、白露三节内的水

【性味】都有毒。

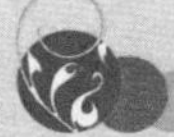

碧海水

【释名】它的味道是咸的，颜色是深蓝色的。

【性味】味咸，性温，有小毒。

【主治】煮开后洗浴，可去风瘙疥癣。饮 180 毫升，吐后可治积食引起的腹胀。

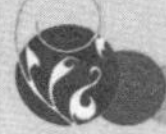

寒泉水

【释名】就是高山顶上的泉水。水十分清澈。

【性味】味甘，性平，无毒。

【主治】主治糖尿病和尿崩症引起的消渴反胃，去热淋和暑热伤于肠胃所致的痢疾。

【附方】用来洗漆痱子疮和痈肿：可散去。下热气，通利小便。又能解使口闭不能开的花椒毒。去鱼骨鲠喉，只用一杯水对着嘴巴，朝水张口吸取水气，鲠刺自然就下去了。

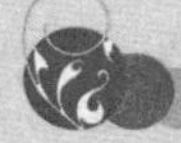

乳穴水

【释名】是岩洞中涓涓流出的水，比其他水重。烧开后，水面浮有细盐粒的是乳穴水。

【性味】味甘，性温，无毒。

【主治】吃了使人肥健，身体润泽而不显得衰老，与钟乳的功效相同。取来做饭和酿酒，对身体十分有益。用来煎流注漏疮的药，很有功效。

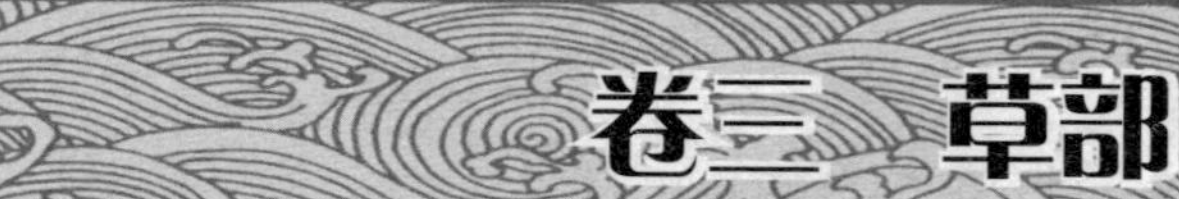

卷三 草部

李时珍说：天造地化而生草木，刚与柔相交而成根蔓，柔刚相交而成枝干。草是我们最常见的植物，种类繁多，是中药主要的配制原料，可以加工成成品，也可以直接煎熬，用起来方便。

一、山草类

甘草

【释名】甘草又名生炙甘草、甘草梢、粉甘草，是豆科的草本植物。

【加工】春秋二季采挖。

【性味】味甘，性平，无毒。

【主治】补脾益气，治脾胃气虚症、心虚动悸、脉结代症、脏躁症；润肺止咳嗽气喘症；缓急止痛脘腹或四肢挛急作痛；清热解毒痈疽疮毒，咽喉肿痛，食物、药物及农药中毒；缓和药性，调和百药。

【附方】 四君子汤。常与人参、茯苓、白术同用，称为四君子汤。本品益气养心，治气虚血亏之心悸、脉结代等症。

润肺益气兼祛痰：用治咳喘有止咳平喘作用。所以无论寒热虚实，有痰无痰皆宜。治风寒犯肺之喘咳，甘草与麻黄、杏仁合用，如三拗汤；治风热犯肺之喘咳，甘草与桑叶、菊花、桔梗、杏仁等合用，如桑菊饮；治肺有郁热之咳喘，甘草与麻黄、生石膏、杏仁等同用，如麻杏石甘汤；治外感风寒、内有停饮之咳喘，常与麻黄、细辛、干姜、五味子等合用，如小青龙汤。甘草与芍药合用，即芍药甘草汤，可治营血受伤，四肢挛急作痛、屈伸不利；若与芍药、桂枝、饴糖、生姜等同用，即小建中汤，可治中焦虚寒、脘腹挛急作痛。

甘草

甘草与银花、蒲公英、野菊花等同用，治痈肿疮毒；与桔梗、牛蒡子、胖大海等同用，治咽喉肿痛，如桔梗汤等。治食物、药物或农药中毒，可单用本品煎汤服，或与绿豆同用，以增强药力。

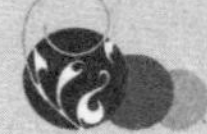

黄芪

【释名】秦蜀州多有生长，独茎或丛生长，枝木距地面 6.7 ~ 10.0 厘米。黄芪叶似槐叶但稍微要尖小些，又似蒺藜叶但略微要宽大些，为青白色。开黄紫色的花，大小如槐花。结小尖角，长约 3.3 厘米。根长 0.7 ~ 10.0 米，嫩苗也可以食用。

根

【性味】味甘，性温，无毒。

【主治】主治痈疽、烂疮，排脓止痛，麻风病，内外及混合痔、瘘管，补虚，小儿百病。治妇人子宫邪气，逐五脏间恶血，补男人虚损，五劳瘦弱，止渴，腹痛泄痢，益气，利阴气。治虚喘、肾衰耳聋，疗寒热，治发背。助气，壮筋骨，长肉补血，破腹内积块、淋巴结核、大脖子，治非行经期间阴道内大量出血、湿热痢，产前产后一切病，月经不调、痰咳、头痛、热毒赤目，治虚劳自汗，补肺气，泻肺火心火，益胃气，去肌热及诸经痛。黄芪的茎、叶，主治口渴及筋脉痉挛，痈肿疽疮。

【附方】治小便不通：绵黄芪 10 克，水二盏，煎至一盏，温服，小儿减半。

治饮酒过多面色发黄，上腹痛，足胫胀，小便黄，或发赤黑黄斑，因大醉吹风淋雨所致：黄芪 100 克，木兰 50 克制成末，用酒送服，每日 3 次。

治白浊因气虚而致：黄芪盐炒 25 克，茯苓 50 克制成末，每次 5 克。

治小便尿血，痛不可忍：黄芪、人参等份制成末，用大萝卜 3 个，切如指厚，蜂蜜 100 毫升拌炙令干，勿使焦煳，蘸末吃，再用盐水送下。

治吐血：黄芪 12.5 克，紫背浮萍 25 克制成末，每次 5 克，用姜、蜜水送下。

黄芪

治阴囊出水作痒：绵黄芪酒炒为末，以熟猪心蘸来吃治疗效果非常好。

治胎动不安下黄水，腹中作痛：黄芪、川芎各 50 克，糯米 180 克，水 1 升，煎至 500 毫升，分两次服。

治咳血：黄芪 200 克，甘草 50 克制成末，服 10 克。

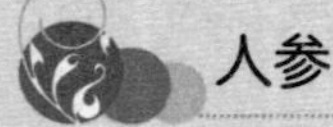

人参

【释名】 生长在山谷和辽东等地。误用它，不但无益，反而导致乖戾，不可不察。又名神草、地精。

【加工】 在二月、四月、八月上旬挖采它的根，用竹刀刮去泥土，然后晒干，不能见风。传说根像人形的有神性。

根

【性味】 味甘，性寒，无毒。

【主治】 主补五脏，安精神，定魂魄，止惊悸，除邪气，耳聪目明、轻身，使人肌肤润泽，精力旺盛，不易衰老，开心益智。久服可轻身延年。又治五劳七伤、虚损痰弱，保中守神，消痰，治慢性肺病、体虚、梦多而杂乱、肺脾元气不足、短气少气等症。止渴，生津液。治土火旺的病，就适宜用有凉薄之气的生人参，来泻火补土，这是纯用它的气。脾虚肺怯的病，则适宜用有甘温之味的熟参，以补土生金，这是纯用它的味。

【附方】 治闻雷即昏：1个7岁小孩，闻雷即昏倒不知人事，这是气怯造成的。用人参、当归、麦冬各100克，五味子25克为膏，每服三匙，白汤服下，用完500克，自此以后听到雷声神态自若。

治离魂异疾：一人睡觉，自觉身外有身，与自身一样没有别，但不说话，其属怪诞。人睡觉时魂归于肝，这是由于肝虚邪气侵入，造成魂不归舍，所以病名叫离魂。用人参、龙齿各5克，赤茯苓4克，水一盏，煎至半盏水时，撒上朱砂末5克，每晚睡时服。10服后，真身气爽，假身即去。

治上吐下泻：用人参、黄连各5克，水煎，细细呷服。

治口干、饮水多、小便多：将人参制成末，用鸡蛋清调服5克，每日服3次，有效。

治产后血运：人参50克，紫苏25克，以童尿酒水300毫升煎服。

治产后喘急：乃血入肺窍，危症。苏木煎汤，调人参末15克，服用有奇效。

人参膏：用人参500克细切，以活水20盏浸透，装入银石器内，桑柴火缓缓煎取10盏，滤汁后放在一边。在渣滓里再加水10盏，煎取5盏，合煎成膏，用瓶子收藏，随病做汤使用。

人参

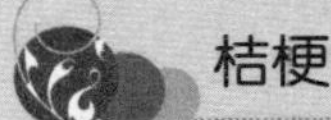

桔梗

【释名】根如小指大，黄白色。三四月份长苗茎，高30多厘米；叶似杏叶但稍长些，四叶相对而生，嫩时可煮食。六七月份开小花，紫绿色，颇似牵牛花。秋后结籽。根细如小指，黄白色的。

【加工】八月份采根，它的根有心。若没有心的便是荠尼。现在的人先将它的根泡去苦味，然后拌上糖蜜浸成果脯。

根

【性味】味辛，性温，有小毒。

【主治】主治胸胁如刀刺般疼痛，腹满肠鸣，惊恐悸气。利五脏肠胃，补血气，除寒热风痹，温中消谷，疗咽喉痛，下蛊毒，治下痢，祛瘀积气，消聚痰涎，祛肺热气，促嗽逆，除腹中冷痛，治小儿真气衰弱及惊风，下一切气，止霍乱抽筋、胸腹胀痛。补五劳，养气，能除邪气，辟瘟，破腹内积块和肺脓疡，养血排脓，补内漏及喉痹，利窍，除肺部风热，清咽嗌、胸膈滞气及痛。除鼻塞，治塞呕、口舌生疮、赤目肿痛。

芦头

【主治】吐上膈风热痰实，取芦头生研成末，白开水调服5～10克，探吐。

【附方】

治肺脓疡咳嗽，胸满振寒，脉象滑数咽干不渴，时出浊唾腥臭，久久吐脓服用粳米粥：用桔梗50克，甘草100克，水3升，煮成1升，分服。

治喉痹：桔梗100克，甘草100克，水3升，煮成1升，分服；亦治口舌生疮。

治牙根溃烂：桔梗、茴香等份，烧研敷上。

治衄血不止：桔梗制成末，用水送服，一日4次。或加犀角屑，更治吐血下血。

治打击瘀血在胸腹中，久不消，时发痛：桔梗为末，和饭吃一刀圭。

治小儿受惊，死不能言：桔梗烧研15克，米汤送服，再吞麝香少许。

治中蛊毒下血如鸡鸭肝片，昼夜出血无度，四脏皆损，唯心未毁，或鼻破将死：苦桔梗制成末，以酒送服，每日服3次。不能下药的患者，用物拗口灌。七日内，适当吃些猪肝、猪肺来补养。

桔梗

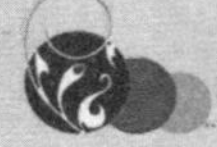

黄精

【释名】服食的良药，因汲取了土地的精粹，所以叫它黄精。又名黄芝、鹿竹、野生姜。

【加工】三月份采根，先蒸，晒干后才能使用。现在有人八月份采，蒸九次晒九次，然后当成果实卖，为黄黑色且味道很甘美。

黄精的根、叶、花、实都可以食用，但是以对生的是正精，不对生的叫偏精。

根

【性味】味甘，性平，无毒。

【主治】主治补中益气，除风湿，安五脏。久服轻身延年，不感到饥饿。补五劳七伤，助筋骨，耐寒暑，益脾胃，润心肺。单单只吃九蒸九晒的黄精，便可驻颜。补各种气虚，止寒热，填精髓，打下三种尸虫。

黄精

【发明】李时珍说：黄精汲取了戊己的淳气，是补黄宫的上品。土是万物之母，母得它的养分，则水火既济，木金交合，使各种邪气自然消失，百病不生。

【附方】补益精气：黄精、枸杞子等份，捣末做饼，晒干为末，再炼成梧桐子大小的蜜丸，每次用汤服50丸。

葳蕤

【释名】又叫玉竹、地节。根横生，似黄精但稍微小些，黄白色，性柔多须。叶像竹叶，两两相对。可以采根来种植，很容易繁殖。嫩叶和根都可煮淘食用。

根

【性味】味甘，性平，无毒。

【主治】主治中风急性热病，身体不能动弹，跌筋结肉，久服可消除黄褐斑，容光焕发，面色润泽，使身体年轻、不易衰老。疗胸腹结气，虚热湿毒腰痛，阴茎受寒，及眼痛眦烂流泪。时疾寒热，内补不足，祛虚劳客热。头痛不安，加量用，很有效。补中益气，除烦闷，止消渴，润心肺，补五劳七伤虚损、腰热疼痛、天行热狂。服食不用忌讳。服诸食人有不适反应的，可煮葳蕤水喝。

知母

【释名】为百合科多年生草本植物知母的根茎。又名肥知母和盐知母。

【加工】春秋季均可采收，除去地上部分和须根，洗净晒干。去皮切片，生用或盐炒用。

【性味】味苦，性寒，无毒。

【主治】本品苦寒质润，能清肺热、泻火，下润肾躁而滋阴，中泻胃火而除烦渴。既能清热泻火以治实热，又能滋阴润燥以治虚热。所以可用于热病烦渴、肺热咳嗽、阴虚燥咳、骨蒸潮热及消渴等症。可用它滋阴降火，润燥滑肠，又可用于阴虚二便不利之症。

【附方】若用于外感热病、烦渴、脉洪大之肺胃实热症，与石膏配伍有协同之效，如白虎汤。

若清泻肺热，滋阴润肺，用于肺热咳嗽，痰黄黏稠者，多与黄芩、瓜蒌、浙贝等同用；用于阴虚燥咳，常配以川贝母，如二母丸，亦可配沙参、麦冬等同用。

若用于阴虚火旺，肺肾阴亏所致骨蒸潮热、盗汗、心烦等症，常与黄柏配用，配入养阴药中，如知柏地黄丸。

若用于阴虚消渴，口渴、饮多、尿多者，可配伍天花粉、五味子等，如玉液汤。

此外，知母有润燥滑肠作用，与何首乌、火麻仁同用，可用于阴虚肠躁便秘。本品还可用于阴虚之小便不利。

肉苁蓉

【释名】形扁柔润，多花且味道甘美；是北方生长的，形短而少花；多马的地方生长繁茂，据说是马的精液落地而生。很像肉。

【性味】味甘，性温，无毒。

【主治】主治五劳七伤，补中，除阴茎寒热痛，养五脏，强阴益精气，增强生育力，除妇女腹内积块。久服则轻身益髓，容颜光彩，益寿延年。大补壮阳，日御过倍。治女人非经期阴内大量出血、男子脱阳不举、女子脱阴不孕，润五脏，长肌肉，暖腰膝，治男人泄精带血、女子带下阴痛。

天麻

【释名】生长在郓州、利州、太山、崂山等地方。叶如芍药但小些，当中长出一茎，直上如箭杆。茎端结果实，形状像续随子。等到叶子枯萎时，果实就发黄成熟了。它的根连 12 枚，犹如天冬之类的块状茎，形状像黄瓜，也像芦菔，大小不定。生熟吃均可。

肉苁蓉

【加工】在二月、三月、五月、八月里采。刚采的天麻乘着鲜润刮去它的皮，用开水煮过以后，晒干收藏，嵩山、衡山人有的将生天麻蜜煎后当做水果吃。

【性味】味辛，性温，无毒。

【主治】主治杀鬼精物，蛊毒恶气。久服益气力，滋阴壮阳，轻身增年，消痈肿、下肢肿胀、寒疝下血。主治各种风湿麻痹、四肢拘挛、小儿风痫惊气，利腰膝，强筋力。久服益气轻身。治寒痹、瘫痪不遂、语多恍惚、善惊失志。助阳气，补阴气，补五劳七伤，治环境不适引起的病症，通血脉，开窍，服食无忌。治风虚眩晕头痛。

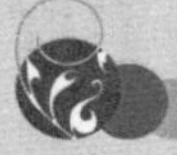

丹参

【释名】为唇形科多年生草本植物，又称紫丹参。

【加工】秋季采挖，整修洗净，润透后切片，晒干。生用或酒炒用。

【性味】味苦，性寒，无毒。

【主治】活血祛瘀、凉血止痛血热瘀滞，月经不调，经闭症瘕，产后瘀阻，风湿热痹；清心安神热病伤营，心烦失眠；清热消肿疮疡肿毒。

丹参

【附方】丹参用于活血祛瘀、凉血止痛，用于瘀血有热的月经不调、经闭、痛经、产后恶露不尽，可单用研末，黄酒送服，即丹参散；也可配当归、桃仁、益母草等活血调经药同用。对于血瘀肝郁或肝脾肿大，与柴胡、丹皮、桃仁、红花、鳖甲、三棱等同用。治血瘀气滞胸腹刺痛，可与檀香、砂仁同用，如丹参饮；治瘀血阻滞之心绞痛，可配伍赤芍、红花、川芎等同用，如冠心Ⅱ号，或配

伍降香等制成复方丹参注射液。

若用于热毒疮疡，常与金银花、蒲公英等清热解毒之品配用。用于风湿热痹、关节肌肉红肿热痛，常与苍术、黄柏、牛膝、丹皮、金银藤同用。

若想利用丹参清心安神功效，用于热病伤营，心烦失眠，与生地黄、玄参、竹叶卷心等同用，如清营汤；若见心血不足，心悸怔忡、失眠多梦，可与柏子仁、酸枣仁、夜交藤配伍。

黄连

【释名】为多年生草本植物，有黄连、三角叶黄连、峨眉野连、云南黄连。根须及叶都可入药。

【加工】秋季采挖5～7年的植株，除去茎叶、须根，晒干或燥干。切片，生用或清炒、姜炒、酒炒、吴茱萸水炒用。

黄连（川连、雅连、云连）

【性味】味苦，性寒，无毒。

【主治】清热燥湿，中焦湿热，湿热泻痢，湿热黄疸；泻火解毒热病烦躁，心火亢盛，胃热呕吐，血热妄行，痈肿疮毒。

【附方】用于湿温病之中焦湿热，脘闷呕吐、舌苔黄腻者，配以厚朴、半夏、石菖蒲等，如连饮；用于大肠湿热之泄泻、痢疾，疗效为佳，如《千金方》《肘后方》治泻痢，均单用本品。若病情较重或兼他症者，则多配入复方中。如用于腹泻而发热者，常配以黄芩、葛根以增强它的止泻退热之功，如葛根芩连汤；用于痢疾，可配伍木香以调气行滞，使后重自除，如香连丸。

黄连为泻火解毒之要药，清泻力强而以清心、胃二经之火见长，用于热病，热盛火炽，壮热、烦躁，甚至神昏谵语等症，常配伍黄芩、山栀等，如黄连解毒汤；用于心火旺盛，心烦不眠，可配伍竹叶、山栀等；阴虚火旺之心烦不眠，则配以阿胶、白芍、黄芩，如黄连阿胶汤；用于肝火或胃热呕吐，与吴茱萸同用，即左金丸，或配伍半夏、竹茹等，均可奏清热降逆止呕之效；用于内热炽盛，迫血妄行而见吐血、衄血者，可配用大黄、黄芩，泻心火以凉血止血，如泻心汤用于痈

黄连

肿疮毒、疔毒内攻、耳目肿痛诸症，内服、外用均有良效，如与黄芩、山栀、连翘等同用；又如黄连煎汁滴眼，可治目赤肿痛，配枯矾外用，可治耳内疖肿疔毒。

治胃火炽盛，消谷善饥、烦渴多饮之中消症，但需配伍天花粉、生地黄、知母等清热生津之品。

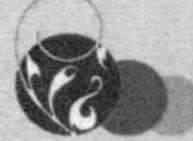

黄芩

【释名】为唇形科多年生草本植物。其类别有黄芩、子芩、条芩、枯芩、酒黄芩、黄芩炭。

【加工】蒸透或开水润透切片。生用，酒炒或炒炭用。

【性味】味苦，性寒，无毒。

【主治】清热燥湿——湿温症，湿热，中阻，湿热黄疸，湿热泻痢，热淋；泻火解毒气，少阳症，肺热咳嗽，痈肿疮毒；止血，血热妄行；安胎，胎热妄行。本品味苦性寒，若以燥湿，寒以清热，能清肺、大肠、胃、胆诸经之湿热，尤长于清上焦之火而泄肺热，且有泻火解毒之效。常用于湿热所致多种病症，如湿温、湿热中阻、黄疸、泻痢、热淋等；也常用治热病烦热不退、肺热咳嗽、痈肿疮毒等。还能止血、安胎，治疗血热妄行之吐衄下血，怀胎蕴热之胎动不安。

【附方】本品清热燥湿力强，用于湿温病发热、胸闷、恶心、苔腻之症，可配以滑石、通草、白蔻仁等渗利化湿药，如黄芩滑石汤；用于湿热中阻，痞满呕吐，常与黄连、半夏、干姜等同用，如半夏泻心汤；用于湿热黄疸，可辅佐茵陈、栀子、大黄，以增强清利肝胆功效；用于湿热泄泻及痢疾，常配黄连、芍药、木香等，如芍药汤；用于下焦湿热、小便涩痛，可配伍生地黄、木通。

若想泻火解毒而长于清肺热，用于肺热咳嗽，可单用，即黄芩散，也可配伍桑白皮、知母等，如清肺汤；用于热病发热烦渴，常与石膏、山栀、黄连配伍；用于少阳症寒热往来，与柴胡配伍，如小柴胡汤；用于痈肿疮毒，可与黄连、黄柏、山栀配伍，如黄连解毒汤，或配以天花粉、白芷、连翘之类。

黄芩清热泻火而能止血，用于吐血、衄血、咳血、便血、崩漏等症，可单用黄芩炭，也可配伍生

黄芩

地黄、白茅根、三七等药，或配以大黄、黄连，如泻心汤。

若想用于胎热不安，常与当归、白芍、白术同用，如当归散。

防风

【释名】茎叶都是青绿色，茎色深而叶色淡，似青蒿但短小些。春时为嫩紫红色。生长在山石之间，二月份采嫩苗当菜吃，味道辛甘芳香，叫做珊瑚菜。

【加工】二月份和十月份采根晒干，入药。

【性味】味甘，性温，无毒。

【主治】主治风症眩痛，能除恶风风邪，治目盲不能看物、风行周身、骨节疼痛，久服可使身体轻盈。治烦满胁风、偏头风、四肢挛急、虚风内动。治36种风症、男子一切劳伤，补中益神，风赤眼，因冷引起的流泪不止及瘫痪，通利五脏关脉，治五劳七伤、羸损盗汗、心烦体重；能安神定志，匀气脉。治上焦风邪，泻肺火，散头目中滞气、经络中留湿。

叶

【主治】主治中风出热汗。

花

【主治】主治四肢拘急，不能走路，经脉虚羸，骨节间痛，胸腹痛。

籽

【主治】主治风更优，调食之。

【附方】治自汗津津，流汗不止：把防风碾成末，用浮麦汤送下，每次服10克。

治偏正头风作痛：防风、白芷等份制成末，炼成弹子般大小的蜜丸，每次嚼1丸，用茶送下。

治妇人非经期阴道大量出血：用独圣散，即用防风去掉芦头，烤红后碾成末，每服5克，和以面糊，用酒调服，或者是把末放入面糊、酒中一同服下。此药屡经效验，不可等闲视之。

三七

【释名】为五加科多年生草本植物。又名参三七、四七、三七粉。

【加工】选栽培三年以上的植株，于秋季结籽前采挖的为"春三七"，根饱满，好。于冬季种子成熟后采挖的为"冬三七"。洗净泥土，剪下支根、须根及茎基，大小分开，先曝晒至半干，边晒边搓，使它的表面光滑。体形圆整坚实，晒干生用。切片或研末入药。

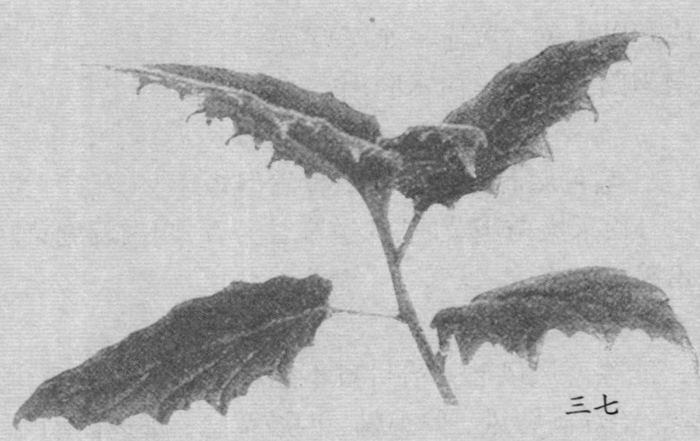

三七

【性味】味甘、苦，性温，无毒。

【主治】化瘀止血、清肿定痛，人体各种出血症，跌打损伤，瘀血肿痛，胸痹绞痛。本品甘缓温通，苦降下泄。功擅散瘀和血，瘀散则血自归经，血和则肿消痛止，所以有散瘀止血、消肿定痛之效。用治吐血、衄血、便血、血痢、血崩等一切血症，功效甚捷。外用止金疮出血，且止血而无留瘀之弊，所以为止血要药。也可用治跌打损伤、瘀痛肿痛、血滞诸痛，又为疗伤止痛之佳品。

【附方】三七为散瘀止血良药。用于吐血、衄血、血痢、血崩及产后出血过多，古今临床常单用本品粉剂，用治多种出血症。也可配伍其他止血药，如配花蕊石、血余炭，即化血丹，治吐血、衄血、二便下血，均有疗效；若见血热吐血，本品可配生地黄、丹参、丹皮、栀子等清热凉血止血药同用；治劳嗽咯血，可配生地黄、阿胶、白及等同用。近年用本品配白茅根、生地黄、藕节等同用，治疗血小板减少性紫癜有效。

三七为治跌打损伤，瘀血肿痛的良药，单用即可，也可配地鳖虫、血竭、乳香、没药等，内服外敷均可；疗伤止血的“云南白药”，即以本品为它的主要成分，为伤科常用药物。近年来单用本品，或与人参、琥珀同用等份为散服，用治冠心病心绞痛有效。

白术

【释名】它的根可以吃，嫩苗也可以吃。苗高 67 ~ 100 厘米，它的叶环抱着茎梗生长在枝梢间，叶似棠梨叶，离地面近的叶，有三五个叉，都有锯齿状的小刺。根的形状像老姜，苍黑色，肉白有油膏。

【性味】味甘，性温，无毒。

【主治】主治风寒湿痹，颈强直，背反张，止汗除热消食。做成煎饼久服，可使身体年轻，延年益寿，不感到饥饿。主治血虚阴亏、气血逆乱引起的眩晕头痛、流眼泪，消痰水，逐皮间水肿性结肿，除腹胀满。治霍乱呕吐腹泻不止，利腰脐间的血，益津液，暖胃助消化嗜食。治腹部胀满、腹中冷痛、胃虚下利、多年气痢，除寒热，止呕逆、反胃，利小便。主五劳七伤，补腰膝，长肌肉。治潜匿于两胁之间的积块、妇人腹内积块，除湿益气，和中补阳，消痰逐水，生津止渴，止泻痢，消足胫湿肿，除胃中热、肌热。辅佐于枳实，可消气分痞满；辅佐于黄芩，可安胎清热。服用白术的人忌吃桃、李、菘菜，雀肉、青鱼。

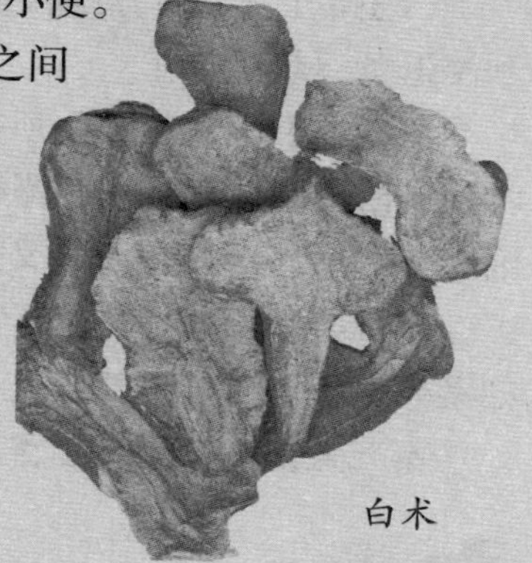
白术

苗

【主治】苗作茶饮很香，去水，也止自汗。

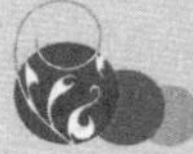

荠苨

【释名】三四月生长苗茎，类似于人参但稍微要小些；根似桔梗，但空心。又名杏叶沙参、白面根。

【加工】二月、八月挖根晒干。

【性味】味甘，性寒，无毒。

【主治】可解百药的毒性，杀蛊毒。治毒蛇咬，毒箭伤。利肺气，和中，耳聪目明、轻身，使人肌肤润泽，精力旺盛，不易衰老，止痛。蒸后切碎煮成羹粥吃，或者做成酸菜吃，还能压丹石发动。治咳嗽渴饮多尿，疮毒疔肿，避沙虱短狐毒。

【发明】李时珍说：荠尼寒而利肺，甘而解毒，是药中良品，而世人却不知道使用。

荠苨

秦艽

【释名】为龙胆科多年生草本植物。其类别有秦艽、麻花秦艽、粗茎秦艽或小秦艽。前三种按性状不同分别习称“秦艽”和“麻花艽”，后一种习称“小秦艽”。

【加工】春秋二季采挖，除去泥沙；秦艽及麻花艽，集积成堆，使它发热出汗，至表面呈红黄色或灰黄色时，摊开晒干，或不经“发汗”直接晒干；小秦艽趁鲜时搓去黑皮，晒干。切片生用。

根

【性味】味苦、辛，无毒。

【主治】祛风湿、舒筋络风湿痹痛，筋脉拘挛；清虚热骨蒸潮热、小儿疳热；利湿退黄湿热黄疸。

【附方】秦艽性寒，所以对湿热痹症发热、关节红肿等热象者尤为适宜，常配伍防己、丹皮、忍冬藤等；风寒湿痹，常配羌活、独活、桂枝、附子等。因秦艽能通络舒筋，所以又适用于中风手足不遂或拘挛等。

秦艽善清虚热，常配伍鳖甲、青蒿、地骨皮、柴胡、知母等治疗骨蒸劳热，如秦艽鳖甲汤；配伍胡黄连，使君子、槟榔、鸡内金等治小儿疳积发热。

秦艽兼能利湿退黄，配伍茵陈、栀子、金钱草等治湿热黄疸。

柴胡

【释名】李时珍说：银州柴胡长一尺多，微微发白且柔软，入药非常好。就是芸蒿、山菜，辛香可食。

根

【性味】味苦，性平，无毒。

【主治】主治腹部胃肠结气，饮食积聚，寒热邪气，推陈致新。久服可以轻身、聪耳明目，使人肌肤润泽，精力旺盛，不易衰老，益精，除伤寒胃中烦热，各种痰热结实、胸中邪气、五脏间游气、大肠停积水胀及湿痹的拘挛。治虚劳发热、骨节烦疼热气、肩背疼痛、劳之羸瘦、下气消食，以及宣畅气血。补五劳七伤，除烦止惊益气力，消痰止嗽，润心肺，添精髓，治健忘。除虚劳，散肌热，祛早晚潮热、寒热往来、胆热。治妇人胎前产后各种热、腹部包块、胸胁痛。治阳气下陷，平肝胆热气，及头痛眩晕、目昏赤痛障翳、耳鸣耳聋、各种疟疾及痞块寒热。治妇人热入血室、月经不调、小儿痘疹余热、面黄肌瘦，以及腹部膨大。

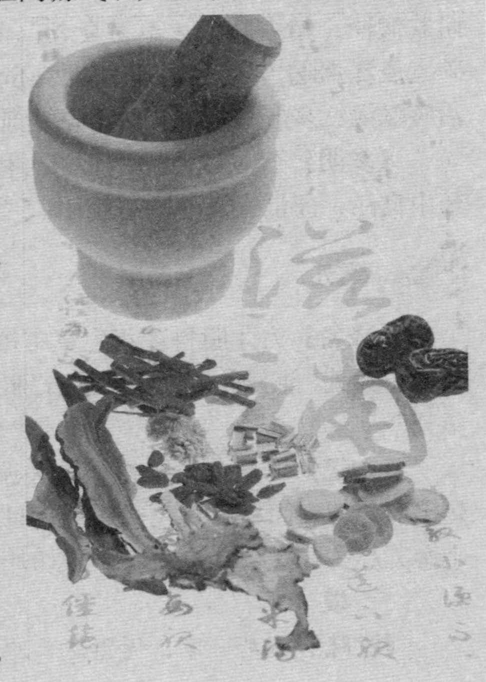

苗

【主治】突然耳聋，取苗捣汁频滴。

【附方】治伤寒余热，伤寒之后，邪入经络所致：柴胡 12.5 克，甘草 5 克，水一盏，煎服。

治小儿阴虚内热，15 岁以下，遍身如火，日渐黄瘦，盗汗咳嗽烦渴：柴胡 200 克，朱砂 150 克碾成末，雄猪胆汁拌和，饭上蒸熟，制成绿豆大的丸。每次服 1 丸，用桃仁乌梅汤送下，每日 3 次。

治虚劳发热：柴胡、人参各等份，每次服 15 克，用姜、枣水煎服。

治湿热黄疸：柴胡 50 克，甘草 12.5 克，白茅根一把，水 1 碗，煎至 2/3，随时可以服用。

治积热下痢：柴胡、黄芩各等份，酒水各半升，煎至 700 毫升。浸冷后服用。

升麻

【释名】为毛茛科植物大三叶升麻、兴安升麻或升麻的干燥根茎。又名周麻、绿升麻、炙升麻。

【加工】春、秋季采挖，晒干，除去须根，润透切片。生用或炙用。

【性味】味甘、苦，微寒，无毒。

【主治】发表透，疹风热头痛，麻疹透发不畅；清热解毒疮疡肿毒等多种热毒症；升举阳气脱肛、子宫下垂。

【附方】升麻发表透疹，用于风热头面作痛（阳明头痛，即前额连接眉骨疼痛），可与白芷生石膏等同用；麻疹透发不畅，常配伍葛根，如升麻葛根汤。

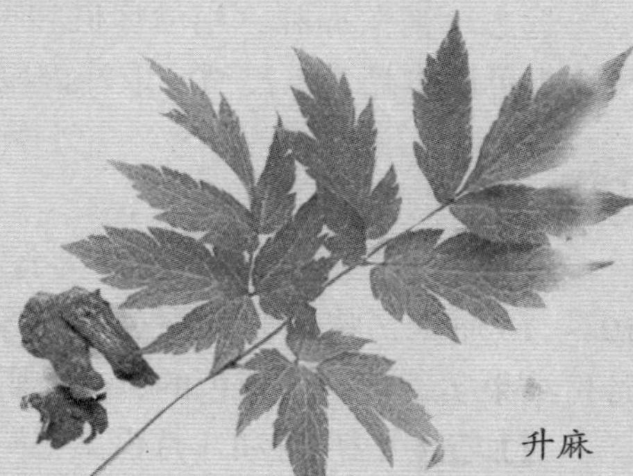
升麻

升麻清热解毒，用于多种热毒症，如治胃火亢盛的齿龈肿烂、口舌生疮，常配伍生地黄、黄连、生石膏等，如清胃散；治咽喉肿痛，可与玄参、桔梗等配伍；用治痈肿疮毒及斑疹热毒炽盛，可配伍银花、连翘、大青叶、赤芍等。

升麻升举阳气，用于气虚下陷，脱肛、子宫下垂等症，常与党参、黄芪、柴胡等配伍，如补中益气汤。

远志

【释名】为远志科植物远志或卵叶远志的干燥根。又名远志肉和炙远志。

【加工】春秋两季均可采挖。修整后洗净晒干。生用或炙用。

【性味】味苦，性温，无毒。

【主治】安神益智，惊悸失眠，迷惑善忘；散郁祛痰，寒痰咳嗽；消散痈肿、痈疽、肿痛。本品辛散、苦泄、温通。既能助心阳，益心气，使肾气上交于心，交心肾而安神益智，惊悸失眠、迷惑善忘，又能散郁祛痰，治寒痰阻肺的咳嗽。此外，又能消散痈肿而止痛，治痈疽肿毒，证属寒凝气滞、痰湿入络者。内服外用均可。

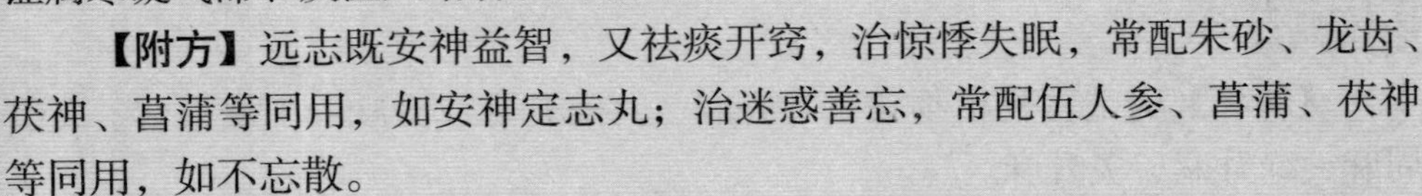

远志

【附方】远志既安神益智，又祛痰开窍，治惊悸失眠，常配朱砂、龙齿、茯神、菖蒲等同用，如安神定志丸；治迷惑善忘，常配伍人参、菖蒲、茯神等同用，如不忘散。

远志可散郁祛痰，治寒痰咳嗽，每与杏仁、桔梗、甘草等同用。

远志可消散痈肿，用治痈疽肿毒或乳房肿痛，单用为末酒送服或外用调敷，也可以本品为末浸酒，取汁内服，取渣外敷患处。

前胡

【释名】三四月份长苗，为青白色似邪蒿。初生时的芽是白色的，长10～13厘米，味道非常香美。又像芸蒿，七月里开白花，与葱花相似，八月份结果实。根是青紫色的，叶像野菊但细瘦些，嫩时可以食用。

【加工】二月份和八月份采根晒干，入药。

根

【性味】味苦，性寒，无毒。

【主治】主治痰满、胸胁包块，胸腹结气，头痛，祛痰下气。治伤寒热，推陈致新，耳聪目明、轻身，使人肌肤润泽，精力旺盛，不易衰老，益精。能祛实热，治一切邪 气，破腹内结块，开胃下食，通五脏。主治霍乱转筋、胸间烦闷、反胃呕逆、气喘咳嗽，安胎。治小儿疳疾、清肺热，化痰热，散风邪。

独活

【释名】独活为伞形科，是多年生草本植物重齿毛当归的根。李时珍以羌中来者为良。

【加工】春初苗刚发芽或秋末茎叶枯萎时采挖，除去根须及泥沙，烘至半干，堆置2～3天。发软后，再烘至全干。切片生用。

独活（川独活）

【性味】味辛、苦，性微温，无毒。

【主治】祛风湿，止痛，风湿痹痛；解表，风寒表证兼有湿邪者。善治风寒湿痹，尤宜腰膝痹痛。又治少阴经伏风头痛及风寒兼有湿邪的表证。

独活

【附方】祛风湿止痛，用于风湿痹痛，凡风寒湿邪痹着于肌肉关节者，均可应用。尤以下部之痹证为适宜。如用于风寒湿痹膝较重者，常与桑寄生、防风、杜仲、牛膝等药同用，如独活寄生汤。

解表，用于外感风寒湿邪，恶寒发热、没有汗、头身疼痛较重者，可与荆芥、防风、羌活、川芎等药配伍同用，如荆防败毒散。

此外，川独活可治少阴头痛，常与细辛、川芎同用。

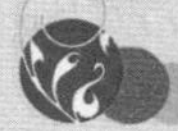

胡黄连

【释名】胡黄连为多年生草本植物胡黄连的根茎。

【加工】秋季采挖，除去泥土，晒干，切片。生用。

【性味】味苦，性平，无毒。

【主治】本品苦寒沉降，偏于走下，功能退热除蒸消疳，清热解毒，治阴虚骨蒸发热，小儿疳积发热，以及湿热火毒诸证，尤其善治中下二焦湿热之泻痢、痔疮肿痛。

【附方】胡黄连善清虚热，用于阴虚骨蒸，潮热自汗之症，常与银柴胡、地骨皮、知母等配伍，如清骨散。

本品能清热消疳，用于小儿疳积，消化不良，腹胀体瘦、下痢、发热等症，常与党参、白术、使君子、山楂等同用，如肥儿丸。

本品有类似黄连的除湿热、解毒功效，用于湿热泻痢，可单用，亦可配伍黄芩、黄柏、赤芍等；用于痔疮肿痛，内服外用均可，如《张氏医通》以之同刺猬皮、麝香为丸内服，《孙氏集效方》以之同鹅胆汁调涂。

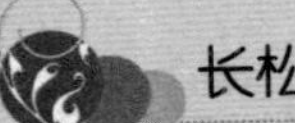

长松

【释名】 人们多以长松、甘草、山药混合煎汤，疗效甚佳。类似人参，生长在古松下，根的颜色如荠苨，长 10 ~ 16.5 厘米。

根

【性味】 味甘，性温，无毒。

【主治】 主要治疗风血冷气宿疾，温中去风。

【附方】 主治麻风恶疾，眉发脱落，百骸腐溃：每次用 50 克，加入甘草少许用水煎服，十日即愈，又解诸虫毒，补益长寿。

长松酒：治一切风病，这是庐山休子所传的。长松 75 克，熟地黄 40 克，生地黄、白芍药（煨）、人参、枳壳各 20 克，苍术用淘米水浸泡 10 克，木香、川椒、胡桃肉各 10 克，小红枣肉 8 个，老陈米一撮，120 根 16.5 厘米长的灯芯。一料分成 10 剂，用绢袋装好，250 毫升米酒煮一袋。阴凉储存备用。

地榆

【释名】 平原到处都有生长。老根在三月里长苗，独茎直上，高 1.0 ~ 1.3 米。三月叶子对分长出，似榆叶但稍狭窄、细长一些，像锯齿状，颜色为青色。七月开花，紫黑色。根外黑里红，可用来酿酒。叶可以泡茶，味很美。

根

【性味】 味苦，性寒，无毒。

【主治】 主治妇人乳产，带下五漏；止痛，止汗，除恶肉，疗金疮，止脓血；治诸瘘恶疮热疮，补绝伤，产后内塞，可做金疮膏；消酒，除渴；使人耳聪目明、轻身，使人肌肤润泽，精力旺盛，不易衰老；对止冷热痢、疳积有良效。可止吐血、鼻出血；治肠风、月经不止、非经期阴内大量出血，以及产前后各种血疾水泻。治胆虚气怯。地榆汁酿的酒，可治风痹，补脑。地榆捣成汁，可涂虎犬蛇虫咬伤。

【附方】 治男女吐血及妇人非经期阴内出血：地榆 150 克，米醋 1 升，煮开十余次，去滓，饭前服 100 毫升。

治血痢不止：地榆晒干研细，每次 10 克，掺在羊血上炙熟吃，以捻头煎汤送下。

治毒蛇伤人：新鲜地榆根捣汁饮，兼泡患处。

地榆

治胃肠风热：地榆 15 克，苍术等份，用水煎服。

治下痢赤白相兼骨瘦如柴：地榆 500 克，水 3 升，煮至 1500 毫升，去滓，再煎直至如稠汤，每日服 300 毫升。

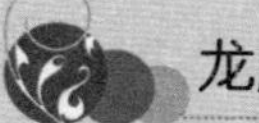

龙胆

【释名】龙胆为龙胆科多年生草本植物龙胆和三花龙胆或东北龙胆的根。我国南北各地均有分布，以东北各省产量大，质量佳，习称“关龙胆”。

【加工】秋季采挖。晒干，切段。生用。

根

【性味】味苦，涩，性寒，无毒。

【主治】本品苦寒沉降，清热燥湿而以清肝胆及下焦湿热见长，又以清泻肝经实火为显著。可用治湿热黄疸、湿疹疮毒，以及淋浊白带、阴肿阴痒之下焦湿热症；又用治目赤头晕、耳聋耳肿、胁痛口苦等肝火上炎症；以及惊痫抽搐之热盛引动肝风症。

【附方】本品清热燥湿，用于肝经湿热之黄疸，常配以茵陈、山栀；用于治疗眩晕、头痛，暴风客热，耳鸣耳聋，脓耳，等症，多与苦参、黄柏、车前子等配伍，也可配以山栀、木通、车前子、黄芩等，如龙胆泻肝汤。

龙胆

本品泻肝火疗效颇著，用于肝热盛生风、高热不退、惊厥抽搐，可与钩藤、黄连、牛黄、青黛等配伍，共奏清肝息风之效，如凉惊丸；用于肝热盛之胁痛口苦，或肝火上炎所致头痛目赤、耳聋耳肿等症，多与芦荟、大黄、山栀、青黛等配伍，如当归龙荟丸，也可用龙胆泻肝汤。治目赤肿痛，还可以龙胆汁合黄连浸汁滴眼。

此外，本品味道苦，少量服用尚有健胃作用。

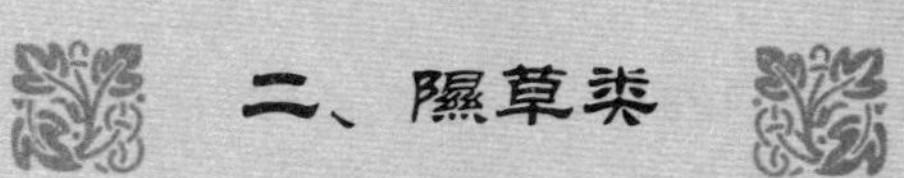

二、隰草类

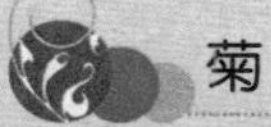

菊

【释名】李时珍说：菊的种类，共有 100 多种，宿根自己生长，茎、叶、花、色各不相同。茎有株蔓、紫赤、青绿之殊；叶有大小、厚薄、尖秃之异，花有千叶单叶、有蕊无蕊、有籽无籽、黄白红紫、杂色深浅、大小之别；味有甘、苦、辛之辨。还有夏菊、秋菊、冬菊之分。

花、叶、根、茎、实

【性味】味甘，性平，无毒。

【主治】主治各种风症及头眩肿痛，流泪，死肌，恶风及风湿性关节炎。长期服用利血气，轻身、延年益寿。治腰痛，除胸中烦热，安肠胃，利五脉，调四肢。还可治头目风热、晕眩倒地、脑颅疼痛、全身水肿，用菊作枕头可耳聪目明、轻身，使人肌肤润泽，精力旺盛，不易衰老。生熟都可食。能养目血去翳膜，主要用于肝气不足。

白菊

【性味】味苦、辛，性平，无毒。

【主治】主治风眩，能使头发不白。可用来染胡须和头发。同巨胜、茯苓制成蜜丸服用，可去风眩，延年，益面色。

【发明】范致能在《谱序》中称只有甘菊可食用，也可入药。其余黄菊白菊都味道苦，虽不能吃，却可做药用。治头痛，白菊尤其好。

【附方】服食菊花：《玉函方》载王子乔养颜延寿方：用甘菊，在三月的前5天采它的苗，叫玉英；六月的前5天采它的叶，叫容成；九月的前5天采它的花，叫金精；十二月的前5天采它的根茎，叫长生。将上述四物一起阴干100天后，各取等份，捣杵千次后成末，每次用酒送服5克。或者将末炼熟后做成梧桐子大的蜜丸，用酒送服7丸，每日3次。服百日后会身轻而润，服1年，白发变黑。服2年，齿落更生。服5年，80岁的可返老还童。

服食白菊：《太清灵宝方》引，九月九日采菊花1000克，茯苓500克，一同捣碎后筛出末。每次服10克，温酒调下，一日3次；或者用炼过的松脂，和末做成鸡蛋大的丸，每次服1丸。久服令人延年益寿。

菊

治痘疮入目生翳：用白菊花、谷精草、绿豆皮各等份捣成末，每次取5克，用干柿饼1个，淘粟米水一盏一起煮，待水煮干时吃柿饼，每日3个。少则五七日，多则半个月见效。

治饮酒过量，大醉不醒：将九月九日采的真菊研末，饮服。

治妇女阴肿：用甘菊苗捣烂熬汤，先熏后洗。

治疗肿恶疮垂死之症：用菊花一把，捣汁1升，入口中即活。这是神验方。冬月采根用。

治膝关节肿大疼痛：用菊花、陈艾做护膝，长期使用则自愈。

治风热头痛：用菊花、石膏、川芎各15克为末，每次服7.5克，用茶调下。

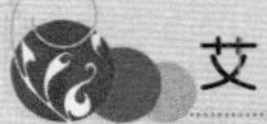

艾

【释名】李月池说：艾产于山阴，采以端午。治疗久病，功非小补。艾生长在田野间，到处都有，但以覆盖在道上及向阳的为最好。初春遍地生苗，茎似蒿，叶背呈白色，以苗短的为良。

叶

【性味】味苦，微温，无毒。

【主治】主要用于灸百病。也可煎服。主吐血腹泻，阴部生疮，妇女阴道出血，利阴气，生肌肉，辟风寒，使人有生育能力。煎时不要见风。

【发明】孟诜说，春季采嫩艾做菜食，或者和面粉做成弹子大小的馄饨，每次吞三五枚，然后再吃饭，治一切恶气。长期服用可以治愈寒痢。又可将嫩艾做成干饼，用生姜煎服，止泻痢及产后泻血，非常有效。

实

【性味】味苦、辛，性暖，无毒。

【主治】 可使人耳聪目明、轻身，肌肤润泽，精力旺盛，不易衰老；疗一切鬼气，助肾强腰膝，暖子宫。

【附方】治风虫牙痛：化蜡少许，摊在纸上，铺开艾叶，用筷子将艾叶卷成筒，烧烟，左右熏鼻吸烟满口，哈气，可消肿。

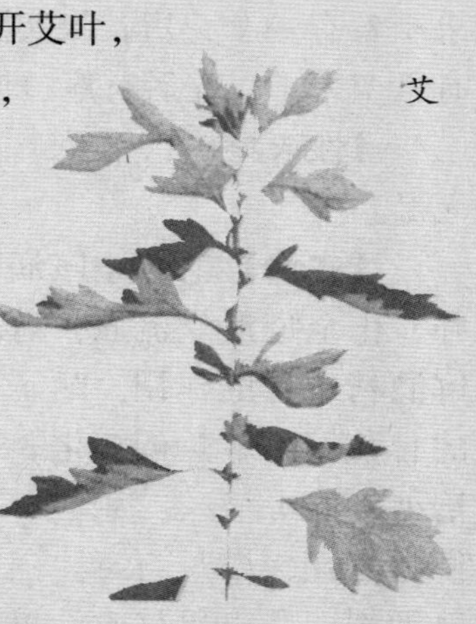
艾

治鼻血不止：用艾灰吹入鼻中，也可将艾叶煎服。

治盗汗不止：用熟艾10克，白茯神15克，乌梅3个，水1盅，煎八分，临睡前温服。

治中风口：用16.7厘米长的苇筒，一头放入耳内，四面密封，外用艾灸。患左灸右，患右灸左。

治咽喉肿瘤：用青艾和茎叶一小把，用醋捣烂，敷于喉上。

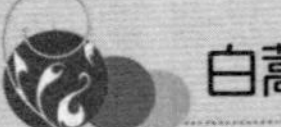

白蒿

【释名】苏颂说：古人常把白蒿做成酸菜来吃。就是蘩，即白蒿，到处都有。叶颇像细艾，上面错落生长有白毛，比青蒿粗。从初生到八九月份，都比其他蒿要白。

苗 根

【主治】味甘，性平，无毒。

【性味】主治五脏邪气、风寒湿痹，补中益气，生发乌发，疗心虚。少食常饥，久服轻身，令人耳聪目明，不衰老。

【附方】将生白蒿用醋揉搓淹浸做成酸菜吃，很益人。捣汁服，可以消除黄疸和胸痛。晒干后碾成末，空腹用米汤送服一匙，治六七月份的突发性水痢。烧成灰淋汁煎，治淋沥病，利膈开胃，解河豚鱼的毒性。又治遍体恶疮癞疾，将十束白蒿煮取汁，加以米曲和米，像酿酒的方法，等到熟了以后便可服用。

籽

【主治】主治鬼气，捣为末，用酒服。

甘蔗

【释名】苏颂说：百闽广的甘蔗最为甘美可口。又名芭蕉。芭蕉，是草类。每株有一围多大。叶宽有60多厘米。茎部虚软如芋，根像芋头，青色，果子各有一个花房，果实随着花生长，每朵花都各自完整地闭合着，花中有六个果子，先后有序，但果子并非都能成熟，花自然也不是全都凋落。

【性味】味甘，性寒，无毒。

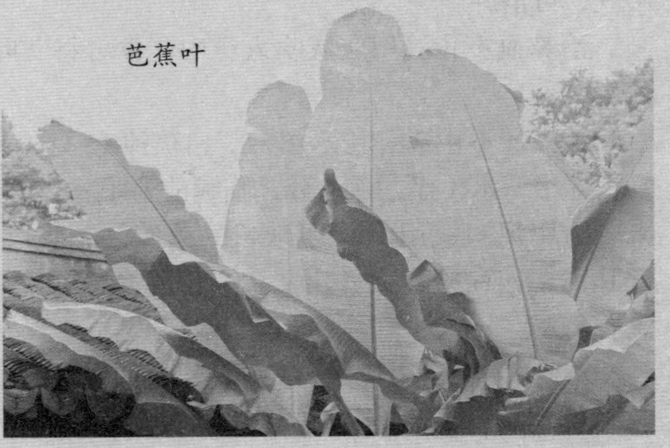
芭蕉叶

【主治】生吃止咳润肺，止金疮溃烂流脓，有解酒精中毒的作用。晒干的甘蔗，可解热闷口渴，治小孩咳嗽、发热、舌红、便秘等症，压丹石毒。蒸熟晒裂，舂出果仁吃，可通血脉，长骨髓。甘蔗性冷不利人，常吃会动冷气。

根

【性味】味甘，性寒，无毒。

【主治】主治痈肿结热。捣烂后敷在溃烂处，可清热解毒。把根捣烂后服汁，主治产后出血、下腹胀闷。另外，治黄疸以及天行热狂，消渴烦闷，患痈疽热毒并金石发动，燥热口干，都把根绞烂服汁。又治游风头痛。

蕉油

【加工】蕉油用竹筒插入芭蕉皮中，取出，用瓶子盛装。

【性味】味甘，性冷，无毒。

【主治】主治头中风热，解烦渴，以及烧伤。

【附方】用蕉油梳头，使女人头发不落，又长又黑。人癫痫病发作时，流口涎，眩晕心闷要昏倒的，饮蕉油后可止吐，效果非常好。

叶

【主治】主治疮肿热毒初发，研成粉末和生姜汁涂在疮肿处。

花

【主治】主治胸闷心痛，则烧存性研成末，用盐汤小口服 10 克。

【附方】治脊背毒疮：芭蕉根捣烂涂在患处，能愈合疮口。

治小儿惊风：用芭蕉汁、薄荷汁煎熬混匀，涂在头顶，但要留囟门不涂；涂在四肢，但须留手心足心不涂。十分有效。

治消渴饮水：用芭蕉根捣成汁，时常饮 100 ~ 200 毫升。

治伤寒发狂：用芭蕉根捣成汁饮服。

治小便血淋涩痛：芭蕉根、墨旱莲根各等份，加水煎熬，口服，每天 2 次。

治产后宫内血胀：捣烂芭蕉根，绞汁，温服 200 ~ 300 毫升。

治疮口不合：用芭蕉根取汁，抹在患处。

紫菀

【释名】路边处处都有。铺地生长，花呈紫色，根有白毛。又名夜牵牛，也叫返魂草。根很柔细有白毛的，叫白菀。

【加工】将它连根带叶取来浸泡在醋里，加入少许盐收藏做菜，味辛香，号称仙菜。盐不宜多，否则会腐烂。

根

【性味】味苦，性温，无毒。

【主治】 主治咳嗽气喘，胸中寒热结气。能祛腹内寄生虫及双足萎弱无力，安五脏。疗咳嗽吐脓血，止哮喘、心悸、五劳体虚，补中气不足、小儿惊痫。还可治高热休克，补虚顺气，劳气虚热，各种邪恶怪气。能调中消痰止渴，润肌肤，填骨髓，益肺气，主治右胁下包块。

迎春花

【释名】 正月初开小花，形状像瑞香花，黄色，不结果实，叶子可食用。丛生，高的可长到 67 ~ 100 厘米，茎呈方形，叶厚。叶像初生的小椒叶但没有齿，叶色面青背淡。节节生小枝，每枝长三片叶。

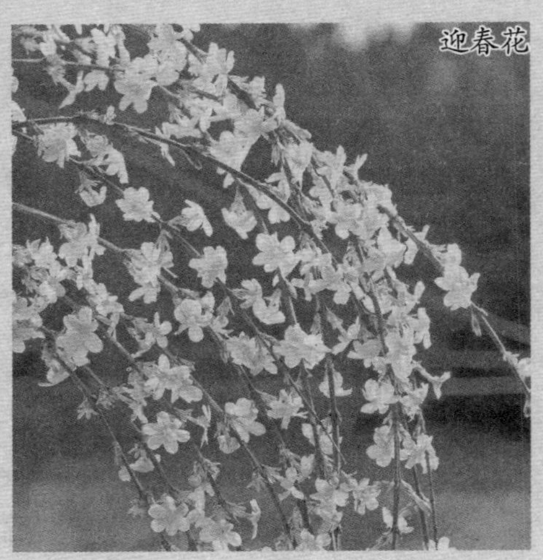
迎春花

叶

【性味】 味苦，性平，无毒。

【附方】

如患有肿毒恶疮，取它的叶阴干，研末，酒服 10 ~ 15 克，服后出汗即愈。

海根

【释名】 茎呈赤色，叶像马蓼，根像菝葜，略小些。海根生长在会稽的海畔、山谷。

根

【性味】 味苦，性温，无毒。

【主治】 主治霍乱中恶心腹痛，水肿及咽喉肿痛，蛊毒痈疽恶肿，赤白游疹。蛇咬及狂犬毒，用酒和水磨海根服，并涂抹患处。

木贼

【释名】 为木贼科多年生常绿草本隐花植物木贼的全草。又名木贼草。

【加工】 夏季采收。除去须根，晒干或阴干，切段用。

【性味】 味甘、苦，性平。

【主治】 疏散风热，缓解肌肉疼痛，退翳风热目赤、翳障，止泪便血、痔疮出血。

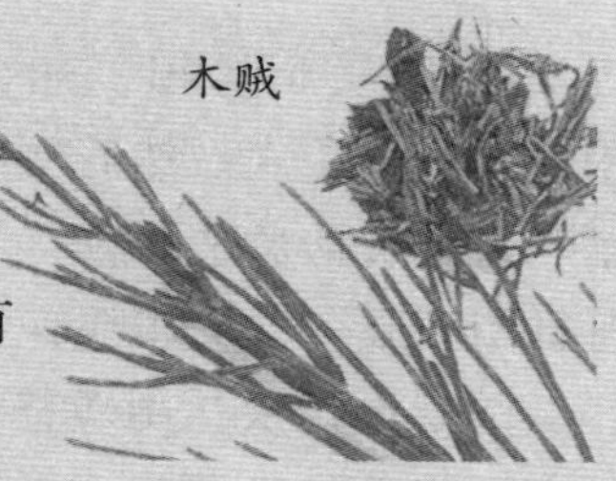

【附方】每次取25克，煮水，代茶饮。本品善疏散肺与肝胆经之风热。但较少用于一般风热表证，主要用于肝胆风热引起的目赤多泪，翳膜遮睛，有耳聪目明、轻身、退翳的功效。兼有止血作用，可治便血、痔疮出血等。

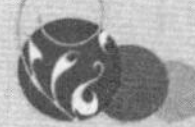

苍耳

【释名】叶子青白色像胡荽，茎枝柔软蔓延生长，可煮来吃，滑溜味淡。在四月中旬长籽，形状像妇人戴的耳环。在八九月份结果实，比桑椹短小且多刺。苍耳现在到处都有。

【加工】嫩苗可以炊熟食用，用水浸淘拌来吃，可以充饥。它的籽炒去皮，研成面，可做成饼吃，也可熬油点灯。

茎叶

【性味】味苦、辛，性寒，有小毒。

【主治】主治中风伤寒头痛，麻风癫痫，头痛湿痹，毒在骨髓，腰膝风毒。六七月份采来晒干研末，用水送服7–8克，十一二月用酒送服。或者做成丸子，每次服二三十丸，每日服3次。服满100天，症状如疥疮，先发痒，流脓汁，有的皮肤会斑驳错起，死皮脱完后则肌如凝脂。使人减少睡意，除各种毒螫，杀寄生虫毒。久服可耳聪目明，轻身强志。把叶子揉搓后放在舌下，可出涎、去目黄、促进睡眠。烧灰，和腊月猪脂敷贴在疔肿处，可出脓头。煮酒服用，主治狂犬咬毒。

实

【性味】味甘，性温，有小毒。

【主治】主治风寒头痛，风湿麻痹，四肢拘挛痛，恶肉死肌疼痛。久服益气。治肝热，可使人耳聪目明、轻身、肌肤润泽、精力旺盛、不易衰老，治一切风气，填髓，暖脚，治瘰疬疥疮。炒香浸酒服。去风补益。

【附方】治毒蛇、沙虱、射工等所伤，口不能言，眼发黑，手足强直，毒攻人腹内，片刻即死：用苍耳嫩苗一把，取汁和酒温灌入，并将滓厚厚地敷贴在伤处。

治水肿小便不利：苍耳籽灰、葶苈末各等份，每日用水服10克。

治脑漏，流出臭涕，名叫鼻渊：苍耳籽炒研为末，每日用开水送服10克。

万应膏：治一切背上毒疮，无名恶疔，臁疮杖疮，牙疼喉痹。在五月五日采苍耳根、叶数担，洗净晒干，细切，用五口大锅，加水煮烂，用筛滤去滓，用丝布再滤1次。然后倒入干净锅里，用武火煎滚，文火熬稠搅成膏，用新罐贮封，常常敷贴即愈。牙疼敷牙上，喉痹敷在舌上或噙化，二三次即有效。每日用酒服一匙，非常有效。

治麻风疠疾：用嫩苍耳、荷叶等份，研成末，每次服10克，温酒送下。又方：将苍耳叶研为末，用大枫子油和成梧桐子大的丸，每次服三四十丸，以茶水下，每日服两次。又方：五月五日，或六月六日，在五更带露时采苍耳草，捣取汁，熬作锭子。取鳢鱼一尾（即黑鱼），须250克重者，剖开不去肠，入药一锭，用线缝好，以酒两碗，慢火煮熟后吃，不过三五条鱼就痊愈了。忌盐、酱100天。

治一切麻风风毒，杀三虫：五月五日午时，割取附着地面的苍耳叶，洗净晒干后捣烂筛滤，顿服，用酒下，白天两次晚上服3次（若恶心，制成梧桐子大的蜜丸，服50丸），病轻的人每日服两次。若机体战栗，或出麻豆，这是风毒被挤出来的缘故，可用针刺破，除去黄汁便好。七夕重九的时候，都可采用。

治一切风症：苍耳嫩叶100千克，切碎，和麦蘖5000克作块，在蒿艾中放20天成曲。取米10千克，煮做饭，加入3升曲酿酒。封14天，成熟，每次空腹暖服，疗效非常好。封此酒，可用两层布，勿太严密，太严密就会溢出来，忌食猪肉。

治女人血虚，风邪攻脑，头旋闷绝，忽然倒地，不省人事：用苍耳草的嫩心，阴干研为末，以酒送服5克，它的功效迅速。也治男子各种眩晕。

治一切严重疔疮恶疮：用苍耳草根、叶，捣烂和小儿尿绞汁，冷服1升，每日服3次，除疮根非常灵验。又方，用苍耳根、苗烧灰，和醋淀涂搽，干后再涂，不超出10次，即拔出疮根。又方，用苍耳根150克，乌梅肉5个，连须葱三根，酒二盅，煎至一盅，热服取汗。

治花蜘蛛咬人，与毒蛇无异：用苍耳草捣汁一盏服下，并用滓敷咬伤处。

治鼻出血：苍耳茎叫捣汁一小盏服。

治误吞铜钱：苍耳头一把，水1升，浸入水中十余次，饮水即愈。

治痔疾下血：五月五日采苍耳的茎和叶制成末，水送服，很有效。瘟疫盛行时，全家都用冷水

苍耳

送服10克，能辟邪恶，不沾染病。

治翻花恶疮，有肉如饭粒，破后出血，随生反出：用苍耳叶捣汁服300毫升，并涂患处，每日两次以上。

治下痢脓血：苍耳草不拘多少，洗净，用水煮烂，去渣加入蜂蜜，用武火熬成膏，每次服一二匙。白开水送服。

治产后痢疾：苍耳叶捣烂绞汁，温服半盏，每日服三四次，效果甚佳。

治突然中水毒，初觉头目痛，恶寒骨节强急，白天症状轻晚上加剧，手足逆冷，三日则虫蚀下部，六七日脓溃，蚀至五脏，就会致命：捣苍耳草根叶，绞汁，服一二升，并用绵浸上苍耳汁涂搽下部。

治牙齿痛肿：苍耳籽5000克，水10升，煮取5升，趁热含在嘴里，冷后便吐出，吐后又含，不过一剂即愈。茎叶也可。或者加少许盐。

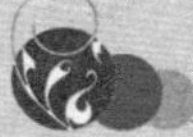

金盏草

【释名】苏颂说：金盏草，生长在常州。又名长春花。金盏草夏季结果实在萼内，宛如虫多枚盘曲着的形状，因此苏颂说它化成虫，但并不是真正的虫。

【性味】味酸，性寒，无毒。

【主治】主治肠痔下血久不止。

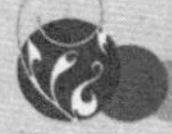

苎麻

【释名】李时珍说："苎麻可与米饭做糕饼食，味道非常甘美。"苗高2.3～2.6米，叶如楮叶但没有分叉，叶面青背白，有短毛。

【加工】刮洗后可煮食救荒，或和米粉做糕饼食，味道非常甘美。

根

【性味】味甘，性寒，无毒。

【主治】主治安胎、敷丹毒热。治胸膈发热，胎漏止产后大出血，产前产后心烦，邪热，大渴，大狂，服金石药的人。治暗箭毒、蛇虫咬伤。

沤苎汁

【主治】止消渴。

苎麻

【附方】治痰哮咳嗽：取苎根煅烧存性研为末，用生豆腐蘸15～25克，食后效果甚佳。如未痊愈，可用猪肉二三片，蘸末后食用，效果更好。

治小便不通：用麻根、蛤粉25克为末，每次服10克，空腹用新鲜水送下。

治脱肛不收：苎根捣烂煎汤，倒入盆中坐浴，效果良好。

治产后腹痛：将苎麻放在腹上，即止。

牛膝

【释名】秋季收种子，到三四月份便种植，嫩苗可做蔬菜。又名山苋菜，也叫以节菜。

根

【性味】味苦、酸，性平，无毒。

【主治】主治由寒湿引起的四肢无力、麻木，老年人阵发性寒战、高热、小便涩痛及各种疮、四肢痉挛、膝痛不能屈伸。可逐血气，疗伤热火烂，堕胎。长期服用轻身耐老。疗伤中气虚、男子阳痿早泄、老年人小便失禁。能补中气不足，益精而利阴气，实骨髓，止头发变白，除头痛和腰脊痛，妇女月经不调。可补肾，助十二经脉，逐恶血；治腰膝无力，破腹部结块，排脓止痛。产后心腹痛及流血不止，落死胎。还可强筋，补肝脏气血不足。将牛膝的茎、叶同苁蓉泡酒服，益肾。治久疟、恶寒发热、五淋、尿血、阴茎痛，腹泻，咽喉肿痛及舌生疮、牙齿肿痛，恶疮折伤。非常虚弱的患者，加量使用。

【附方】治胞衣不出：用牛膝400克，葵子180克，水9升，煎至3升，分3次服用。

治消渴不止，下元虚损：牛膝250克研为末，用生地黄汁5升浸泡，日晒夜浸，以汁干为度，制成梧桐子大的蜜丸，每次空腹温酒送下30丸。

治女人阴部肿痛：牛膝250克，酒3升，煮取1.5升，去掉滓后分3次服。

堕胎：用牛膝1把捣碎，以无灰酒一盏煎至七分，空腹服。然后将独根土牛膝涂麝香，插入玉户。

牛膝

治扁桃体炎：新鲜牛膝根1把，艾叶7片，和人乳一起捣后取汁，灌入鼻内，一会儿痰涎从口鼻中流出，病即愈。没有艾叶也可以。另一方法是将牛膝捣汁，和陈醋灌入喉内。

治折伤及闪挫伤：将牛膝捣碎，敷盖在患处。也可治无名恶疮。

治小便带血：用牛膝根煎浓汁，每天饮5次就能好。昔日叶朝议的亲人患了此症，流小便在盆内，竟凝结如冻胶，有的变成老鼠形状，只是无足而已，医了很久不见效果。一个乡村医生告诉了这个药方，服了虽然没有马上就好，但小便中的血色已渐渐变淡，过了很久就痊愈了。10年之后，病又发作，仍按此方服下，又痊愈了。

治妇人腹中血块作疼：牛膝焙后捣成末，用酒煎后温服，效果极好。福州人治此病只用此方。

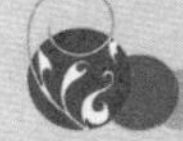

菟葵

【释名】苗如石龙芮，叶有光泽，花呈白色而像梅花，茎为紫黑色，煮来吃很爽口。生长在低凹的沼泽和田间。又名天葵。

苗

【性味】味甘，性寒，无毒。

【主治】主治尿中带石的各种淋症，止虎蛇毒。患各种疮，可捣汁饮用。涂在疮上，能解毒止痛。

【发明】李时珍说：据郑樵《通志》载，菟葵，就是天葵，生长在崖石之间，凡炼凡石的人，得到它后才能使丹石发挥出神效。

菟葵

水蓼

【释名】生长在低凹潮湿处和水边，叶子像马蓼，比家种的蓼大，茎呈赤色，用水洗净就可食，味道比蓼子好。

水蓼

【加工】取它的叶来酿酒，用水浸汁，和入面做酒曲，也就是取它的辛味。

茎、叶

【主治】治蛇伤，把水蓼的茎、叶捣后敷在伤口上。绞汁服，可以治愈蛇毒入腹引起胸闷。治脚气肿痛成疮，用水煮汁，捋患处，效果非常好。

灯芯草

【释名】为灯芯草科多年生草本植物灯芯草的干燥茎髓。夏末至秋季割取茎，晒干，取出茎髓，理直，扎成小把。生用，朱砂拌用或煅炭用。又名灯芯、灯草。

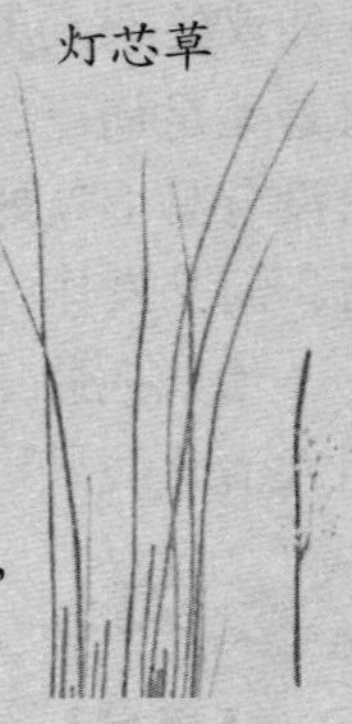

【性味】味甘、淡，性寒。归心、肺、小肠经。

【主治】本品淡可利渗，寒以清热，所以有清热利水通淋、清心除烦的功能。适用于热症之小便淋沥涩痛、心热烦躁及小儿夜啼等症。

【附方】本品利水通淋，药力单薄，用于热症小便不利、淋漓涩痛，常配伍栀子、滑石、甘草梢等同用。

本品清心除烦，用于心经有热的烦躁、小儿心热夜啼等症，可与淡竹叶配伍，开水泡代茶喝，也可配伍车前草煎汤服。

恶实

【释名】三月长苗，长出来的茎高的有 100 ~ 130 厘米。四月成丛状开花，淡紫色，结的果实像枫球但要小些，花萼上的细刺百十根攒聚在一起，一个有几十颗籽。粗的根有手臂大，长的近 33 厘米，为浅青灰色。在七月采籽，十月采根。现在很少有人食用。也叫大力子。

根、茎

【性味】味苦，性寒，无毒。

【主治】主治伤寒热出汗，中风面肿，口渴，尿多。久服会轻身耐老。治齿痛劳疟，各种风症引起的双脚无力，慢性湿疹，咳嗽伤肺，肺脓疡和腹内积块，冷气积血。浸酒后服用可以去风和恶疮。和着叶子捣碎，敷贴在杖疮、金疮上，永不畏风。又治面目烦闷，四肢不健；通十二经脉，洗五脏恶气，可常做菜吃，令人身体轻灵。把根切细，拌上豆、面粉煮饭吃，可消胀壅。把茎叶煮汤，洗浴身体，可消除皮肤瘙痒。还可加入盐花生捣烂，消除一切肿毒。把根做成果脯食用效果非常好。茎叶适宜煮汁酿酒服。

籽

【主治】耳聪目明、轻身，使人肌肤润泽，精力旺盛，不易衰老，补中，除风伤、风毒肿、各种瘘管。研末浸酒服，每日服二三盏，除各种风症，去丹石毒，利腰部。在吃饭前揉捏 3 枚恶实籽吞服，可散各种结节筋骨烦热毒。吞 1 枚，出痈疽根。炒研煎饮，通利小便，润肺散气，利咽膈，去皮肤过敏，通十二经，消斑疹毒。

【附方】治风邪侵袭引起的全身水肿皮肤欲裂：鼠粘子 100 克，炒研为末，每次温水送服 10 克，每日 3 次。

治痰盛气闭头痛欲裂：牛蒡子炒后和等份的旋覆花研为末，茶清下 5 克，每日服二次。

治头痛连睛：鼠粘子、石膏等份研末，清茶调下。

治咽喉悬痈症：鼠粘子炒过，甘草生用，二味药等份，水煎含咽，这种药叫启关散。

治咽喉肿痛：牛蒡子4克，马蔺子3克制成末，每次空腹用温水服，隔日再服。用牛蒡子150克，盐100克，研匀炒热，频繁包熨咽喉部。

治妇人乳房硬块：鼠粘子10克，麝香少许，温酒慢慢吞下。

治水蛊腹如瓮大：鼠粘子50克，微妙研末制成梧桐子大的面糊丸，每次用米汤送下10丸。

治积年恶疮，反花疮，肛漏不逾：牛蒡根捣烂，和腊月猪油，每日封患处。

治月经不通，胀痛欲死：牛蒡根蒸3遍，浸酒饮服。

木莲

【释名】叶片厚实坚硬，不开花就结果。果实如杯子般大，形状有一点像莲蓬但稍长些，正如没有花果的果实。六七月份果实里空而红。八月后里面就结满了细小的籽，大如稗子，每一颗籽都有一根须。

木莲

【性味】味甘，性平，无毒。

【主治】主治壮阳，固精消肿，散毒排脓，催乳。治久痢，肠痔，心痛，治背上恶疮，把干叶研末服用，下利即愈。另外，还主风血，暖腰脚。

【附方】主治血淋痛涩，可用藤叶一把，炙甘草500毫克，每天煎服。

汁

【主治】主治风痬疥癣，用汁涂患处。

【附方】治疝如斗：木馒头烧研为末，用酒送服10克。

治脱肛：木馒头连皮、籽切炒，茯苓、猪苓各等份研末，每次10克，用米汤送下。也治梦中遗精，名锁阳丹。

治乳汁不通：木馒头2个，猪前蹄1个，煮烂食用，并将汤喝完，一日即通。没有生子的妇人吃了，也会有乳汁。

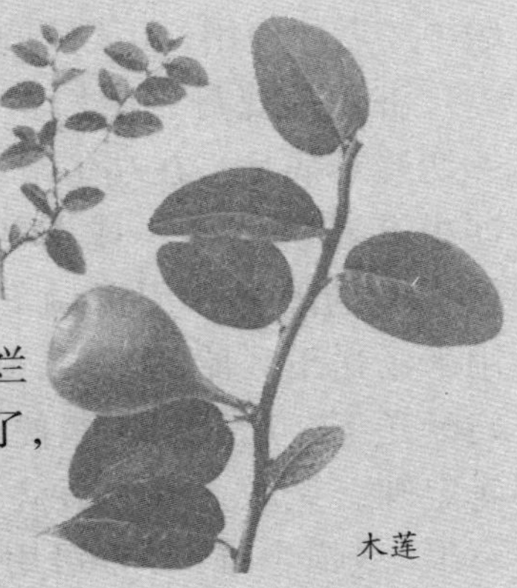
木莲

益母草

【释名】茎呈方形如黄麻茎，叶如艾叶但背面是青色的。一梗有三叶，叶有尖细的分叉。一节长3.3厘米左右，节节生穗，丛簇抱茎。四五月间穗内开小花，红紫色，也有淡白色的。每片萼内有细籽4粒，粒的大小如茼蒿籽，有3个棱，褐色。

茎叶

【性味】味苦、甘，性寒，无毒。

【主治】主治荨麻疹，可做汤洗浴。捣汁服用，主治水肿下水。消恶毒疔肿、乳痈及丹毒等，都可用益母草茎叶涂拭。另外，服汁可下死胎，治产后血胀闷。将汁滴入耳内，主治耳聋。捣碎可敷蛇虫毒。用来作驻颜的药，可令人容颜光泽，除粉刺。活血破血，调经解毒。治流产及难产，胎盘不下，产后大出血、血分湿热、复感风邪，血痛，非经期大出血或出血不断，尿血、泄血，泻血痢疾痔疮，跌打后内伤及瘀血，大小便不通。

籽

【性味】味甘，性温，无毒。

【主治】可使人聪耳明目、轻身，肌肤润泽，精力旺盛，不易衰老，益精，除水肿。治血逆高热、头痛心烦，产后血胀。舂内仁生食，补中益气，通血脉，增精髓，止咳润肺。治风解热，顺气活血，养肝益心，安魂定魄，调妇女经脉，治非经期大出血或出血不断、产后胎前各种病。长期服用令妇女有孕。

【附方】治粉刺黑斑《闺阁事宜》载：五月五日收带根的花野天麻（野天麻就是益母草），晒干烧灰，用商陆根捣汁后加醋，和入搜集来的灰做成饼，在炭火上烤。贮藏半年后才使用，可作养颜的药，极能润滑肌肤。

济阴返魂丹：治妇女孕前产后诸多疾病，及一切疑难病症。在端午节采开紫花的益母草，连根茎花籽阴干；或用新鲜的，煎成膏，根据病症的差异，用汤调下；如前脐腹痛，用米汤送下。胎动不安，或流血不止，用当归汤送下。产后，用童便调下二三服，能安魂定魄，调顺血气，百病不生。如死胎及胎盘不出，或横生难产，都可用炒盐汤送下。产后大出血，

益母草

眼发黑，血热口渴，烦闷如见了鬼神，狂叫不省人事，用童便和酒化下。其中产后流血不止，积血成块刺疼，上冲心胸的，也用此法。产后大出血，用糯米汤送下。产后红白带多，煎阿胶艾草汤送下。产后大便频繁，用枣汤下。产后痢疾，用米汤下。产后中风，牙关紧闭，半身不遂，失音不能说话，用童便调酒下。

唐武则天炼益母草法：五月五日采根苗完整的益母草，不要粘土，晒干。再做一炉子，四面开口，上下置火。将益母草捣细，取面和水成团，如鸡蛋大，放在炉火中央。用大火烧一顿饭的工夫，便熄灭大火，用小火文烧，但不要让火熄灭，经过一个伏时后取出，在杵缸中研磨，细筛后再研，三日后收藏待用，像洗头那样洗面。

鸡冠

【释名】叶青而柔，颇似白苋菜。可用油盐炒食，很爽口。六七月茎梢间开花，有红、白、黄三色。花穗圆长，花朵宛如鸡冠，有的围长达33～66厘米，层层卷出，甚是可爱。穗中有籽，黑细光滑，与白苋籽一样。穗如秫麦的形状，花期最长久，霜降后才开始凋谢。

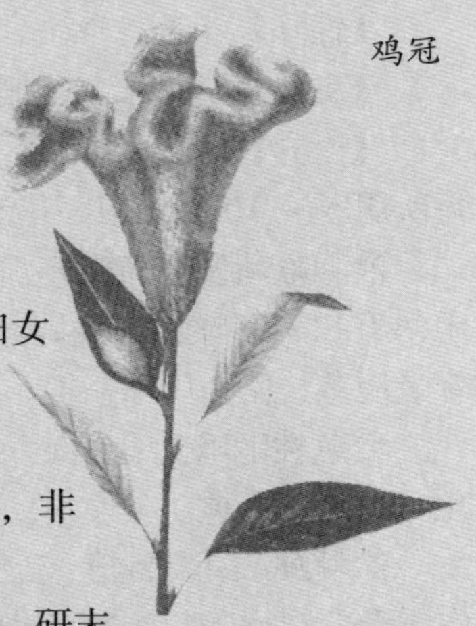
鸡冠

苗叶

【性味】味甘，性凉，无毒。

【主治】主治疮痔及血病。

籽

【性味】味甘，性凉，无毒。

【主治】主治便血，痢脓血、赤白相杂，妇女非经期阴道出血。

花

【主治】主治痔疮出血，痢脓血、赤白相杂，非经期阴道出血。

【附方】治吐血：将白鸡冠花用醋泡后煮7次，研末，每服10克，用热酒送下。

治月经不止：红鸡冠花一味，晒干为末，每次服10克，空腹用酒服下。同时，忌鱼腥猪肉。

治妇人白带：白鸡冠晒干为末，每天早晨空腹酒服10克。治赤带则用红鸡冠花。

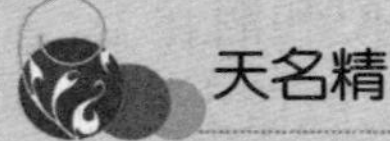

天名精

【释名】嫩苗呈绿色，类似皱叶菘荠，微有狐臭，淘洗浸泡焙熟后也可食用。一生长便抽茎，开小黄花，像野菊花。果实如茼蒿子，最粘人的衣服。狐臭很重，炒熟后却很香。

叶、根

【性味】味甘，性寒，无毒。

【主治】主治瘀血及经期腹胀腰痛欲死，下血，止血痢，利小便，除小便，祛麻木，除胸中积热，止烦渴，消水肿。生肌血，止鼻出血，杀寄生虫，除各种毒肿、疔疮、瘘痔，刀枪内伤。身体瘙痒不止的人，用天名精叶和根擦拭，立即止痒。

【发明】按《异苑》载：宋元嘉年间青州人刘幡射中一只獐子，将它的五脏剖开后，用此草塞住，獐子竟后腿一蹬站了起来。刘幡感到奇怪，便将草拔出，獐子立即倒下，如此三次。刘幡因此而寻觅此草带回种植，治愈了许多被刀枪所伤的人。

实

【性味】味苦，性辛，有小毒。

【主治】研为末，用肥肉汁调服，杀蛔虫、暁虫。

【附方】治男女吐血不止：用天名精，又名皱面草，也叫地菘，晒干为末，每次服 5 ~ 10 克，用茅花泡汤调下，一日两次。

治咽喉堵塞，痰涎壅滞，饮水困难：用鹤虱草，即天名精，连同叶捣汁，用鹅毛扫入咽喉，祛痰即愈。另一方法，用杜牛膝（杜牛膝就是天名精），春夏用茎，秋冬用根一把，与青矾 25 克一同研，点患处，令吐脓血痰沫即愈。

治急性咽喉炎：用皱面草，研细后，再用生蜜和成弹子大的丸，每次含化一二丸，即愈。

治骨鲠：用天名精、马鞭草各 1 把去根，同白梅（就是用盐腌成的白霜梅）肉 1 个，白矾 5 克，捣碎做成弹子大的丸，用棉布包裹后在嘴里咽汁，骨刺便自软而脱下。

治疔疮：用天名精叶、浮在表面的酒糟一同捣烂后敷患处，立刻见效。

治脊背痈疽：用天名精捣汁 1 升，每日服两次，即愈。

治毒蛇咬伤：用天名精捣烂敷在患处。

治大肠生虫不断，坐卧不安：用水调鹤虱末加 25 克服用，自愈。

淡竹叶

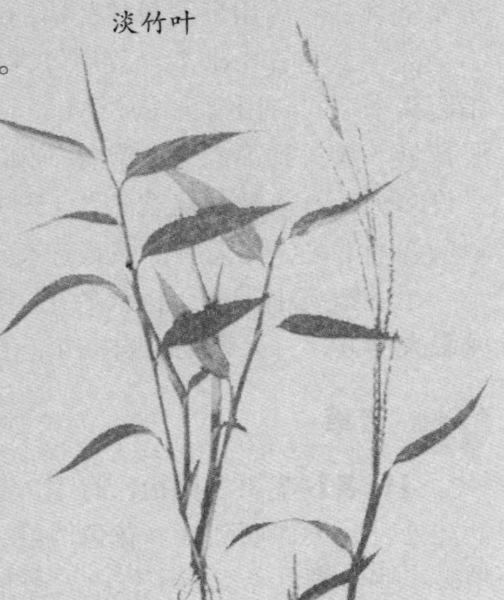
淡竹叶

【释名】 三四月生苗，高数寸，茎细叶绿，很像竹米落地所生的细竹的茎叶。它的根一棵有几十条须，须上结有子，与麦门冬一样，只是更坚硬而已。

【加工】 随时都可采集，八九月抽茎，结细小而长的穗。民间把它的根苗采来捣汁，和米做酒曲，有浓烈的芳香。

叶

【性味】 味甘，性寒，无毒。

【主治】 主治烦热，利小便，清心。

根

【主治】 能堕胎催生。

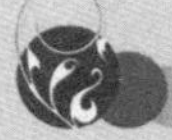

款冬花

【释名】 叶像葵而大，根呈紫色。在十二月开黄花，有青紫色的花萼，离地3～6厘米，初出时像菊花的萼，通直而肥实，不结种子。各种草木中只有它不畏冰寒，三四月就率先长出。虽被冰雪覆盖，也照样能发芽生长。

【加工】 三四月人们采集它来代替蔬菜，味道香美，很可口。

【性味】 味辛，性温，无毒。

【主治】 主治咳嗽气喘、哮喘及咽喉肿痈，各种惊痫寒热邪气、消渴、呼吸急促。又治肺气及心跳急促、热痨咳、咳声不断、涕唾稠黏，肺部疼痛、吐脓血。能润心肺，益五脏，除烦消痰，清肝，可使人耳聪目明、轻身，肌肤润泽、精力旺盛，不易衰老，治中风等疾病。

款冬花

【附方】治久咳不愈，崔知悌熏法：每日清晨取款冬花 50 克，以少许蜜搅拌湿润，放入小锅中，用碗盖在上面，将碗底钻一个小孔，孔内安插一根小笔管，然后用湿泥封住孔边的缝隙，不要让它漏气。接着用炭火烧锅，一会儿烟从笔管中出来，就用口含住并将烟咽下。如果感到胸中有点闷，就抬起头来，同时用指头按住筒口，不要让烟泄漏。如此反复，直到烟尽为止。坚持做 5 天，到第六天，饱餐一顿羊肉汤面，就痊愈且永不复发。一人病咳了许多天，有人教他烧款冬花 150 克，到没有风的地方用笔管吸烟，吸满一口就吞咽下去，几天后，果然有效。

治咳嗽痰中带血：将款冬花、百合蒸后焙干，各取等份为末，用蜜制成龙眼大的丸，每天睡觉时嚼 1 丸，姜汤送下。

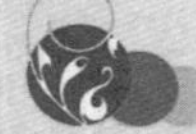

荭草

【释名】茎粗如拇指，有毛。生长在水边，像马蓼但略大些，现多长在低洼处。叶大如商陆叶。花色浅红，成穗。深秋子成熟，形状扁如酸枣仁但稍微小些，颜色赤黑而子仁白，微有辛味。熟后可食。

实

【性味】味咸，性寒，无毒。

【主治】主治消渴，去热，耳聪目明、轻身，使人肌肤润泽，精力旺盛，不易衰老，益气。

花

【主治】散血，消积，止痛。

【附方】治慢性淋巴结炎：用水荭花子，不论多少，一半微炒，一半生用，一同研末，饭后用好酒调服 10 克，一日 3 次。不管是否溃烂，坚持服，自然会见效。

治癖块坚硬如石：用水荭花子 1 升，再研 30 个去皮的独颗蒜，刚取的狗脑 1 个，皮硝 200 克，在石臼内捣烂，摊在患处，盖上一层油纸，再用线捆好。在酉时贴上，次日辰时取。若不见效，再贴两三次。如果化脓溃疡，不要见怪，再看虚实，每天兼服消积类的药，双管齐下。服至半个月，最多一个月，没有不愈的。有喘满不止的为实，不喘的为虚。

荭草

治疗胃脘血气作痛：水荭花一大撮，水两盅，煎取 1 盅服。

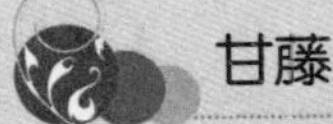

甘藤

【释名】生长在江南的山谷中。又名甜藤。藤粗如鸡蛋，形状像木防己。将藤砍断吹气，气从另一头出来，汁甘美如蜜。

汁

【性味】味甘，性平，无毒。

【主治】主治调中益气，通血气，解各种热，止渴，除烦闷，利五脏。

叶

【主治】研末敷蛇虫咬，解热痢及膝关节肿痛。

紫花地丁

【释名】为堇菜科多年生草本植物紫花地丁的带根全草。又名地丁苹、地丁。

【加工】夏季果实成熟时采收，洗净晒干，切段，生用。鲜用随时可采。

【性味】味苦、辛，性寒，无毒。

【主治】清热解毒，一切痈疽发背，疮疡疔毒。

【附方】本品苦泄辛散，寒以清热，清热解毒、消痈散结作用与蒲公英相似，为治疗痈肿疔毒通用药，而对疔肿疗效尤良，内服外敷均宜。还可用治毒蛇咬伤。

本品能清热解毒，消散痈肿，用于疔疮、乳痈、肠痈、丹毒等热毒疮疡症，可用鲜品捣汁服，并以它的渣敷患处，或配伍银花、蒲公英、野菊花等煎服，如五味消毒饮。

本品之解毒功效可用于毒蛇咬伤，以鲜品捣汁内服，它的渣加雄黄少许捣匀外敷。

紫花地丁

此外，用于肝热目赤肿痛之症，亦可用菊花、蝉蜕等配伍应用。

龙葵

【释名】四月生苗，嫩时可食，柔软而润滑。五月份以后开小白花，五开五谢，花蕊呈黄色。果实浑圆形，大如五味子，果上长有小蒂，数颗同缀。果实味酸，里面有细籽，也像茄子的籽。但果实生青熟黑的是龙葵，生青熟赤的为龙珠，性味相差不多。

龙葵

✻ 苗

【性味】味苦、甘，性寒、滑，无毒。

【主治】食用后能解除疲劳，减少睡眠，去虚热水肿，治风症，补益男子元气虚竭，女人败血。能消热散血，压丹石毒。

✻ 籽

【主治】主治疗肿。用来耳聪目明、轻身，使人肌肤润泽，精力旺盛，不易衰老，轻身，治疗效果非常好。还能治风疾，益男子元气，妇女败血。

✻ 茎、叶、根

【主治】茎、叶、根捣烂，和土敷疗疮、火丹疮，效果良好。

【附方】治痈疽肿毒、跌打损伤，能消肿散血。根与治肠痈有脓：用米仁 50 克，败酱草（龙葵）25 克，附子 10 克，捣为末，顿服，水 2 升，煎取 1 升，立即服下，脓当从小便很快尿出，即愈。

治产后子宫余血不止：败酱草、当归各 3 克，续断、芍药各 4 克，川芎、竹茹各 2 克，生地黄炒 6 克，消水 2 升，煎取 800 毫升，空腹服用。

治产后腰痛，即血气流入腰腿，疼痛不能转动：败酱草、当归各 4 克，川芎、芍药、桂心各 3 克，水 2 升，煎取 800 毫升，分两次服完，忌葱。

治产后腹痛如锥刺：败酱草 250 克，水 4 升，煎取 200 毫升，每服 3 次，效果良好。

葵

【释名】叶大而花小，花为紫黄色，其中花最小的叫鸭脚葵。果实大如指尖，皮薄而扁，果仁轻虚如检荚仁。葵有紫茎和白茎两种，以白茎为佳。正月复种的叫春葵，而宿根到三四月也可再生。

✻ 苗

【性味】味甘，性寒、滑，无毒。

【主治】能利胃气，滑大肠，疏通积滞。妊妇食它，使竺滑而容易生产。煮汁服，利小肠，治流行黄疸。除客热，治恶疮，散脓血。妇女白带过多，小儿热毒下痢、丹毒，都宜食用它。服丹石的人也宜食它。润燥利窍，功效与子相同。将它的干叶为末或烧灰服用，可治金疮出血。

【发明】李时珍说：凡被狂犬咬伤的人，永远不能吃葵，一吃即病发。

食葵一定要用蒜，没有蒜就不要吃。按《外台秘要》载：发天花时，片刻间周身流白浆，这是恶毒气。唐高宗永徽四年（654 年），这种疮自西域流行到中原，但煮葵菜叶，加蒜末食用就止住了。

根

【性味】味甘，性寒，无毒。

【主治】主治恶疮、淋症，利小便，解蜀椒毒。如小儿误吞铜钱没法取出，煮汁饮下可见奇效，能利窍滑胎，止消渴，散恶毒气。治身面长疳疮出黄水：葵根烧灰，和猪油涂。

何首乌

【释名】茎为紫色，叶叶相对，像薯蓣但无光泽。三四月生苗，然后蔓延在竹木墙壁间。夏秋开黄白花，如葛勒花。籽有棱角，似荞麦但要细小些，和粟米差不多大。秋冬采根，大的有拳头般大，各有五个棱，瓣似小甜瓜，有赤色和白色两种，赤色的是雄的，白色的为雌的。

【加工】三四月份采根，八九月份采花，九蒸九晒，可以当粮食。

茎、叶

【性味】味甘，性温，无毒。

【主治】主治各种内外痔、腰膝之病，寒气胸痛，积年劳瘦，胁痛。长筋力，益精髓，壮气，驻颜，黑发延年。治妇人恶血痿黄，产后各种疾病，白带带血，毒气入腹，久痢不止。

【发明】李时珍说："凡是各名山深山出产的，都又大又好。"它的制作之法是，用何首乌赤、白各 500 克，竹刀刮去粗皮，用淘米水浸一夜，切片，用黑豆 54 千克，分 10 份，每次用 1 份，以水泡过，在砂锅内铺一层豆、一层首乌，层层铺尽，然后蒸。豆子熟后将它取出来，将何首乌晒干，再用豆如前面的方法蒸，九蒸九晒，使用才佳。

何首乌

根

【性味】味苦，性温、涩，无毒。

【主治】主治颈部淋巴结结核，消肿块，治疗头面风疮，治各种内外痔，止心痛，益血气，黑髭发，悦颜色。久服长筋骨，益精髓，延年不老，令人有子。也治妇人产后及带下各种疾病，治腹脏一切顽疾寒气、便血，消肝火。

【附方】七宝美髯丹：此方是用何首乌赤、白各 500

克，同前面的制作方法一样九蒸九晒后研为末。赤、白茯苓各 500 克，去皮研末，以水淘去筋膜及悬浮物，取沉淀的捻成块，以人乳 10 碗，浸匀晒干研末；牛膝 400 克，酒浸一日，同蒸了 7 次的何首乌蒸到第九次时止，然后晒干；当归 400 克，酒浸一日后晒干。枸杞子 400 克，酒浸后晒干；菟丝子 400 克，酒浸生芽，研烂晒干；补骨脂 200 克，同黑芝麻一起炒香。忌用铁器，用石臼杵成末，炼蜜和成弹子大的丸，共 150 个。每日服 3 丸，清晨温酒送下，午时姜汤送下，卧时盐水送下。其余的和成梧桐子大的丸，每日空腹用酒送服 100 丸。服 1 剂后，乌须发，壮筋骨，固精气，续嗣延年，妙处难以尽述。

【附方】治结核，破或不破，下至胸前：用何首乌洗净，每日生嚼，并取叶捣烂涂，疗效非常好。

土茯苓

【释名】它的叶不对生，形状颇似大竹叶但厚滑些，如瑞香叶但要长 17 ~ 20 厘米。它的根圆大像鸡鸭蛋，连缀而生。相距远的有 30 厘米左右，相距近的只有几厘米。它的肉柔软，可以生吃。有赤、白两种，以白的为佳。它也叫冷饭团。

根

【性味】味甘、淡，性平，无毒。

【主治】调中止泄，健行不睡。健脾胃，强筋骨，去风湿，利关节，治拘挛骨痛，恶疮肿块，解汞粉、银朱毒。

【附方】 治杨梅疮：用冷饭团 200 克，皂角子 7 个，水煎代茶饮，一月见效。

治小儿杨梅疮，起于口内，主全身：将土茯苓末用乳汁调服，月余自愈。

治艋肉抽搐跳动及结毒，因服轻粉，致伤筋骨疼痛，或溃烂恶臭，终身成病：用土茯苓 50 克，若伴有热，加芩、连；气虚，加人参、白术、甘草、白茯苓；血少，加当归、生地黄、白芍药、川芎。水煎代茶，月余即愈。又方，用冷饭团 200 克，加四物汤 50 克，皂角子 7 个，川椒 49 枚，灯芯草 7 根，煎水每日饮。

土茯苓

治颈部淋巴结结核溃烂：冷饭团切片，水煎服，或放入粥内食用，须多食为妙。江西出产的白色的较好。忌铁器及发物。

豨莶草

【释名】三四月长苗叶，似芥菜但细长些，纹理较粗。茎高 60 ~ 100 厘米（二三尺）。初秋开花像菊花，结的果实颇似鹤虱。

【性味】味苦，性寒，有小毒。

【主治】主治热邪犯胃不能食，取生的捣汁服三合，过多会令人呕吐。又治金疮，止痛，断血生肉，除各种恶疮，消水肿，捣烂敷贴患处，或用水泡散敷疗效都很好。治疟疾兼郁痰，捣汁服用让人呕吐。将它捣烂敷虎伤、狗咬、蜘蛛咬、蚕咬、蠼螋尿疮。治肝肾阴虚，四肢麻痹，骨痛膝弱，风湿诸症。

【加工】应当在五月以后采集，且在距离地面 17 厘米处剪割，用温水洗去泥土，摘下叶子和枝头，九蒸九晒，不必太干燥，水分适量就可以了，然后熬捣研末，炼成桐梧桐子大的蜜丸，空腹用温酒或米汤送服二三十丸。

【发明】主治肝肾阴虚，四肢麻痹，骨间冷，腰膝没有力。陵府节度使成讷在“进莶丸方表”中说：我有个弟弟名䜣，21 岁，中风后卧床五年，百医不愈。有个道人叫钟铭，看了我弟弟的病后，说：食莶丸必会痊愈。这种草多生长在肥沃的土壤里，高 1 米左右，节叶相对生。

【附方】治疗疮肿毒：在端午节采豨莶草晒干研末，每次服用 25 克，热酒调下，出汗后即愈。又方：用 50 克端午节时采的豨莶草，乳香 50 克，烧过的白矾 25 克一同研末，每次服 10 克，热酒调下。毒重的人，连服 3 次，出汗即愈。

豨莶草

治膈气：豨莶草焙干研末，和成桐子大的蜜丸，每次服用 50 丸。

车前草

【释名】此草多长在路旁，所以有两种名称，又名当道草。

【加工】现在山里人仍然采它的嫩叶，同水煮熟晒干后，用盐、油拌匀蒸来吃，味道很好。

籽

【性味】味甘，性寒，无毒。

【主治】主治下腹至阴囊胀痛、小便不畅或尿后疼痛，利尿，除湿痹。长期服用轻身耐老。治男子伤中，女子尿急、尿频、尿痛不思饮食，养肺强阴益精，使人有子；可使人耳聪目明、轻身，肌肤润泽，精力旺盛，不易衰老，疗目赤肿痛。祛风毒，肝中风热，毒风钻眼，赤痛眼浊，头痛，流泪。压丹石毒，除心胸烦热。治妇人难产，养肝，清小肠热，止夏季因湿气伤脾引起的痢疾。陶弘景说：车前子，性冷利，神仙也食车前草饼，说能令人身轻，可跳越岸谷，长生不老。

【附方】治小便血淋疼痛：车前子晒干研成末，每次服用 10 克，用车前子叶煎汤冲服。

治难产胎儿不出：车前子研成末，酒送服用。《诗》中说："采芣苡"（苡就是车前子），能令妇人顺产。陆玑注释说：这就是用车前子治妇人难产的缘由。

车前草

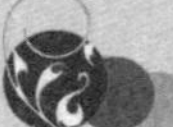

火炭益母草

【释名】叶端尖细，接近梗的地方成方形。茎红且柔软，像细蓼。夏季开白花，秋季结果实如椒，青黑色，味甜可食。

【性味】味酸，性平，有毒。

【主治】祛皮肤风热，流注骨节，痈肿疼痛。捣烂用盐酒炒后敷肿痛处，每天更换。

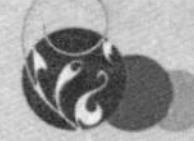

地黄

【释名】苗初生时贴地，叶如山白菜而有毛，没有光泽，叶面为深青色。又似小芥叶却要厚实些，不分丫叉。叶中擶茎，茎上有细毛，茎梢开小筒子花，红黄色。果实如小麦粒。根长 13 ~ 16 厘米，细如手指，皮呈赤黄色，晒干后成黑色。生食有土气味，俗称它的苗为婆婆奶。原产在咸阳的山川及沼泽地带，以长在黄土地上的为佳。

干地黄

【性味】味甘，性寒，无毒。

【主治】治元气受伤，气血虚弱，闭阻不通；可填骨髓，长肌肉，除寒热积聚及风湿麻木。治跌打损伤。长期服用可轻身不老，服用生地黄疗效更好。还治男子五劳七伤，妇女中气不足、子宫大出血，破恶血溺血，利大小肠，补五脏内伤后引起的虚弱，通血脉，益气力，利耳目。助心胆气，强筋壮骨，提神，安魂定魄。治惊悸劳伤、心肺损、吐血、鼻出血、妇女阴道出血、产后血虚腹痛。能凉血生血，润肤，除皮肤疾病，祛除各种湿热。主心脏功能失调引起的手心发热疼痛，脾虚而卧床不起，足下发热疼痛。

熟地黄

【性味】味甘，性温，无毒。

【主治】可填骨髓，长肌肉，生精补血，滋补五脏。治内伤引起的虚弱，通血脉，利耳目，黑发须，治男子五劳七伤，女子伤中气、子宫出血、月经不调、产前产后百病。滋肾水，补阴，去脐腹急痛。病后胫股酸痛，不能久坐，双眼模糊。凡服地黄，应忌葱蒜、萝卜、各种血，否则，使人荣卫枯涩，须发变白。又忌铜铁器，否则损肾。

叶

【主治】治像癞的恶疮，患此病十年的人，先用盐水清洗，然后将地黄捣烂，每天涂抹患处。

实

【加工】四月份采集，阴干，捣成末，用水送服，每日3次，功效与地黄相当。

花

研末食用，功同地黄，如肾虚脊疼痛，将它研为末，用酒送服，每日3次。

【附方】服食地黄法：将地黄根洗净，捣绞出汁，煎稠，然后加入白蜜再煎，直到可做成丸即可。丸如梧桐子大，每天早晨取30丸，温酒送下，服百日，则面色红润，有如桃花，身轻延年。《抱朴子》载：楚文子服地黄八年，夜间能看到东西。

地黄粥：非常能益血生精。将地黄切360克，与米一同放入罐中煮，待熟后用酥360克、蜜180毫升炒香，然后放入罐中再煮熟食用。

治阴虚内热及虚劳发热：用生地黄500克，捣3次，然后将汁绞尽，每日服1盏。

治咳嗽吐血，肺病消瘦，早晚寒热：用

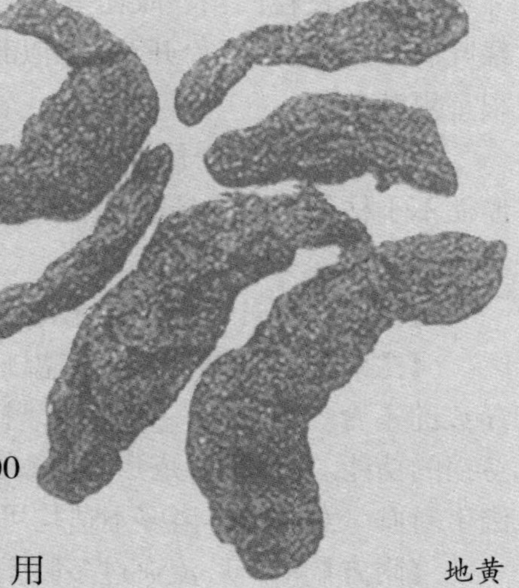
地黄

生地黄捣汁，煮白粥快熟时，加汁搅匀，空腹食用。

治鼻腔出血不止：用生地黄、龙脑、薄荷晒干，各取等份为末，用冷水调下。

治便血：酒浸生熟地黄，加入五味子等份，捣烂做成梧桐子大的蜜丸，每次用酒送服 70 丸。

治小儿初生七八日，因热传心肺引起的大小便出血：只用生地黄汁 35 匙，酒蜜各半匙，调匀服下。

治尿血、吐血、鼻出血：用生地黄汁 500 毫升，生姜汁 50 毫升，蜜 100 毫升，调匀服下。

治月经不止：用生地黄汁、没有灰酒各 1 盏，煎后服用，每日两次。

治产后百病用地黄酒：将地黄汁浸曲 2 升，糯米 18000 克，让它像平常酿酒一样发酵。待酿熟后密封 7 天，取清亮的服用，连续不断，一日后见效。

三、芳草类

当归

【释名】又叫山芹、白芹。当归原本不属芹类，但因它的花、叶像芹，才得芹名。长在四川、陕西等地，以四川出产的当归最佳。三四月份生苗，绿叶有三瓣。七八月份开花，花似莳萝，浅紫色。根呈黑黄色。

当归

【加工】宜在二月、八月采后阴干。肉厚而不干枯的当归为最好。

✼ 根

【性味】味苦，性温，无毒。

【主治】主治咳逆上气、温疟，及女人月经不调导致的不育。另有祛一切风寒，补一切血虚，补一切劳损的功能。可治诸多疮疡、痈疽，排脓止痛。能破恶血，滋生新血。女性身体诸多不适均可使用当归。

【附方】治产后流血过多眩晕、不产、经血过多、外伤、拔牙、跌伤等一切失血症导致的心烦眩晕，不省人事：当归 100 克，川芎 50 克，每次用 25 克，水 700 毫升，酒 300 毫升，煎到 700 毫升时，热服，每天 1 次。

治鼻中流血不止：当归用微火烘干研碎成末，每次服 5 克，米汤调后服下。

治小便出血：当归 200 克捣碎，酒 3 升，煮至 1 升时服下。

治胎儿死于腹中不出：当归末用酒服 10 克。

治胎位不正：用当归 150 克，川芎 50 克研成末，先用黑豆炒焦，同流水、童尿各 1 盏，煎至 1 盏时服下（咨询医生后服用）。

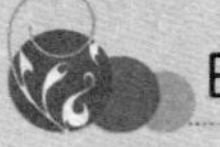

白芷

【释名】为伞形科植物白芷的干燥根。又名香白芷、川白芷。

【加工】夏秋间叶黄时采挖，除泥土须根、晒干，润透，切片。

【性味】味辛，性温，无毒。

【主治】消肿排脓，治妇女寒湿腹痛、白带过多。本品可散风，温燥除湿，芳香上达，所以可通窍，能散胃、大肠、肺三经之邪，而以胃经为主。胃经之脉，上行头面，所以善治外感风邪，头目昏痛、鼻塞流涕等症。因能散风湿，又治风湿瘙痒及风湿痹痛，且能活血消肿排脓，可治痈疽疮疡等外症。

【附方】本品散风除湿，通窍止痛，用于风邪头痛、眉棱骨痛、牙痛、鼻渊等症。如都梁丸，即单用本品研末蜜丸，如弹子大，每服 1 丸，荆芥汤下，治风邪头痛；以白芷与防风等份研末蜜丸，每服 3 克，治偏正头痛；以白芷与黄芩等同用，治风热眉棱骨痛。以本品配伍石膏，可治胃火牙痛。苍耳子散，即白芷、薄荷、辛夷、苍耳子四药组成，用治鼻渊、鼻塞流涕不止。用于皮肤风湿瘙痒或风湿痹痛。

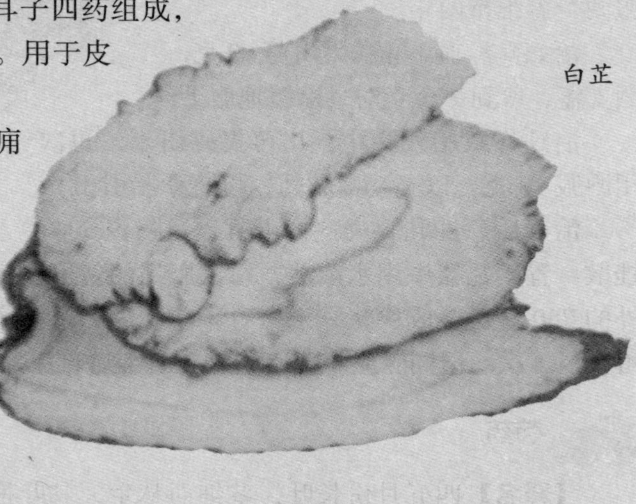

白芷

本品消肿排脓，用于痈疽疮疡，常与金银花、花粉、生甘草、当归、赤芍等同用，如活命饮。

此外，本品还可燥湿止带，治妇女寒湿腹痛，白带过多，多与乌贼骨、椿根皮等药同用。

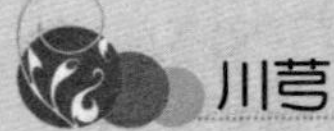

川芎

【释名】清明后，上年的根重新发苗，将枝分出后横埋入土，再节节生根。到了八月份，川芎便可以挖掘出来，高温蒸后就可以当成药物了。

根

【性味】味辛，性温，无毒。

【主治】治中风后头痛，寒痹痉挛缓急，金属外伤及妇女月经不调导致的不孕。另可除体内寒气，主温中补劳、壮筋骨，通调血脉。治受寒后面部冷、流泪流涕、胸胁腹胀痛、半身不遂等病症。由于有散瘀血和破痛疗瘀毒积聚体内的作用，可治吐血、鼻血、便血等血症及体表痈痔疮结等病症，促进新生肉芽组织生长。止腹泻，补肝血，宽胸开郁。与蜜做成丸服，治风邪产生的痰症有特效。治牙根出血，含入口中即愈。

【附方】治妇人气厥头痛及产后头痛：川芎、乌药等份，制成粉末，每次服 10 克，用葱茶调匀服下。

治气虚头痛：川芎研成粉末，用腊茶调匀后服 10 克，很快见效。曾经有位妇女产后头痛，一服即愈。

治偏头风，即半边头痛：将川芎磨细泡酒，每天饮服。

治一切胃痛：大川芎一个制成粉末，用白酒服下，服一个其效可持续一年，服两个可维持两年。

治妇女经血不止：用川芎 50 克，酒 1 盏，煎到一个半时，徐缓地服下。

川芎

治跌伤致胎死腹中：川芎捣碎研末，每次用酒服 10 克，以 1 ~ 2 副药，可将死胎引出。

治产后急性乳腺炎：将川芎、当归各 500 克，和匀后，取其中的 250 克挫散，置于瓦器中用水浓煎，每次服用的量不拘多少，只频繁服用即可。另外的 750 克仍挫成块状，于患者床前烧烟，患者应用口鼻吸入，如果未愈，可重复 1 次，但同时应将蓖麻子 1 粒研细后，涂擦在头顶心。

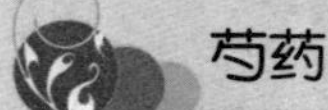

芎药

【释名】四五月份长叶，茎细而丛生，其叶很香，七八月份开碎白花，

极瘦而坚硬，为黄黑色。

【加工】秋季采挖，除去芦头、须根，刮去粗皮，晒干。切片，生用或炒用。

【性味】味苦，性平，无毒。

【主治】清肝泄火，肝热目赤，肝郁胁痛。本品苦寒主入肝经，善走血分，功效主治与丹皮相似，它的清热凉血之功较丹皮为弱，而活血散瘀则甚之，且能清肝泄火。所以可用治热入营血，斑疹吐衄，经闭痛经，跌打损伤，痈肿疮疡，以及肝郁化火，目赤胁痛。总之，凡血热、血瘀、肝火所致诸症，均可用之。

【附方】本品能清血分郁热，用于温热病热入营血，身热斑疹舌绛，以及血热妄行之吐血衄血，常与丹皮互用，并配伍犀角、地黄，即犀角地黄汤；治血热发斑还可配紫草、玄参等。本品善活血行瘀止痛，用于血滞经闭、痛经，可与当归、丹皮、川芎等配伍；用于跌打损伤，瘀血肿痛，可配以桃仁、乳香、血竭等。

芍药

本品还能清肝泄火，用于肝火上炎，目赤肿痛，常配菊花、夏枯草、决明子等药；用于肝郁化火之胁痛，可配伍柴胡、香附、山栀等药。

瑞香

【释名】冬春之交，开成簇的花，长1.0 ~ 1.3厘米，像丁香的形状，有黄、白、紫三种颜色。枝叶婆娑，柔条叶厚，四季青而茂盛。

根

【性味】味甘、咸，无毒。

【主治】主治急喉风，用开白花的一种研水灌服。

兰草

【释名】二月旧根发芽生苗成丛，紫茎枝，赤节绿叶，叶呈对节生，叶上有细齿。它有两种，另一种叫泽兰。叶片稍有区别。又名香草。都生长在水边低湿处。

✲ 叶

【性味】味辛，性平，无毒。

【主治】利尿，祛蛊毒。生血调气，养营久服，益气，轻身不老，通神明，气味清香，能生津止渴，润肌肉，治消渴、黄疸。煮水，浴风病。消痈肿，谳月经。煎水，解中牛马毒。除恶气，因气香泽可入膏涂头发。

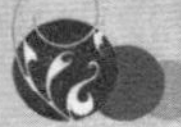

泽兰

【释名】叶子微有香味，可以煎油及做浴水，人们家里多有种植。茎方节为紫色。叶子像兰草但不很香。根名为地笋。又名虎兰、龙枣。多生长在潮湿的地方。

泽兰

✲ 叶

【性味】味苦，性温，无毒。

【主治】通九窍，利关节，养血气，消腹部肿块，通小肠，长肌肉，破除瘀血。治金疮，痈肿脓疮，产后腹痛，产后血气衰冷和积劳瘦弱。妇人产前产后百病。另可治鼻出血、吐血、头目风痛、妇人劳瘦、男人脸黄。

✲ 根

名为地笋。

【性味】味甘、辛，性温，无毒。

【主治】治利九窍，通血脉。排脓治血症，止鼻血吐血，产后心腹疼痛。产妇可以当做蔬菜吃，治疗效果非常好。

✲ 籽

【主治】主治妇人36种疾病。

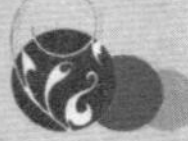

假苏

【释名】到处都有生长。叶子像落藜且细，初生长的假苏有辛香味，可以吃。二月份播下种子，生长出的苗茎方叶细，为淡黄绿色。八月份开小花，作穗状花房，花房像紫苏。花房里有细小的籽，像葶苈子一样。假苏又名荆芥。

【加工】它的苗炒吃，辛香可口，也可用来做生菜。

茎穗

【性味】味辛，性温，无毒。

【主治】主治散瘀血，除湿痹，祛诸多风邪，通利血脉，助脾胃。主治种种寒热风症，比如口面㖞斜，周身麻痹，劳渴出虚汗，头痛，背脊疼痛等病症，另可治淋巴结核及皮肤疮肿。助消化，解酒醉。用豉汁煎服，可治严重的伤寒，能发汗。也是治疗妇女血症及疮疥的重要药物。产后中风抽搐、身体强直，研成粉末用酒送服。可散风热，清醒头目，利咽喉，消除疮肿，治项强、眼中黑花及阴部生疮、吐血、衄血、下血、便血、痔漏等。

【附方】治产后鼻出血：荆芥焙研末，童子小便服 10 克。

治小儿各种惊风：用荆芥穗 100 克，白矾 50 克，半生半枯研为末，糊成丸约黍米大，外包朱砂，每次用姜汤服下 20 丸，每日两次。

治中风，头项强直：八月份后以荆芥穗做枕及铺席下，立春后病可缓解，逐渐治愈。

治中风后牙关紧闭：荆芥穗为末，酒服 10 克，即愈，名荆芥散。贾似道说：此方出自曾公《谈录》，前后用之甚验。

治产后子痫，它的方名为华佗愈风散：用荆芥穗子，微焙为末，每服 15 克，豆淋酒调服，或童便调服。如牙关紧闭则挖齿灌服或鼻饲，其效如神。大抵是产后气血俱虚，毛孔开放而易于中风的缘由。此方诸古医书盛称其妙，效果极好，一产妇产后久睡，醒后，神志不清，用此方后立见奇效。

治淋巴结核溃烂，延至胸前两肩，如茄子大，四五年不愈者，皆可治疗，其效如神。如疮烂破者，用荆芥根下段切碎，煎汤温洗，良久，看烂破处紫黑，以针刺去血，再洗三四次可愈。用樟脑、雄黄各等份为末，麻油调后，外敷上，反复多次，以治愈为止。

治因酒色太过所致的口鼻血如涌泉：荆芥烧研成末，用陈皮汤调服 10 克，服后有效。

治崩中不止：将荆芥穗在麻油灯上烤焦研成末，每次服 10 克，用童便下（咨询医生后服用）。

治疗疔肿诸毒：荆芥 1 把切碎，以水 5 升，煮汁成 1 升，分两次冷服。

治一切偏风，半身不遂，口眼㖞斜：用青荆芥、青薄荷各 500 克，同入砂盆内研烂，生绢绞出汁，于瓦器中煎成膏。滤去 1/3 的滓，余下的晒干制成膏和丸，每次服 30 丸，白水服下，早晚各服 1 次，忌动风物。

治吐血不止：用荆芥连根洗，捣汁半盏，干穗为末也可。

治痔疮脱出：用荆芥煮汤，日日洗患处。

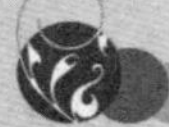

水苏

【释名】三月份长出苗，方茎中空虚，叶子像紫苏叶稍长一点，齿密一些，正面有皱呈青色，对节生长。多数生长在水边。气味很辛烈。

【加工】六七月份开花成穗，像紫苏的花穗，水红色。花穗中有细籽，形状像荆芥籽。可以揪种且容易成活，隔年的根也能长出苗。

茎、叶

【性味】味辛，性温，无毒。

【主治】治下气，助消化。可除口臭，去邪毒及体内一切恶气。长期服用可通神明，轻身耐老长寿。另可治吐血衄血、妇科出血、血性白带、便血及肺痿病。酿成清酒和酒煮汁常服，治头痛目眩及产后抽搐。当做菜吃，能消除胃里的酸水。

五味子

【释名】初春生苗，红蔓沿乔木而生，叶尖而圆，三四月份开花，七月份结果实，因其皮肉甘、酸，核辛、苦、咸，故称五味子。

【加工】秋季果实成熟时采摘，晒干或蒸后晒干，除去梗及杂质，生用或经醋、蜜拌蒸晒干用。

【性味】味酸，性温，无毒。

【主治】本品五味皆俱，唯酸独胜，虽曰性温和，但能滋润。上敛肺气而止咳喘，下滋肾水又善固涩。内能生津宁心，外能收敛止汗。适用于肺虚久咳、肾虚喘促、津伤口渴、自汗盗汗、遗精滑精、久泻不止，以及心虚所致的心悸、失眠、多梦等症。又，本品素有南北之分，以北五味子为常用。

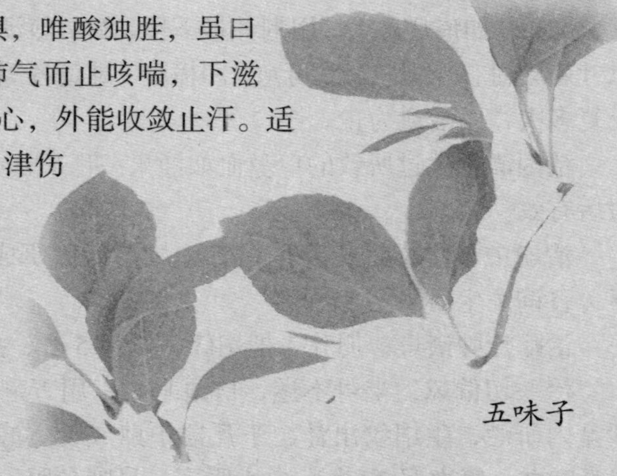

五味子

【附方】本品上敛肺气，下滋肾阴，所以用治久咳虚喘，无论属肺虚或肺肾不足者，均可收止咳平喘之效。治肺虚久咳，可与罂粟壳同用，如五味子丸；治肾虚喘促，可与六味地黄丸同用，如都气丸。若配伍辛温宣散之品，也可用于肺寒咳嗽，如五味细辛汤，以本品与细辛、干姜等温肺化饮之品同用，治肺经受寒、咳嗽不止。

本品能生津敛汗，适用于津伤口渴、自汗盗汗等症，尤宜津伤口渴多汗者。与人参、麦冬同用，即生脉散，可治热伤气阴之心悸脉虚、口渴多汗；与柏子仁、人参、牡蛎、麻黄根等同用，可治阴虚盗汗及阳虚自汗，如柏子仁丸。取本品敛气滋肾生津之功，又可用于消渴症，常与生黄芪、生地黄、麦冬、天花粉等益气生津药同用，如黄芪汤、玉泉散等。

本品既能补肾固精，又能收敛止泻。治遗精滑精。单用熬膏服即效，如《医学入门》五味子膏；若与桑螵蛸、龙骨、金樱子等补肾固精药配伍，则疗效更佳。治久泻不止，常与涩肠止泻、暖肾温脾药同用，以增强药力，如四神丸，即用五味子与补骨脂、肉豆蔻、吴茱萸配伍，治脾肾虚寒、五更泄泻、日久不愈。

本品入心经，既能敛气滋阴，又能宁心安神，虚性的心悸、失眠、多梦都可用。如天王补心丹，用五味子与生地黄、麦冬、丹参、枣仁等配伍，治心肾阴血亏虚之虚烦心悸、失眠多梦。亦可单用本品制成酊剂服用。

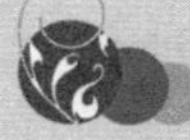

茉莉

【释名】花都在夜晚开出，芳香可爱。初夏时开白色的小花朵，花瓣重叠而没有花蕊，秋尽花谢而不结果。

花

【性味】味辛，性热，无毒。

根

【性味】性热，有毒。

【主治】用酒磨3厘米根服，则昏迷1天的人能醒，6厘米根则两天的人能醒。凡跌损骨节，脱臼接骨的，用了则不知痛。

茉莉

豆蔻

【释名】它的核仁大小如缩砂仁而有辛香气味。豆蔻大小如龙眼，形状稍长，外皮呈黄白色，薄且有棱。

【加工】广东人则取生豆蔻放入梅汁，盐渍让其泛红色，在烈日下晒干后，放在酒里，名为红盐草果。元朝时常把草果作为膳后果品。南方等地还有一种火杨梅，极似豆蔻，它的形态圆且粗，气味辛且不温和，人们也经常食用。

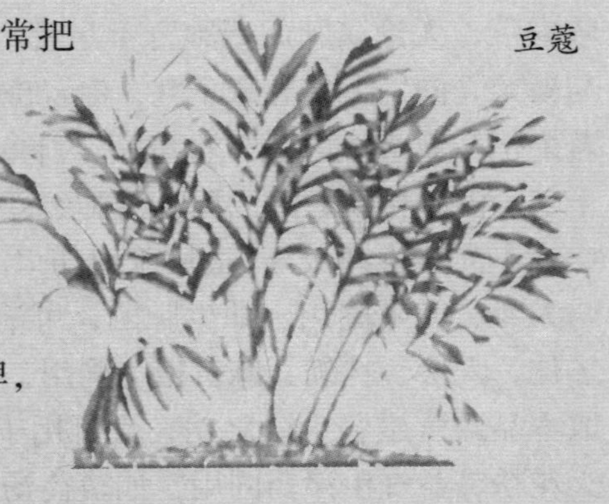
豆蔻

仁

【性味】味辛，性温，涩，无毒。

【主治】主治温中顺气，补胃健脾，祛寒湿。主心腹疼痛、胃痛、消化不良、呕吐腹泻、呃逆泛酸等病症。另有除毒的作用。

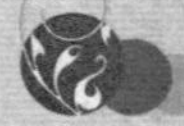

积雪草

【释名】叶子呈圆形，大小如铜钱，茎细而刚劲，蔓生，现在到处都有生长。又名胡薄荷，也叫地钱草。

【加工】八九月份采摘苗叶，也能当做生菜吃，与薄荷相似，但味不太甜。浙江一带多用来当做茶，俗称新罗薄荷，又名地钱草。

积雪草

茎、叶

【性味】味苦，性寒，无毒。

【主治】主治由热引起的恶疮、痈疽，全身皮肤发红、发热。捣成汁服，主治高热，小儿热病。单用可治颈淋巴结核及溃烂、寒热交替的驰张热。捣烂外敷，可治热肿丹毒，皮肤肿毒，并且可治风疹疥癣。治风气攻胸，做成汤来喝，立即见效。研成汁点红眼病也好。

【附方】治女子小腹痛，月经初来：用夏五月份采的积雪草，晒干，捣筛为末，每次服 10 克，以好醋和匀，服用。

治齿痛：用积雪草和水沟污泥同捣烂，随后左右塞耳内。

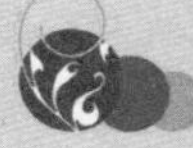

郁金香

【释名】二三月份开花，状如红蓝。又名郁香，红蓝花。

【性味】味苦，性温，无毒。

【主治】主治心腹间恶气鬼疰。还可做各种香药。

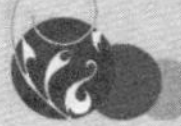

马兰

【释名】二月份长苗，赤茎，白根长叶子有刻齿状，像泽兰但不香。进入六七月份就可高达 60 ~ 100 厘米，开紫花，花谢后有细籽。湖泽潮湿的地方多有生长。又名紫菊。

根、叶

【性味】味辛，性平，无毒。

【主治】主治破瘀血，养新血，止鼻出血、吐血、外伤、便血、疟疾，解饮酒过多引起的黄疸及各种菌毒、药毒。生捣为末，治蛇咬伤。另可治各种疟及腹中急痛，痔疮。

马兰

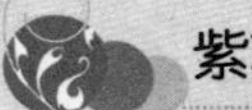

紫苏

【释名】在二三月份下种，或者簇年种子在地里自己生长。茎方，叶圆而有尖，四周有锯齿，土地肥沃的正、背面都是紫色。土地瘠瘦时叶的正、背面都是绿色，即白苏，就是荏。

【加工】五六月份连它的根一起采收，用火煨它的根，阴处晾干，则经过十一月、十二月叶子也不会落。

茎、叶

【性味】味辛，性温，无毒。

【主治】主治解肌发表，散风寒，下气除寒，补中益气，通畅心经，益脾胃，它的籽功效更好。主治一切寒气造成的病症，如心腹胀满，开胃下食，止脚气和腹泻，通顺大小便。煮成水喝特别好，与橘皮相适应。另有消痰利肺，和血温中止痛，定喘

紫苏

安胎，解鱼蟹毒的作用。治蛇、犬咬伤。

籽

【性味】味辛，性温，无毒。

【主治】主治下气，除寒温中，益五脏，补虚劳，润心肺，研成汁煮粥长期吃，能使身体强壮。可治腹泻、呕吐、反胃，利大小便，消痰止咳嗽，平肺气喘急，顺气治风邪，利膈宽肠，解鱼蟹毒。

【附方】治疯狗咬伤：紫苏叶嚼烂后敷在伤口上。

治食蟹中毒：紫苏煮汁饮2升。

治腹泻霍乱胀痛：用生紫苏捣成汁后喝最佳。干紫苏煮汁也可。

治吐血不止：紫苏不拘多少，放入大锅内，加水直至煎干，去滓后熬膏，将炒熟的赤豆捣为末和成梧桐子大小的丸，每次用酒冲服三五十丸。

治刀疮出血不止：将嫩紫苏叶，桑叶同时捣烂后贴伤口。

治蛇咬人：紫苏叶捣汁后敷于伤口。

治突然呃逆不止：将紫苏汁煮成浓汁，每次服3盏即止。

治乳腺炎：紫苏煎汤频服。同时捣烂敷于乳房。

治梦中遗精：紫苏子1升炒研细为末，用酒冲服5克，每日1次。

治筋寒症：此症因内寒湿气人于经络，致四肢挛急脚肿不可落地。用紫苏子100克擂碎，水3升，研取汁，将粳米360克，加前汁做粥煮食。

治食蟹中毒：紫苏子煮汁喝。

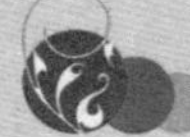

郁金

【释名】苗似姜黄，花白质红，秋末抽茎，心面无实，根呈红黄色。郁金有二：郁金香是用花，郁金是用根。

【加工】秋冬两季植株枯萎时采挖，洗净，除去杂质，入沸水中煮透，晒干。切片，生用或醋制用。

【性味】味辛、苦，性寒，无毒。

【主治】破瘀行气，血瘀气滞所致多种病症；清心解郁，热病神昏，癫痫发狂；凉血止血，肝郁化火或血热有瘀出血症；利胆退黄疸，治结石症。本品辛散苦降，寒能清热，入血分能凉血行瘀，入气分可行气解郁，为活血行气凉血之要药。既善破瘀止痛、凉血清心，又能舒肝解郁、利胆退黄，还能止血。

治肝郁化火或血热有瘀之吐血、衄血、尿血、妇女倒经等出血症，常与生地黄、丹皮、牛膝等同用，如生地黄汤。

本品善利胆退黄，治湿热黄疸尿赤，常与茵陈、栀子、黄柏、大黄等同用。用治肝胆及泌尿系结石，常与金钱草、海金沙、鸡内金等同用。

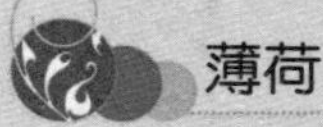

薄荷

【释名】二月份宿根长出苗，清明前后可分植。方茎赤色，叶子为对生，初生时形状不长且叶梢是圆的，长成后就变成尖形。人们多有栽种。

薄荷

【加工】现在的人常把它加进糖果和糕点里来食用。

茎、叶

【性味】味辛，性温，无毒。

【主治】有通利关节，发毒汗，除体内毒气，散瘀血，袪风热的作用。治诸多风邪导致的伤寒发汗，胸腹部胀满，腹泻，消化不良，煮成汁服用，能发汗。长期做菜生或熟吃，袪肾气、邪毒，除劳气，解劳乏，使人口气香洁。煎汤可洗治膝疮。四季都可以吃。另可治因中风而失语、吐痰及各种伤风头脑风，是治小儿风涎的要药。榨汁服，可袪心脏风热及口齿诸病。治淋巴结核疮疥、风瘾疹。捣成汁含漱去舌胎语涩。用叶塞鼻，止衄血。涂蜂螫蛇伤。

【附方】清上化痰，利咽膈，治风热：以薄荷末炼蜜丸芡子大，每日吃 1 丸，白砂糖调和亦可。

治淋巴结核，或破未破：以新薄荷 1 千克取汁，皂荚一挺，水浸，去皮，捣取汁同于瓦器内熬膏。加连翘末 25 克，青皮、陈皮、黑牵牛半生半炒各 50 克，皂荚子 75 克，一同捣烂和成梧桐子大的丸。每次服 30 丸，煎连翘汤服下。

治鼻出血不止：薄荷煎汤服。

治蜂虿螫伤：薄荷叶贴后立即见效。

治水入耳中作痛：薄荷汁滴入，即愈。

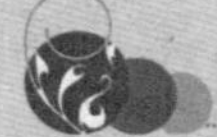

薰衣草

【释名】常在七月中旬开花，十分芳香。多生于低矮的湿地里，叶如麻，两两相对，茎是方的。又名蕙草，也叫香草。

【加工】用火炭将它焙干，色黄的最好。

【性味】味甘，性平，无毒。

【主治】主治聪耳明目、轻身，使人肌肤润泽，精力旺盛，不易衰老，止泪，疗泄精，去臭恶气，治伤寒头痛，上气腰痛。单用，治鼻中息肉和酒糟鼻。

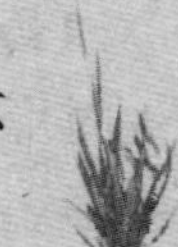
薰衣草

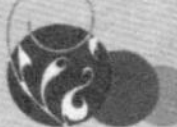

蕙实

【性味】味辛，性平，无毒。

【主治】可使人耳聪目明、轻身，肌肤润泽，精力旺盛，不易衰老，补中。

根茎中涕液

【主治】主治伤寒冷热出汗，中风面肿，水渴热中，逐水。主五痔脱肛。

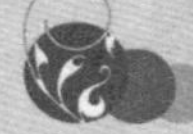

苎苧

【释名】平地都有生长。叶子像野生紫苏但要长一点，有毛气臭。味道不是很好。又名臭苏，也叫青白苏。

茎叶

【性味】味辛，性温，无毒。

【主治】主治由寒气引起的腹泻。生吃可除去胃里的酸水。捋碎敷蚁瘘有效。

四、水草类

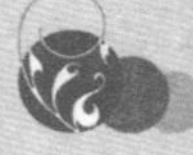

水藻

【释名】水藻叶子 6 ~ 10 厘米长，两两对生，即是马藻；聚藻，叶子细小如鱼鳃状。藻有一种，水中很多。

【性味】味甘，性寒、滑，无毒。

【主治】去暴热、热痢，有止渴功能，方法是捣成汁服。小儿赤白风疹、火焱热疮，捣烂敷上就好。患有热毒肿并有丹毒的人，取水中的藻菜捣烂后敷上，厚达三分，其效无比。

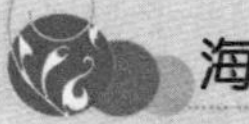

海藻

【释名】有两种：马尾藻，长在浅水中，如短马尾；大叶藻，生长在深海中。海藻生长在海岛上，黑色如乱发。

【性味】味咸，性寒，无毒。

【主治】治头腺肿大，颈部包块痈肿，腹部包块。安神，利小便。

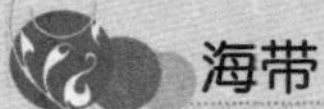

海带

【释名】似海藻且粗些，柔韧且长，人们常吃它。出产于东海水中的石头上。

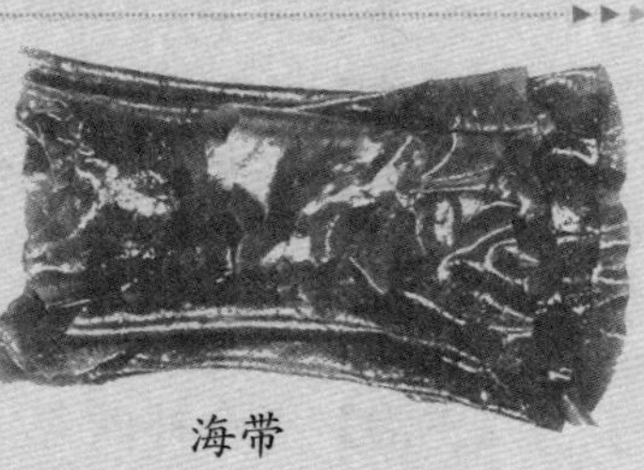

海带

【性味】味咸，性寒，无毒。

【主治】 治地方性甲状腺肿大。功能与海藻相同。主催生，治妇人病及风下水。

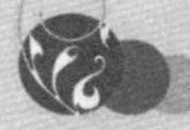

昆布

【释名】叶子像手，大小像薄苇，紫赤色，柔韧可以吃。昆布生长在海中。

【性味】味咸，性寒、滑，无毒。

【主治】治各种甲状腺肿大，颈淋巴结核溃烂。将其含在嘴里吸它的汁，治阴部疝肿。另外，还可去面肿，消十二种水肿。

【附方】主治膀胱结气，小便不通：用昆布500克，淘米水浸一夜，洗去咸味，用一斛水煮熟，劈细，放入葱白一把，切成一寸长的小节，再煮到很烂，放盐酢，掺姜橘椒末，调和后吃。仍宜吃高粱米、粳米饭，极能下气。海藻也可按此方法制作。

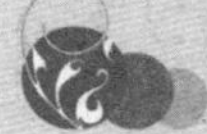

苹

【释名】茎细，叶大，正面呈青色而背面呈紫色，有细纹，很像马蹄决明的叶子。四叶合成，中折十字。夏八九月开小白花，所以称为白苹。苹是四叶菜。叶浮水面，根连水底。

【性味】味辛，性寒、滑，无毒。

【主治】治暴热，下水气，利小便。捣烂涂热疮有效。捣成汁喝，治晕

伤毒入体内。曝晒干，与栝楼等份制成粉末，人乳和匀制成丹丸服，治多饮多尿症。

萍蓬草

【释名】叶子像荇叶但大些，茎 13 ~ 16 厘米，开初时像荷叶，六七月开黄花。结的果实像角黍，长 6 厘米左右，内有细籽一包，如罂粟。三月出水，茎大如指。

【加工】农夫采摘，洗擦后去皮曝蒸，捣碎取米可以做成粥饭吃。根大如栗，似鸡头块根，有藕香栗子味。

萍蓬草子

【性味】味甘，性平，涩，无毒。

【主治】助脾厚肠，令人不饥。

根

【性味】味甘，性寒，无毒。

【主治】煮食补虚劳、增强体力，厚肠胃，久食不饥。

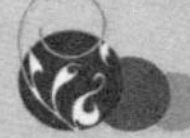

荇菜

【释名】湖池水泽之处都有生长。叶子像莼但茎涩，根很长，花呈黄色。又名水葵，也叫水镜萍。

【性味】味甘，性冷，无毒。

【主治】主治消渴，去热，利小便。捣成汁服，去寒热。捣成粉敷各种肿毒和皮肤丹毒。

【附方】治谷道生疮：用荇叶捣烂，绵裹纳入下部，每日 3 次。

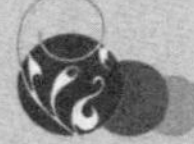

莼

【释名】叶似凫葵，浮在水上。茎采来可以吃。因形像马蹄，所以又名马蹄草，也叫水葵。

【性味】味甘，性寒，无毒。

【主治】主治消渴热痹。和鲫鱼做成汤吃，有下气止呕功能。补大小肠虚气，但不宜过多。治热症，滋补肠胃，安下焦，利尿去水肿，解百种药毒。

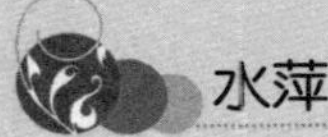

水萍

水萍

【释名】一种两面都是绿色。一种正面是绿色而背面是紫色，赤如血，称为紫萍。到三四月开始生长。五月开花，白色。一叶经一夜就能生长出好几叶。叶子下面有微须，是它的根。

【性味】味辛，性寒，无毒。

【主治】主治暴热身痒，下水气，胜酒。常服使身体轻灵。用来沐浴，可生毛发。另主下气，可治热毒、风热症、疔疮肿毒、汤火伤、风疹。捣成汁服，主治水肿，利小便。研成末，酒服10克，治人中毒。主风湿麻痹、脚气、跌打损伤、眼红视物不清、口舌生疮、吐血衄血、癜风丹毒。

【发明】李时珍说：浮萍，它性轻浮，入肺经，达皮肤，所以能发邪汗。民间流传宋朝东京开河，掘出一石碑，碑上有用梵书大篆体刻的诗一首，没有人能知晓。真人林灵素逐字辨别翻译，原来是一治疗中风的药方，名为去风丹。诗中说：把紫色浮萍晒干，捣成细粉末，和蜜糖一起炼成弹子大小的丹丸。每次服一粒，用豆淋酒化下，治左瘫右痪、36种风、偏正头风、口眼㖞斜、一切无名风及脚气、跌打损伤，及胎孕有伤。服用百粒以上，可完全康复。

【附方】治消渴多饮者：浮萍捣汁服。又方，用干浮萍、天花粉等份为末，人乳汁和成梧桐子大小的丸，空腹饮服20丸，3年者，数日愈。

大风症：三月采浮萍草，淘洗三五次，窨三五日。焙为末，不得见日，每服15克或食入消风散250克，每服25克，水煎频饮，加以煎汤沐浴。忌猪、鱼、鸡、蒜物。

治背部痈疮红肿：浮萍捣烂和鸡蛋清涂之。

治鼻中衄血不止：浮萍末吹之。

治麦粒肿：浮萍阴干为末，以生羊肝半个，同水半盏煮熟，捣烂绞汁调成末服。甚者不过一服。已伤者，十服见效。

治面生黑瘢：用紫背浮萍200克、防己200克，煎浓汁洗之。以萍擦于黑瘢上，每日擦5次。物虽微末，其功效甚大，不可小看。

五月五日，取浮萍阴干烧烟，可驱蚊蝇。

越王余算

【释名】 如竹算子，长 30 厘米左右。叶子白色的像骨，黑色的像角，相传可以吃。生长在海中。

【性味】 味咸，性温，无毒。

【主治】 可治水肿浮气结聚，气滞不消。

水松

【释名】 它的形状如松，海边的人常采它来吃。生长在海水中。

【性味】 味甘、咸，性寒，无毒。

【主治】 主治溪毒和水肿，有催生作用。

五、苔草类

陟厘

【释名】 有种独自长在没有石头的、停积不流的污水中，缠牵如丝绵的形状。又名水苔。生长在江南池泽地方。陟厘有生长在水中及石上的两种，蒙茸如发。

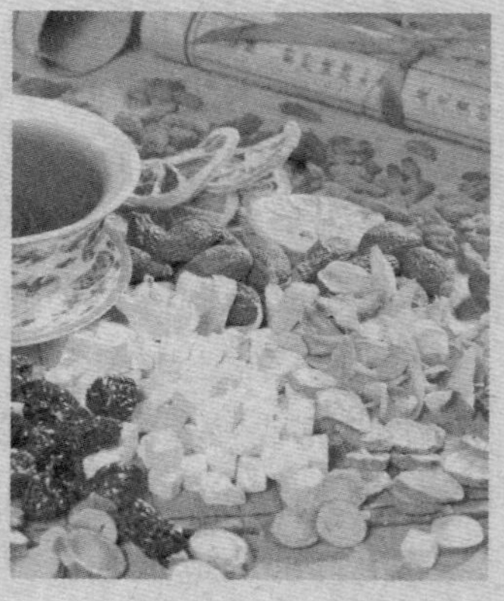

【加工】 现在人们将它晾干，制成苔蒲，可以吃，青苔也可以制成脯来吃，都对人有利。

【性味】 味甘，性大温，无毒。

【主治】 治心腹大寒，温中消谷。助消化不良，止腹泻。捣成汁服，治天行病心闷，制成脯吃，止渴病，禁食盐。捣烂后外敷治丹毒。

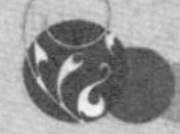

石蕊

【释名】 生长在兖州蒙山石上。因烟雾熏染，日久结成，属苔衣类。那里的人在初春刮取来曝晒干后馈赠人，称它为云茶。其状呈白色，轻薄如花蕊。又名蒙顶茶。

【性味】味甘，性温，无毒。

【主治】可使人耳聪目明、轻身，肌肤润泽，精力旺盛，不易衰老，益精气；使人不饥渴，轻身延年。生津润喉，解热化痰。

干苔

【释名】海水咸，所以与陟厘不同。干苔像头发一样生长在海水中有石头的地方，长33厘米左右，大小如韭菜。这是一种海苔。有人晾干后制成脯。

【性味】味咸，性寒，无毒。

【主治】捣成汁来服用治甲状腺肿大及呕吐、腹泻和肠道寄生虫。心腹烦闷的，用冷水研细如泥，喝下它立即就好。除一些金属毒物和药毒。放入木孔中杀虫，消茶积。烧成粉末吹入鼻中可以治愈衄血。捣烂浸泡后可敷手背消肿痛。多吃苔脯会出疮疥，使人痿黄，少血色。咳嗽的人不可以吃。

【发明】《夷坚志》里说：河南有一寺庙里的僧人全都患了甲状腺肿大，有个洛阳的僧人同他们在一起，每次吃晚饭时都取出苔脯来同吃。过了几个月，僧人颈部肿大的甲状腺恢复了正常，才知道海里的东西都能治好这种疾病。

六、蔓草类

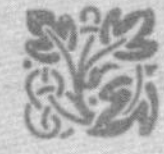

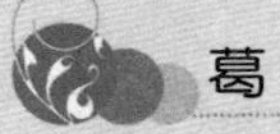

葛

【释名】到处都有生长，江浙一带尤其多。根外紫里白，长2.3 ~ 2.7米，叶子有三尖，花成穗，紫色荚如小黄豆荚。现在人们用它来解酒。又名鹿藿。

【加工】在五月五日午时采根曝晒干，以入土深的那种为最好。现在的人多做成粉来吃。

根

【性味】味甘、辛，性平，无毒。

【主治】能解机体各种大毒、大热，解肌发表，出汗，开胃下食，排除瘀血，通小肠，散郁火。可治糖尿病、发热、呕吐、呃逆上气、伤气感冒头痛、各种痹症、

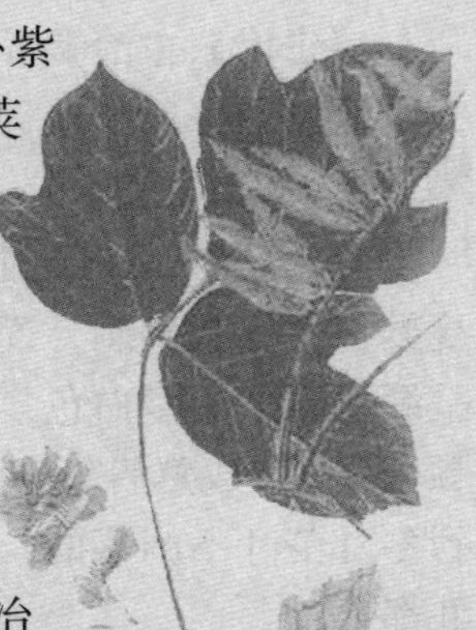
葛

皮肤疮毒，以及腹泻便血等病症。另可助消化，解酒醉，利大小便，去烦热。外敷可治小儿热疮，蛇虫咬伤。捣成汁喝，可治小儿热病、关节红肿、疯狗咬伤等。解野葛、巴豆的药毒，生的可以堕胎。

【附方】治酒醉不醒：生葛根汁饮 2 升便愈。

治数种伤寒：葛根 200 克，水 2 升，入豆豉 1.8 千克，生姜汁少许，煮取半升服。

治中鸩鸟大毒，它的羽入酒杯一拂，饮后即烂肠胃。急用葛粉 540 克，水三盏调服，气绝欲死牙关紧闭的，挖开灌入。

治鼻中出血不止：生葛捣汁，每次服一小盅，一日服 3 次。

治破伤风，痉强欲死：生葛根 200 克，以水 3 升，煮取 1 升，去滓分服，牙关紧闭者灌服。

治金疮：五月五日午时，取葛根晒干为末，遇有刀斧伤，敷患处有效。

解各种毒药、上吐下泻：葛根煮成汁，时常服用。

治心火上升、吐血不止：用新鲜葛捣汁半升，一次服下，立即就好。

葛谷

【味性】味甘，性平，无毒。

【主治】主治小儿腹泻及下痢十年以上。可解酒毒。

花

【主治】主治消酒，治肠风下血。

叶

【主治】主治金疮止血，可敷。

蔓

【主治】主治咽喉肿痛，烧研，水送服。

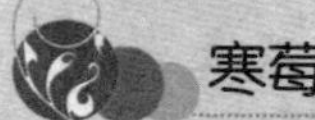

寒莓

【释名】苗短不过尺，茎叶都有刺。李时珍说：此类共有五种，一种藤蔓繁衍，茎有倒刺，逐节生叶，叶子大小如手掌，形状类似小葵，叶子正面呈绿色而背面呈白色，厚而有毛，六七月份开小白花，就蒂结果实，三四十颗成一簇，成熟后呈暗淡的紫色，微有黑毛，形状像成熟的桑椹但要扁一些，到冬月苗叶不凋落的，俗名叫割田藨，就是《本草纲目》里所述的寒莓。处处都生长。

【性味】味酸，性平，无毒。

【主治】安五脏，益精气，增强体魄。长期服用能使人年轻不老。另可治疗严重的中风、身热大惊。养益颜色，长发，使人耐寒湿。

苗、叶

【性味】味酸、咸，性平，无毒。

【主治】绞取汁滴在眼里，去肿赤，耳聪目明、轻身。使人肌肤润泽，精力旺盛，不易衰老，止泪，收湿气。治眼睛昏暗看不见东西、冷泪常流不止以及青光眼、天行目暗等病，将苗、叶在烈日下曝晒干，捣细，用薄绵裹起，用乳汁浸出，点入眼中，立即仰卧，不超过三四日，看东西像少年的眼睛一样清楚。禁酒、面、油物。

寒莓

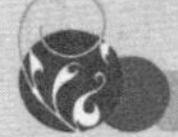

覆盆子

【释名】四五月份变红成熟，山中人及时采来卖。味酸甜，外形像荔枝，大小如樱桃，软红可爱。过于成熟就会在枝条上腐烂生蛆，吃后多热。又名大麦莓。

【加工】有五六分成熟就可以采收，在烈日下曝晒干。今人取汁煎成果。采时不要着水，否则经不起煎。

【性味】味甘，性平，无毒。

【主治】益气轻身，令头发不白。补虚，强阴健阳，悦泽肌肤，安和五脏，温中益力。

【附方】治疗劳损风虚、补肝，耳聪目明、轻身，使人肌肤润泽，精力旺盛，不易衰老，男子肾精虚竭，每天用水服15克，女子吃它，可治不孕。使人颜色变好。榨成汁涂头发，不会变白。益肾，缩小便。取汁同少许蜜糖煎成稀膏点服，治疗肺气虚寒。

叶

【性味】味酸、咸，性平，无毒。

【主治】绞取汁滴在眼里，去肿赤，耳聪目明、轻身。使人肌肤润泽，精力旺盛，不易衰老，止泪，收湿气。

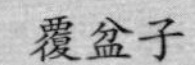

覆盆子

根

【主治】治痘后白内障或伤后瘢痕，取根洗捣，澄粉晒干，和少许蜜糖，点入眼中，每天二三次自然可消散。百日内易治，久了就难以治疗。

【附方】治阳事不起：取覆盆子，用酒浸泡后焙干，再研为末。每天早晨用酒服 15 克。

七、石草类

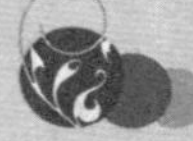

酢浆草

【释名】一枝有三叶，每叶分成两片，晚上自动合贴在一起，如一整体。此小草苗高 3 ~ 7 厘米，丛生布地，极易繁衍。四月开小黄花，结小角，角长一二分，内有细籽。冬季也不凋谢。

【性味】味酸，性寒，无毒。

【主治】主治各种小便淋沥，白带浊黄，杀各种寄生虫。捣烂后敷涂，治恶疮痔瘘，治烧伤、烫伤及蛇蝎咬伤。食用，解热渴。同地钱、地龙一起治尿路结石。煎汤洗痔、脱肛，很有效。洗后研末暖酒眼。治妇人血结。

【附方】治小便血淋：用酢浆草捣汁，煎五荟散服。

治二便不通：用酢浆草一大把，车前草一小把，共捣汁，加砂糖 5 克调服一盏。不通再服。

治牙齿肿痛：酢浆草一把洗净，川椒 49 粒去籽，同捣烂，再用绢布裹成如筷子大小，切成如豆粒大，每次用一块塞痛处。即止。

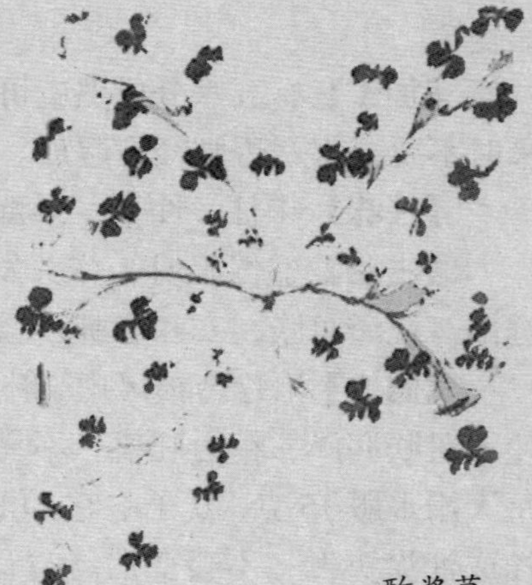

酢浆草

景天

【释名】二月长苗，脆茎，微带赤黄色。高 33 ~ 66 厘米，折断它有汁流出。叶子呈淡绿色，光泽柔厚，形状像长匙头以及胡豆叶但没那么尖。六七月开小白花，果实如连翘但要小些，内中有像粟粒一样的黑籽。

景天

【性味】味苦，性平，无毒。

【主治】治大热火疮，祛机体烦热及邪恶气。疗金属外伤，止血。煎水给小儿洗澡，祛烦热惊气。祛风疹恶痒、小儿丹毒及发热热狂、赤跟头痛、寒热游风、女人带下。

花

【主治】治女人白带不断，赤白，明目、轻身，使人肌肤润泽，精力旺盛，不易衰老。

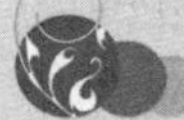

石韦

【释名】多生在背阴的崖缝处，叶子大的长近33厘米，宽有3厘米，柔韧如同树皮，背面有黄毛。蔓延长于石上，叶子长得像皮，所以得名为石韦。

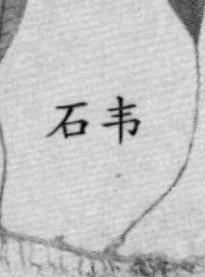
石韦

【性味】味苦，性平，无毒。

【主治】治劳热邪气，利小便，可以治愈烦下气，通膀胱，补五劳，安五脏，祛恶风，益精气。治遗尿淋沥，炒后为末，用冷酒调服，治背部的痈疽。主崩漏、金疮，清肺气。

仙人草

【释名】生长在庭院间，高6～10厘米，叶细有齿，像离鬲草。北方不能生长。

【主治】主治小儿酢疮。疮头小而硬的，则煮汤洗浴，同时捣烂后敷搽。丹毒入腹的，可饮冷药，并用此药洗浴。另外，捋成汁滴目，可明目、去翳。

石斛

【释名】石斛又名鲜石斛、铁皮石斛、金钗石斛、霍石斛、耳环石斛。

【性味】味甘，性平，无毒。

【主治】养胃生津，主治热病伤津症，胃阴不足症；滋阴除热阴虚津亏虚热不退，消渴；聪耳明目、轻身，使人肌肤润泽，精力旺盛，不易衰老，强腰，治阴虚视弱，阴虚腰膝软弱。

【附方】本品味甘平，用治热病津伤烦渴，或胃热伤阴之舌干口渴，能养胃生津；用治阴虚津亏虚热不退，或内热消渴，能滋阴生津除热。通过滋肾阴，又能聪耳明目、轻身，使人肌肤润泽，精力旺盛，不易衰老、强腰膝，治阴虚视弱及腰膝软弱等症。鲜品较干品清热生津力大，热病伤阴多用；一般阴虚症多用干品。

1. 本品益胃滋阴生津，治热病津伤烦渴，常以鲜品配鲜牛地、麦冬、天花粉等药同用；治胃阴不足之舌干口渴，常与沙参、玉竹、麦冬等同用，如祛烦养胃汤。

2. 本品滋肾阴而退虚热，治阴虚津亏虚热不退，常与生地黄、麦冬、白薇、地骨皮同用。

3. 本品滋阴聪耳明目、轻身，使人肌肤润泽，精力旺盛，不易衰老、强腰膝，治阴虚视弱，常配菊花、枸杞子、菟丝子、熟地黄等同用，如石斛夜光丸；治肾阴不足之腰膝软弱，常与熟地黄、枸杞子、牛膝、女贞子等同用。

八、毒草类

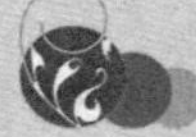

鬼芋

【释名】经过二年生的，根大得像碗和芋魁。它的外表纹理为白色，味道麻人。出产于江苏、四川，福建中部的人也栽种它。

鬼芋

【加工】八九月份后掘出根，必须擦洗干净，捣烂或者切成片状，以灰汁煮沸十几次，再用水淘洗五遍，即成冻子。不用灰汁就不能制成。切成细丝，用沸水烫后，再放入五味调和后吃。它的形状像水毒丝。

根

【性味】味辛，性寒，有毒。

【主治】治痈肿风毒，磨烂敷在患处。捣碎用灰汁煮了制成饼，加五味调和后吃，主消渴。

【发明】按照《三元延寿书》的说法：有人患有结核病，

百物不忌，看见邻居家里有鬼芋，乞求了一些来吃，味道较美，于是就常吃，因而把结核病治好了。另有几个患腮腺炎的患者，经常吃它，病也痊愈了。

凤仙

【释名】 苞中间有籽，像萝卜子但小些，呈褐色。果实堆叠的样子大如樱桃，形状稍长一些，颜色如毛桃，生时呈青色，成熟后变黄色，碰触到它就自己裂开，皮卷起如拳头一样。

【加工】 人们采它的粗茎用酱或用盐腌制，脆美可口。嫩花用酒浸入一夜，也可以吃。

茎、叶

【性味】 味苦、甘、辛，有小毒。

【主治】 有散血通经，软坚透骨作用。治鸡鱼骨刺卡在喉咙里、误吞铜铁、跌打肿痛。

花

【性味】 味甘，性温、滑，无毒。

【主治】 治蛇伤，擂酒服下就好。另治腰胁疼痛难忍，晒干研成粉末，空腹时用酒每次服用 15 克，活血消积。

籽

凤仙

【性味】 味苦，性温，有小毒。

【主治】 主治难产，骨刺卡喉，软骨散积块。厨师烹调硬肉时，投入几粒，容易煮烂。

【附方】 治骨鲠得很危险的人：白凤仙籽研在水里，用竹筒灌入咽喉中，其物立即变软，不可以碰着牙齿。或者用根捣成汁灌服，更好。

杖打肿痛：凤仙花、叶捣如泥，涂肿破处，干了再涂上，夜间结血自散，即愈，十一二月份则收采干的研末，用水和涂。

甘遂

【释名】 为大戟科多年生草本植物甘遂的块根。主产于陕西、山西、河南等地。又名制甘遂、醋甘遂。

【加工】春季开花前或秋末茎叶枯萎后采挖，撞去外皮，晒干。醋制用。

【性味】味苦，性寒，有毒。

【主治】主要用治水湿壅盛所致水肿胀满、二便不能，形症俱实的阳实水肿症，以及痰饮积聚，胸满气喘，或痰涎壅盛，癫痫发狂者。外用还可消肿结以治痈肿疮毒。

【附方】本品泻水逐饮之力颇峻，服后可致连续泻下，使潴留之水饮排出体外。适用于水湿壅盛，水肿胀满、腹大如鼓之症，可单味应用，一般与其他逐水药同用，常配伍大戟、芫花、牵牛子等，如舟车丸；用治痰饮积聚，胸胁积液，胸满气喘胁痛者，常与大戟、芫花配伍，以大枣煎汤送服，即十枣汤；治疗水饮与热邪结聚所致水饮结胸，气逆喘促者，与大黄、芒硝同用，即大陷胸汤。

甘遂

本品因能峻下通利，又可用于热结便秘，如《圣惠方》单用甘遂末炼蜜为丸服，用治二便不通。现代治疗重型肠梗阻、肠腔积液较多者，以甘遂与大黄、厚朴、桃仁等同用，如甘遂通结汤。又取本品攻逐痰饮之功，可用治痰涎壅盛所致癫痫，如《济生方》遂心丹，与朱砂共为末制丸服。

本品外用有消肿散结作用，可用治痈肿疮毒，生品研末水调外敷。

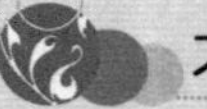

大戟

【释名】为大戟科多年生草本植物、大戟或茜草科多年生草本植物红芽大戟的根。

【加工】春季未发芽前，或秋季茎叶枯萎时采挖，除去浅茎及须根，洗根，晒干。醋制过用。

【性味】味苦，性寒，有毒。

【主治】泻水逐饮水肿胀满，痰饮积聚；消肿散结痈肿疮毒，瘰疬痰核。本品苦寒下泄；通利二便，而为泻水逐饮之峻药，功同甘遂而药力稍逊，适用于水肿胀满、痰饮

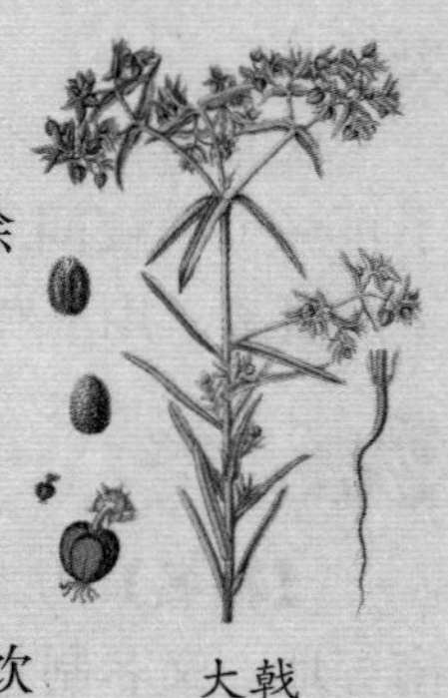

大戟

积聚等症。又具辛散之性，能消肿散结，用治痈肿疮毒、瘰疬痰核，内服、外用均可。

【附方】本品泻水逐饮，适用于水肿胀满，大腹水肿之症，多与甘遂、芫花等同用，使逐水力更峻，如十枣汤、舟车丸；用于痰饮积聚，胸胁积液、胸满气促者，常与甘遂、白芥子同用，如控涎丹。

本品能消肿散结，用于热毒痈肿疮疡及痰火凝聚的瘰疬痰核，内服外敷均可，可配以山慈姑、雄黄、麝香等，如紫金锭。

半夏

【释名】我国大部分地区有野生，产于四川、河南、湖北、贵州、安徽等地。为天南星科多年生草本植物半夏的块茎。

【加工】夏秋两季采挖，洗净，除上皮及须根，晒干，为生半夏。一般用生姜、明矾等炮制后使用，称为制半夏。用时切片。

【性味】味辛，性温，有毒。

【主治】治燥湿化痰，痰多咳嗽气逆，痰饮眩晕，风痰肢麻不遂；降逆止呕胃气上逆呕恶；消痞散结胸脘痞闷，梅核气，瘿瘤痰核，痈疽肿毒，又治胃不和卧不安等。

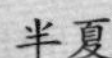
半夏

【附方】本品燥湿化痰而兼止咳，治咳喘气逆、痰多色白，常配陈皮、茯苓、甘草同用，如二陈汤；若寒盛而痰多清稀者，可配细辛、干姜等温肝化饮之品；若见热象，痰稠色黄者，则需与清热化痰的黄芩、瓜蒌、知母、桑白皮等同用。治痰湿上犯之眩悸失眠，常配白术、天麻、陈皮、茯苓同用，如半夏白术天麻汤。治风痰吐逆、头痛肢麻、半身不遂、口眼㖞斜等症，常以之辅天南星、白附子等药为用，如玉壶丸、青州白丸子。

本品既善燥湿降逆止呕，又性温和兼散寒，主治胃寒及痰饮呕吐，常与生姜配伍使用，如小半夏汤。若治其他原因所致的呕恶，当据情配伍它药。用治胃虚呕吐，常与人参、白蜜等同用，如大半夏汤；治胃热呕吐，常与黄连、竹茹等同用，如黄连橘皮竹茹半夏汤；至于妊娠呕吐，又常与苏梗、砂仁、生姜、竹茹等理气安胎、和胃止呕之品同用。本品既善燥湿消痞，又能散结消肿，治痰湿中阻之胸脘痞闷胀满，症偏寒者，常与厚朴、陈皮、苏梗、木香等同用；症偏热者，常与黄芩、黄连、山栀子等同用。若治痰热互结之心下坚痞作痛，当与全瓜蒌、黄连同用，如小陷胸汤。若治瘿瘤痰核，常与昆布、海藻、浙贝母、夏枯草等同用。若治痈疽肿毒未化脓者，可单用生品为末，醋调外敷。

此外，取其和胃之功，治胃不和卧不安，每与秫半合用，如牛夏秫米汤；取其行湿润燥之功，治老人火衰便秘，每与硫黄合用，如半硫丸。

附子

【释名】主产于四川，湖北、湖南等省亦有栽培。为毛茛科多年生草本植物乌头的子根的加工品。

【加工】6月下旬至8月上旬采挖，除去须根及泥沙，然后加工成盐附子、黑附片及白附片。

【性味】味辛，性温，有毒。

【主治】回阳救逆亡阳症；补火助阳肾阳虚诸症，脾肾阳虚症，阳虚水肿症，阳虚外感症；散寒止痛寒湿痹痛。

【附方】本品大辛大热，为纯阳燥烈之品，其性善走，功能峻补下焦之元阳，而逐在里之寒湿；又可外达皮毛，而散在表之风寒。用治亡阳欲脱、脉微欲绝者，可以回阳复脉；用治肾阳不足，阳痿滑精，腰膝冷弱者，可以补火壮阳；用治阴寒内盛，脘腹冷痛，呕吐泄泻，痰饮水肿尿少者，可以温里散寒而逐冷湿；用治风寒湿痹，而致恶寒发热脉沉者，可以助阳发表。此外，与补益药同用，可治一切内伤不足、阳气衰弱之症。总之，彻内彻外，“果有真寒，没有所不治”。

本品能回阳救逆，用于亡阳症，常与干姜、甘草同用，即四逆汤。若阳衰复有气脱，见大汗淋漓、气促喘急者，可与大补元气之人参同用，即参附汤。

本品补火助阳，用于各种阳虚症。若肾阳不足，命门火衰者，常与肉桂、熟地、山萸肉等同用，如桂附八味丸；阴寒内盛，脾阳不足者，可与人参、白术、干姜等同用，如附子理中丸；脾肾阳虚，水气内停者，可与白术、茯苓等同用，如真武汤；阳虚复感风寒脉沉者，可与麻黄、细辛同用，如麻黄细辛附子汤；

阳虚自汗者，可与黄芪、桂枝、白芍等同用。亦可与人参、桂枝等同用，治心阳衰弱之心悸气短等症。

本品散寒止痛，用于寒湿痹痛，可与桂枝、白术等同用，如甘草附子汤。

卷四　谷部

李时珍说："太古生民无食粒，只茹毛饮血。"人以吃谷为主，五谷杂粮是我们赖以生存的主要食品，我们每天都食用，可是你了解它吗？它还有药的功效。

一、稻类

稻

【释名】就是糯米，它的种类很多，谷壳有红、白两种颜色，有的有毛，有的没有毛。米也有红、白两种颜色，红的糯米用来酿酒，酒多糟少。

【性味】味甘，性温，无毒。

【主治】主治温中，使人发热，大便干结。使人气血充足，通畅，可解莞毒、斑蝥的毒。有益气止泄的功能，把一碗糯米碾碎后和水服用，可以止霍乱后呕吐不止的情况。把它与骆驼脂调和后做成煎饼服食，可以治痔疮。把它做成粥服食，可以消渴。

稻

米泔

【性味】味甘，性凉，无毒。

【主治】主治益气，止烦渴霍乱解毒。食鸭肉不消化者，立即饮一杯，即可消除病症。

稻花

【加工】放置阴凉处晾干。

【主治】有白牙、乌须作用。

稻秆

【性味】味辛、甘，性热，无毒。

【主治】主治黄疸，将它煮成汁，浸洗，接着又将谷芒炒黄研为末，

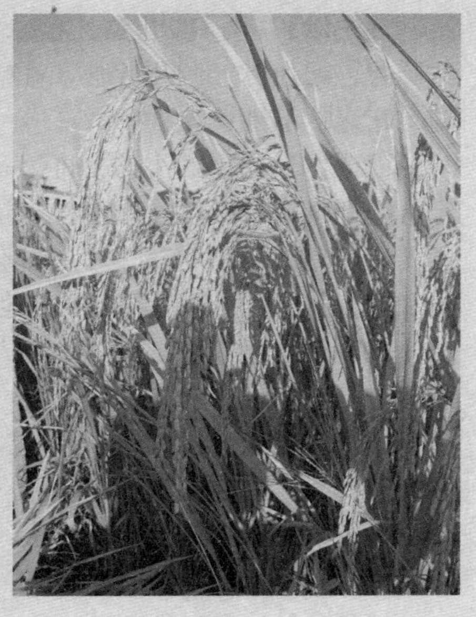

和酒服用。将它烧成灰，可以医治跌打损伤。烧成灰浸水渴，可以止消渴。将稻秆垫在鞋内，可以暖脚，去寒湿气。

【发明】湖南李从事从马上跌下受伤，就曾用糯稻秆烧成灰，将新熟酒连酒糟放点盐，取汁过滤后，浇在痛处，立即就好了。还有一人虱虫进入耳内，头痛难忍，用了很多种药都不见效。改用稻秆灰煎成汁滴进耳内，虱虫马上死后随汁流出。

谷芒

【主治】主治黄疸病。制成粉末，和酒服用。煎成汁饮用。煎汁饮用，又可解虫毒。

糯糠

【主治】主治牙齿发黄，烧后取它的白灰，天天擦牙。

【附方】治鼻出血不止，服药没有效：用糯米炒成微黄，为末。新井水调服 10 克，再吹少许入鼻中。

治噤口痢：用糯谷 1800 克爆出白花，去壳，用姜汁拌湿再炒，研为末。每次用白开水服下一匙，三次即止。

竹刺入肉：用糯米 5400 克，于端午前 49 日，冷水浸之。一日换两次水，轻轻淘转，勿令搅碎。于端午日取出阴干，用绢袋盛好，挂通风处。每次用时即取，炒黑研为末，冷水调如膏药，贴一夜，刺即拔出留在药内。木入肉亦同。一切痈肿金疮贴之都有效。

治疯狗咬伤：糯米一碗，斑蝥 7 枚同炒，斑蝥黄去之，再入 7 个，蝥黄又除去，又入 7 个，待米出烟，去斑蝥研为末，油调敷于患处，小便利，恶物下，就痊愈了。

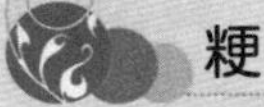

粳

【释名】有早、中、晚三季稻，南方雨水多，适宜种植水稻。北方土地平坦，只有润泽的地方适宜种植旱稻。和大米相同，是稻谷的总称。

粳米

【性味】味甘，性平，无毒。

【主治】主益气，止烦，止渴，止泄痢。温中，和胃气，长肌肉。健壮筋骨，益肠胃，通血脉，调和五脏，益精强志，聪耳明目、轻身，使人肌肤润泽，精力旺盛，不易衰老。

【附方】初生的小孩，将粥煮成乳汁状适量地喂食，可以开胃、助食。经常吃干粳饭，可以使人不噎。新米刚开始吃，会动风气。陈米下气，以患者尤为适宜。但不能和苍耳一同吃，否则叫人猝然心痛，这时应赶快烧仓米灰和蜜浆服用，不然可置人于死地。粳有早、中、晚三季，以晚白米居第一。迟粳、晚粳得金气多，故色白者入肺而解热也。早粳得土气多，故赤者益脾而白者益胃。

光粳米

【性味】味甘，性平。

【主治】可助胃益精。

白粳米

【性味】味甘，性寒。

天落黄

【性味】味甘，性平。

【主治】益胃功效与其他粳米相同，陈米养胃不滞。

红莲米

【性味】味甘，性平。

【主治】能健胃和脾，大补人的元气，是米中佳品。

淅二泔

第二次的淘米水，清澈可用，所以称为淅二泔。

【性味】味甘，性寒，无毒。

【主治】可清热，止烦渴，利小便，凉血。

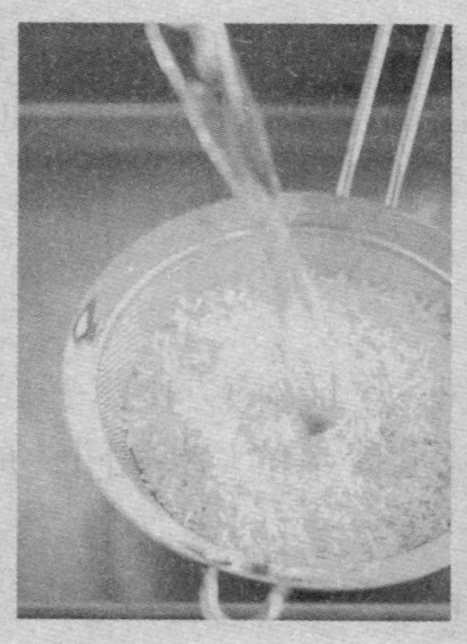

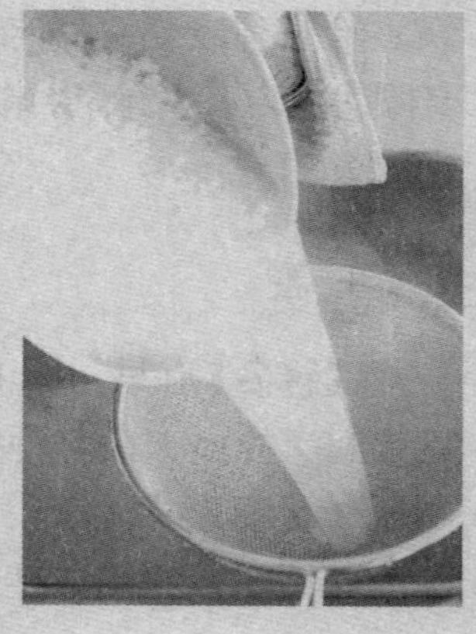

炒米汤

【主治】益胃除湿但不驱火毒，使人口渴。

粳谷奴

谷穗呈煤黑色即是。

【主治】主治奔跑后气喘喉痛，将它烧后研碎，和酒服用，立即见效。

禾秆

【主治】可解砒霜毒。先将它烧成灰，然后以刚打出的井水淋汁，所得汁再过滤清澈，冷服一碗，毒即可排除。

【附方】治米瘕，嗜吃生米，久亦毙命：可用白米900克，鸡屎1.8千克，一同炒焦研为末，用水1升顿服。不一会便可吐出瘕，如研米汁或白沫淡水，乃愈也。

治自汗不止：有绢包粳米粉，频频扑上。

治小儿初生没有皮，色赤，但有红筋，乃是早产的新生儿：用早白米粉扑上，肌肤自生。

治吐血、流血不止：都以陈米淘水，温服一杯，每日3次。或以麻油或萝卜汁滴入鼻孔。

治赤鼻酒齇：淘米水每日食后饮用。外以硫黄放入大菜头内，煨烂后研成末，涂搽。

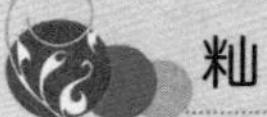

籼

【释名】和粳相似但颗粒小。现在的品种也有很多，有红、白两种颜色，和粳米大同小异。又名旱稻。

籼米

【性味】味甘，性温，无毒。

【主治】最主要的作用是能温中益气，养胃和脾，除湿止泄。

米粃

【性味】味甘，性平，无毒。

【主治】主治能肠开胃，下滞，磨积块，作为粮食，可充饥，能使人皮肤光滑，可作为疗养之品。

舂杵头细糠

【性味】味辛、甘，性热。

【主治】主治呃噎，可以刮了舂杵头细糠含之。把它烧成灰，和水服用，可使孕妇顺产。

黄茎籼

【性味】味甘，性温。

【主治】养容健身，健脾，调和中气。煎汤服用可以止痢疾。

二、麦类

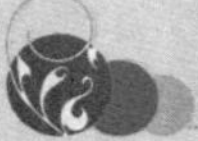

小麦

【释名】是五谷中价值最高的。小麦秋季播种，冬季生长，春季开花，夏季结实。

【性味】味甘，性寒，无毒。

【主治】可以除热，止烦渴，咽喉干燥，利小便，补养肝气，止漏血唾血，可以使女子易怀孕。补养心气，有心病的人适宜食用。将它煎熬成汤食用，可治淋病。磨成末服用，能杀蛔虫，将陈麦煎成汤饮用，还可以止虚汗。将它烧成灰，用油调和，可涂治各种疮及汤火灼伤。

小麦

浮麦

【性味】味甘、咸，性寒，无毒。

【主治】主治益气除热，止自汗盗汗。治大人、小孩结核病虚热，妇女劳热。

面

【性味】味甘，性温，有微毒。

【主治】主治补虚，长时间食用，使人肌肉结实，养肠胃，增强气力。它可以养气，补不足，有助于五脏。将它和水调服，可以治疗中暑、马病肺热。将它敷在痈疮伤处，可以散血止痛。

麦麸

【主治】主治瘟疫和热疮、汤火疮溃烂、跌伤折伤的瘀血，用醋和麦麸炒后，贴于患处即可。将它醋蒸后用来熨手脚风湿痹痛，寒湿脚气，交替使用直到出汗，效果都很好。将它研成末服用，能止虚汗。凡人身体疼痛及疮肿溃烂流脓，或者小孩夏季出痘疮，溃烂不能睡卧，都可以用夹褥盛麦麸缝合来垫铺，因麦麸性凉并且柔

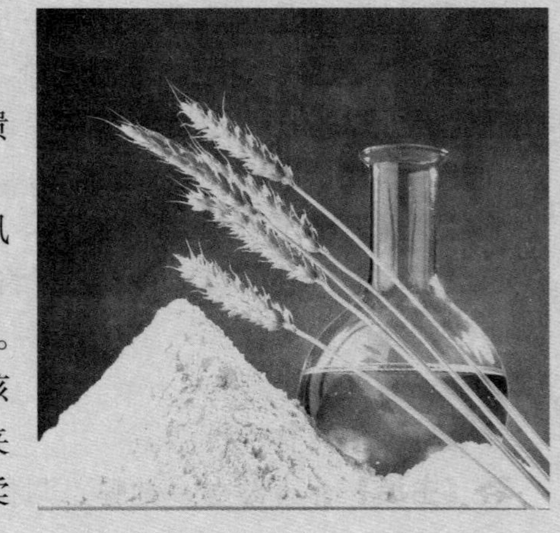

软，这的确是个好方法。

麦粉

就是用麸皮洗筋澄出的浆粉。现在的人多用它来浆衣服。

【性味】味甘，性凉，无毒。

【主治】主治补中，益气脉，和五脏，调经络。炒一碗麦粉和汤服下，能止痢疾。熬成膏状，能消一切痈肿、火烫伤。

面筋

【性味】味甘，性凉，无毒。

【主治】主治解热和中，有劳热之人适宜将它煮吃，能宽中益气。它是麸在水中揉洗而成，是素食的主要物品，煮着吃性凉，现在人们多用油炒而食，则性热。

麦麨

就是糗，是将小麦蒸熟后磨成的面。

【性味】味甘，性寒，无毒。

【主治】主要能消渴，止烦。

麦苗

【性味】味辛，性寒，无毒。

【主治】主要能消除酒毒暴热、黄疸目黄，将它捣烂绞成汁，每日饮用。它还可以解虫毒，将麦苗煮成汁服用。此外，可以解除瘟疫狂热，除烦闷消胸膈热，利小肠，将它制成粉末吃，可使人面色红润。

麦奴

麦穗将要成熟时，上面有黑霜的就是麦奴。

【主治】主治热毒，能解丹石毒及各种阳毒温毒，发热口渴温疟病症。

麦秆

【主治】可治疣痣，去除坏死组织。

【附方】治消渴：小麦做饭及粥食。

治老人小便五淋：小麦1800克，通草100克，水3升煮至1升，饮后即愈。

治颈上长瘤：用小麦1800克，醋1升浸泡，晒干后为末，海藻磨末150克和匀，酒送服，每日3次。

治白癜风：用小麦摊在石上，烧铁物压出油，搽患处甚效。

治小便尿血：麸皮炒香，用肥猪肉蘸食。

治中暑猝死：井水和面一大把，服。

治吐血：面粉略炒，京墨汁或藕节汁，调服10克。

治衄血，口、耳、鼻皆出者：白面加盐少许，冷水调服15克。

治咽喉肿痛，不能进食：白面和醋，涂喉外肿痛处。

治妇女乳腺炎：白面250克炒黄，醋煮为糊，涂后即消。

治折伤：白面，栀子仁同捣，水调敷伤处即散。

治小儿口疮：寒食面，硝石水调，涂足心，男左女右。

大麦

【释名】它和小麦的功效大致相同。麦粒比其他麦都大，所以叫大麦。还有黏性的大麦，叫糯麦，可以用来酿酒，做糖。

【性味】味咸、甘，性温、寒，无毒。

【主治】主消渴除热毒，益气调中。滋补虚劳，使血脉强壮，对肤色有益，充实五脏，消化谷食，止泄，不动风气。长期食用，可使人长得又白又胖，肌肤滑腻。

大麦

面

【主治】能平胃止渴，消食，治疗腹胀。长期食用，可使人头发不白。用它和朱砂、没石子等药物，还可以将头发染成黑色。它还能宽胸下气，凉血，消食开胃。大麦性平凉，口感滑腻。曾有人患喉炎，吃东西难以下咽，用大麦面做成稀糊，吃后助胃气。平和三伏天，古代朝廷将面赏赐给下臣，也是因为它性凉，能消暑热，对脾胃有益。

【发明】震亨说：大麦刚成熟的时候，人们因缺粮所以多将它炒着吃，因它炒吃性热，所以会使人发热。另一种说法：长时间食用会伤肾，应戒掉。

大麦苗

【主治】将其捣汁每天服用，能治各种黄疸，利小便。冬季手脚长冻疮，可将大麦苗煮成汁浸洗。

大麦奴

【主治】能解发热疾病，消除药毒。

【附方】

主治刀剑椎戳，腹破肠出：可用大麦900克，水9升，煮以取4升，棉布过滤取汁待极冷，令患者卧席上，含汁喷肠，肠渐入，再喷他的背。不要让患者知晓病情及外人探看，否则肠不入，就抬席四角轻摇，使肠自入。10日内，进少许流质饮食，慎勿惊动。

治麦芒偶入目中：大麦煮汁洗，即出。

荞麦

【释名】南方种植较少，只能做成粉或做成糕饼吃，是农家冬季的粮食。苗高30 ~ 60厘米，红茎绿叶，开白色的小花，繁密点点，果实累累，立秋播种，七八月份收割，磨成面食用。

【性味】味甘，性平、寒，无毒。

【主治】主要能充实肠胃，增长气力，提精神，除五脏的滓秽。做饭吃，能解丹石毒，治疗效果非常好。用醋和粉调好，可涂治小孩丹毒红肿热疮。它能降气宽肠，消积滞，消热肿风痛，除白浊白带，脾积止泻。用砂糖水调和炒面10克服食，能治痢疾。将它炒焦用热水服，能治肠绞痛。

叶

【主治】能下气，对耳目有好处。吃多了，可使人轻微腹泻。

秸

【主治】将它烧成灰淋汁用碱熬干，用等量的石灰和蜜收炼，治溃烂的痈疮，去除坏死组织和面痣，效果最好。

【附方】主治水肿喘满：生大戟5克，荞麦面10克，加水做饼，烘熟研末，空腹用茶服，以大小便利出为度。

治男子白浊，女人带下：用荞麦炒焦研末，鸡蛋清调和制成丸。每服50丸，盐汤送服，每日3次。

治噤口痢：荞麦面每次服10克，砂糖水调下。

治背部痈疽及一切肿毒：荞麦面、硫黄各100克，研为末，再用井华水和做饼，晒干收藏。每吃一饼，磨水敷，很快止痛而痊愈。

治汤火伤：用荞麦面烽黄，研末，水和敷之。

治颈淋巴结肿大：用荞麦（炒，去壳）、海藻、白僵蚕（炒，去丝）等份研为末，白梅浸汤，取半量的肉，和丸呈绿豆大，每次服六七十丸。饭前服用，每日五服，毒便从大便泄去。若与淡菜连服尤妙。忌豆腐、鸡、羊肉、酒及面。

治痘疮溃烂：荞麦粉反复敷涂。

治痘黑凹陷不起：荞麦面煮食，即发起。

治肠绞痛：荞麦面一撮炒后，加水调服。

三、稷粟类

菰米

【释名】生于湖泊中，果实像米，很稀有。九月份抽出茎，花像苇。果实长 3 厘米左右，秋霜过后采摘，皮呈黑褐色。它还有一名叫雕菰。又名茭白。

【性味】味甘，性寒，无毒。

【主治】止渴，解烦热，调理肠胃。

黍子

【释名】有黏性的稷，就是黍米。有红、白、黄、黑几个品种。白黍米黏性次于糯米，红黍米黏性最强，可以煮粥。可以包粽子吃。

【性味】味甘，性温，无毒。

【主治】主治益气，补中。长时间食用使人发热，心烦；引发旧病，搅乱五脏；使人瞌睡，筋骨乏力。小儿不适宜多吃，否则会使他行走能力延迟。小猫、小狗吃了，可使脚弯曲。将黍米和葵菜、牛肉同食，使人易患寄生虫病。将它烧成灰后，用油调和，涂抹于棒伤处，可以止痛。还可以将它嚼成浓汁，涂治小孩的鹅口疮。

丹黍米

【性味】味甘，性寒，无毒。

【主治】可以治疗咳嗽哮喘、霍乱，止泄痢，除热，止烦渴。

【附方】

主治食鳖引起的包块：用新收的红黍米的淘米水，生服 1 升，两三天就可以治愈。但它不能和蜜及葵菜一起吃。

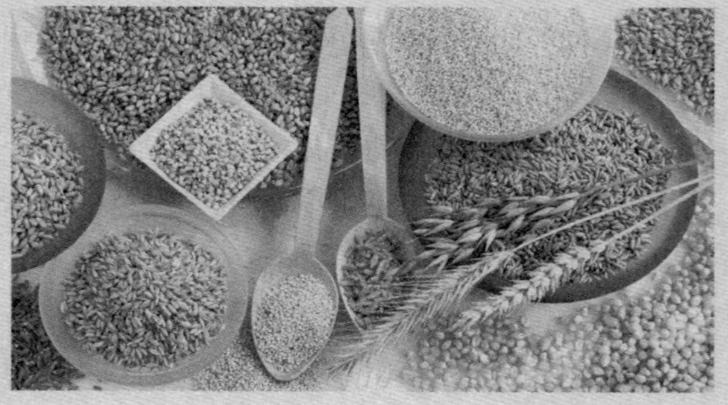

穰茎并根

【性味】味辛，性热，有

小毒。

【主治】煮成汁喝，可解苦瓠毒，用它来洗浴身体，可去水肿。将它和小豆煮成汁服用，可利尿。把它烧成灰和酒服送，可以治疗妊娠尿血。有人家取用它的茎穗做成扫帚扫地。用它的腐茎煮水来沐，可治水肿。

【附方】主治男子阳痿：黍米 100 克，煮成稀粥，和酒同饮，发汗至足即愈。

治心痛久不愈：黍米淘汁服用。

治骨关节脱臼：用黍米粉、铁浆粉各 250 克，葱 500 克，同炒存性，研成末。用醋调服 3 次后，水调入再加少许醋贴之，大效。

治小儿鹅口疮，不吃乳：丹黍米嚼汁涂搽。

饮酒不醉：赤黍渍以狐血，阴干。饮酒时，取一丸置舌下含之，令人不醉。

令女人不妒：赤黍同米仁为丸，服用。

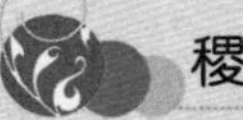

稷

【释名】稷与黍，属同一类的两个品种。又叫稷米，也称粢。质黏的是黍，不黏的是稷，稷可以作为饭食，黍可以用来酿酒。

稷米

【性味】味甘，性寒，无毒。

【主治】主治益气，补不足，可以治疗热毒、解苦瓠毒。也可作为饭食，安中利胃益脾，凉血解暑。

根

【主治】主治心气痛，难产。

【附方】

主治背部痈疽：将米粉熬黑，以鸡蛋清调和涂于绢帛上，剪孔贴患处，干了则换，治疗效果非常好。

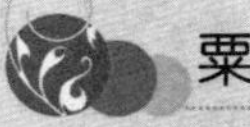

粟

【释名】有黏性的是秫，没有黏性的是粟。所以称秫为黏粟。谷穗大且毛长、颗粒大的就是高粱；小的就是粟，又叫籼粟，北方人称它为小米。

粟米

【性味】味咸，性寒，无毒。

【主治】主治养肾气，去脾胃中热，益气。陈粟米，味道苦，性寒。主治胃热消渴，利小便，止痢，抑制丹石毒。加水服用，能治热腹痛和鼻出血。制成粉末，用水过滤成汁，能解多种毒，能治霍乱以及转筋入腹，又以镇静安神。能解小麦毒，发热、反胃和热痢。用它煮成粥食用，对丹田有好处，可以补虚损，开肠胃。但不能和杏仁一起吃，否则会让人上吐下泻。

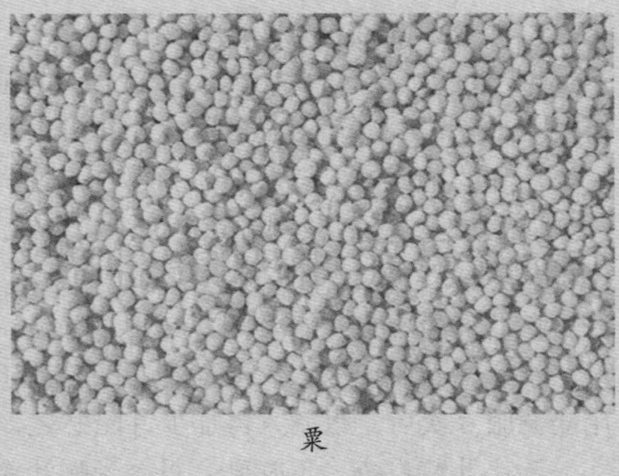
粟

粟泔汁

【主治】主治霍乱突然发热，心烦渴，喝了粟泔汁可立即病愈。

臭泔

【主治】止消渴，特别有效。

酸泔和淀

【主治】用来洗浴瘙疥，能杀虫。喝它，治痔。把它和臭樗以煎熬服用，能治小孩消化不良和腹泻。

粟糖

【主治】主治痔漏脱肛，配合各种药薰患处。

粟奴

【主治】粟苗抽穗时长出煤黑色的就是粟奴。有利小肠，除烦闷的作用。

【附方】主治异物进目不出：用粟米7粒，嚼烂取汁，洗后即出。

治汤火灼伤：将粟米炒焦加水，澄清后取汁，煎稠如糖。频敷患处，能止痛，消瘢痕。

治熊虎爪伤：嚼粟米涂患处。

治鼻出血不止：粟米粉同水煮服用。

治小儿丹毒：嚼粟米敷患处。

治反胃吐食，脾胃气弱，消化不良，汤饮不下：用粟米半升

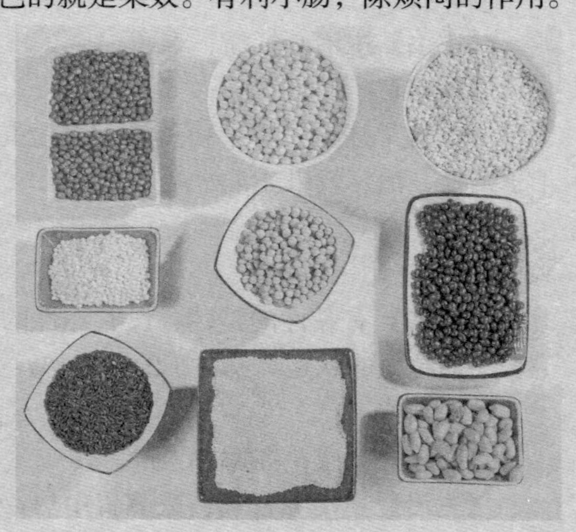

磨粉，加水调成梧桐子大的丸，7 枚熟，放点盐，空腹和汁吞下。有的认为纳入糖醋吞更好。

治胃热消渴：以陈粟米煮饭，干后食用，治疗效果非常好。

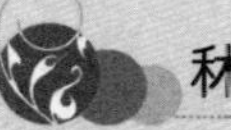

秫

【释名】北方人称黄糯，也称黄米。酿酒劣于糯米。

秫米

【性味】味甘，性寒，无毒。

【主治】主治寒热，利大肠，可治疗漆疮。能治筋骨挛急，除疮疥毒热。

【发明】宋代元嘉年间，有个人吃鸭成癖，医生用秫米粉调水让他服用，开始烦闷急躁，过了一会儿，吐出一团鸭毛，病就好了。秫米性太黏滞，很不容易消化，小孩不宜多吃。

【附方】将生秫米捣碎和上鸡蛋清，敷于青肿患处，治疗效果非常好。被狗咬伤或生冻疮，将秫米嚼碎敷于伤处，也很有好处。它又有治阳盛阴虚、失眠，以及吃鹅鸭积成症结。

根

【主治】煮汤可以用于洗风疾。

【附方】主治赤痢：秫米一把，鲫鱼一条，煮粥食用。

治筋骨挛急：用秫米 180 千克，曲 54000 克，地黄 500 克，茵陈蒿炙黄 250 克，按照酿酒法服用，效果不错。

治肺疟寒热，痰聚胸中，病时令人心寒，寒热交替伴惊恐不安：常山 15 克，甘草 2.5 克，秫米 35 粒，水煎，于发病时分作 3 次服。

治妊娠下水，黄色如胶：秫米、黄芪各 50 克，水 7 升，煎成 3 升，分 3 次服。

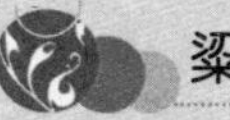

粱

【释名】有黄粱、白粱、红粱几个品种。是谷子中的良种。

黄粱米

【性味】味甘，性平，无毒。

【主治】主治益气，和中，止泄痢。除邪风顽痹，止霍乱，得小便，除烦热。

白粱米

【性味】味甘，性寒，无毒。

【主治】主治除热，益气，舒缓筋骨。凡是患有胃虚且呕吐的人，用二碗米汁、一碗姜汁，一起服用，治疗效果非常好。做成饭食用。有和中、止烦渴的作用。

青粱米

【性味】味甘，性寒，无毒。

【主治】主治胃痹，热中，消渴。有止泄痢，利小便，益气补中，使人年轻长寿的作用。煮成粥吃，能健脾，治泄精。现在粟中颗粒大且色呈青黑色的就是青粱米。它的谷芒多而米少，因它承受金水之气，所以性最凉，而对患者有宜。

可以将米用纯醋连泡3天，蒸晒100次，然后把它贮藏好，远行时，白天吃一顿，可以度过10天。

【附方】治霍乱大渴不止，多饮则对人有害：黄粱米9千克，水10升，煮成3升，稍稍呷饮。

治小儿鼻干没有涕，脑热：用黄米粉、生矾末，每次5克，水调后贴囟门上，每日两次。

治小儿丹毒：用土番黄米粉，和鸡蛋清敷，即愈。

治小儿遍身生疮，面如火烧：以黄粱米研粉，用蜜水调涂搽，治好即停用。

治霍乱不止：用白粱米900克，水1升，一起煮粥食。

治手足生疣：取白粱米粉，铁桃炒红研成末，以众人唾沫和之，厚3厘米，涂上立即消。

治脾虚泄痢：用青粱米900克，神曲180克，日日煮粥食，即愈。

治老人血淋：用车前子900克，绵裹煮汁，加青粱米720克，煮汁常食。

治中一切药毒，烦闷不止：用甘草150克，水5升，煮剩2升去渣，加入青粱粉50克，煎食。

薏苡仁

【释名】米呈白色像糯米，根是白色的，根须相互交结，味甜。薏苡到处都有种植，二三月间老根自己长出。五六月间抽出茎秆，开花结果。

仁

【性味】味甘，性寒，无毒。

【主治】治筋急拘挛、不能伸展弯曲，长时间患有风湿麻痹的患者。可通气，长时间食用，使人舒爽益气。消除筋骨中的邪气，有利于肠胃，消水肿，使人开胃。做饭或面食，能使人不饿。将它煮粥喝，能解渴，杀蛔虫。还可以治肺部慢性疾病，积脓血、咳嗽流鼻涕、气喘。将它煎服用，能解毒肿。还可治脚气，健脾益胃，补肺清热。

【发明】古人辛稼轩曾长一疝，大小像杯子，重重地往下垂。有一个道人把薏苡仁用东墙上的黄土炒后，用水煮成膏状服用。经过几次服食后，疝便消了。程沙后来也得了这种病，辛稼轩将这种方法教给他，也很有效。《济生方》中记载：将猪肺煮熟切成片，蘸薏苡仁末，空腹吃，可治肺损咯血。这是因为薏苡仁可以补肺，猪肺可以疏通经脉。赵君依照这个药方多次服用，很有效果。

根

【性味】味甘，性寒，无毒。

【主治】除肠虫。用它煮汁至烂后很香，可以打蛔虫，很有效。也能用它来堕胎。还可治疗心急腹胀，胸胁痛，只需将它锉破后煮成浓汁服下3升即可。将它捣成汁和酒服用，能治黄疸。

薏苡

叶

【主治】将它作为饮料，味道清香，益中空膈。在夏季煎熬饮服，能暖胃益气血。刚生下来的小孩用它来洗浴，可以使孩子不生病。

【附方】主治久患风挛痹痛，补正气，利肠胃，消肿，除胸中邪气，治筋急拘挛：将薏苡仁研末，同粳米煮粥食用。

治砂石热淋，痛不可忍：用薏苡仁的子、叶或根，水煎后热饮，夏月冷饮，以通为度。

治消渴饮水：用薏苡仁作粥，食用。

治天阴后风湿身疼：麻黄100克，杏仁20枚，甘草、薏苡仁各50克，水4升，煮至2升，分3次服。

治肺肿喘急：用郁李仁100克研末，以水滤汁，煮薏苡仁饭，天天食用。

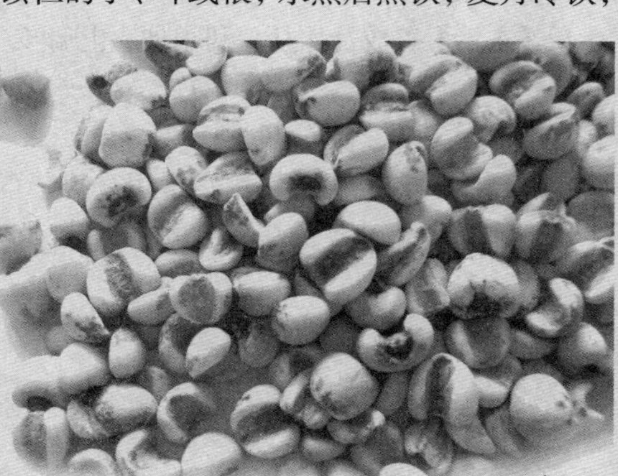
薏苡仁

治肺脓肿咳脓血：薏苡仁500克杵粉，加水3升，煎至1升，酒少许，送服。

肺痈咳唾，心胸甲错者：用醇酒煮薏苡仁至浓，微温时顿服，肺有血者，吐出后即愈。

治肺痈咳血：薏苡仁540克捣烂，水二大盏，煎为一盏，入酒少许，分两次服。

治痈疽不溃：薏苡仁1枚，吞后有效。

治喉肿疼痛：吞米仁一二枚。

玉蜀黍

【释名】长得粗壮，苗有1.0～1.3米高。六七月份开花成穗，苞上有米粒，一颗颗集在一起。颜色有黄白色。又叫玉高粱，它的苗和叶都像蜀黍。

米

【性味】味甘，性平，无毒。

【主治】治小便淋沥及泌尿道结石，疼痛难忍，将它煎成汤连续饮用几次。

蜀黍

【释名】黍梢可以制作成扫帚，现在好多人也用。茎秆很高，形状像芦苇，但中间是实心的，叶也像芦苇，黍穗像大扫帚，颗粒像花椒般大，呈红黑色。

米

【性味】味甘，性温、涩，无毒。

【主治】主治暖中焦，涩肠胃，止霍乱。有黏性的蜀黍米也有此类功效。

根

【主治】煮成汁服用，利小便，止喘咳。烧成灰和酒服用，治疗难产有效。

狼尾草

【释名】古时，铠民用它食用。狼尾草的穗像狼尾。生长在沼泽地。茎、叶、穗粒都像粟，颜色是紫色的，有毛。

米

【性味】味甘，性平，无毒。

阿芙蓉

【释名】罂粟结成青苞时，中午过后用大针刺破它外面的青皮，但不要伤损里面的硬皮，刺破三五处，第二天早晨津流出，用竹刀刮取，收集到瓷器中阴干后可用。它是一种毒品，人吸食后会上瘾。又叫鸦片，就是罂粟花的津液。

阿芙蓉

【附方】罂粟粥治反胃吐食：白罂粟米 540 克，人参末 15 克，生山药 16 厘米细切研末，三物以水 2.3 升，煮至 0.6 升，用生姜汁及盐花少许匀分服。

治久痢不止：罂粟壳醋炙为末，制成蜜丸弹子大。每次服一丸，用水一盏，姜三片，煎至八分，温服。又方：粟壳 500 克去膜，分作三份，一份醋炒，一份蜜炒，一份生用，一并研成末，制成蜜丸芡子大。每服 30 丸，米汤下。

治久嗽不止：粟壳去筋，蜜炙为末。每次服 2.5 克，蜜汤送服。

治久痢：阿芙蓉小豆大小，空腹温水服下。若渴，饮蜜水解。

罂子粟

【释名】叶子形状像白苣。三四月份间出茎结青苞，花开后青苞就脱落。花有四瓣，果就在花中，被花裹着。花开了 3 天过后就凋谢了，而罂果还长

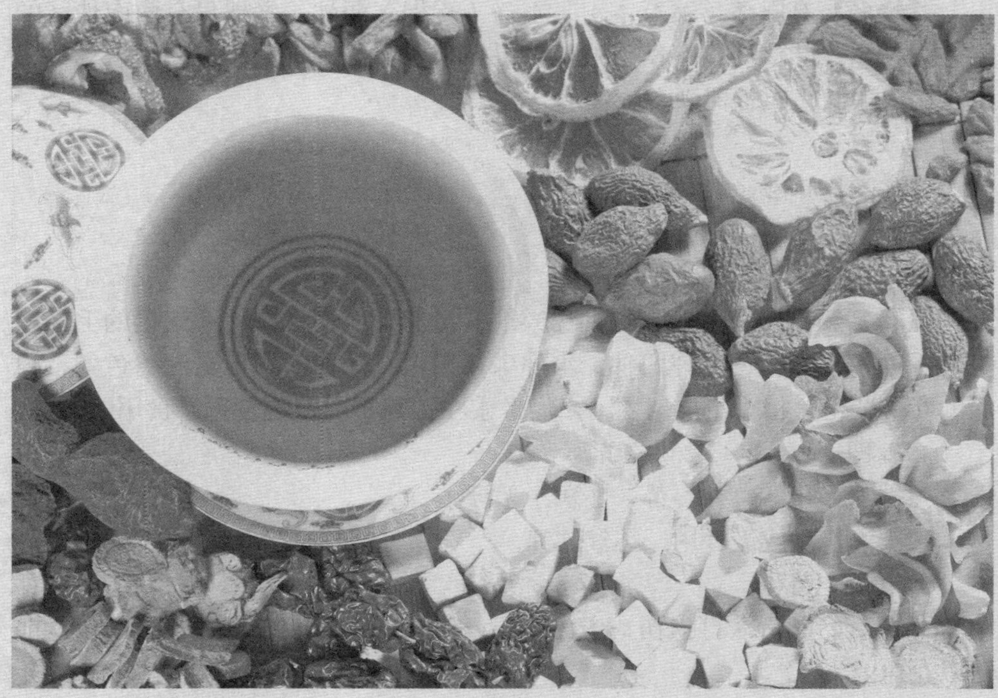

在茎头，长3 ~ 6厘米，像马兜铃大小，上面有盖，下面有蒂，果实中有很小的白米，可以食用，也可以榨油，又叫御米。

米

【性味】味甘，性平，无毒。

【主治】驱风通气，驱逐邪热，治疗反胃胸中痰滞，丹石发动，吃东西不能下咽。将罂粟米和竹沥煮成粥吃，治疗效果非常好。能治疗泻痢，有润燥的功能。但不能多吃，否则会动膀胱气。

壳

【性味】味酸、涩，性寒，无毒。

【主治】能止泻痢，固脱肛，治疗遗精和长时间的喘咳，敛肺涩肠，止心腹筋骨各处的疼痛。

嫩苗

【性味】味甘，性平，无毒。

【主治】具有除热润燥、开胃厚肠的作用。

蓬草子

【释名】有雕蓬（菰草本）、黍篷（青稞）两种。青稞只有西南地区的人才种植它，叶像茭黍，秋季抽穗结果，果实像红黍般大小，去壳可食用，也可用来酿酒，叫青稞酒。

籽

【性味】味酸、涩，性平，无毒。

稗

【释名】茎叶和穗的颗粒都像黍稷，苗像稗而穗像粟，有紫色的毛，就是乌禾。稗有水稗、旱稗两种。水稗生在田中，旱稗的颜色是深绿色的，根上的叶带紫色，梢头生出扁穗，果实像黍粒，是野生植物。可以食用。

稗米

【性味】味辛、甘、苦，性寒，无毒。

【主治】做成饭食用，益气健脾。

根、苗

【主治】能治跌打损伤，出血不止。将它们捣碎或研末敷在患处，立即可以止血。

四、菽豆类

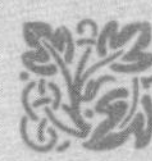

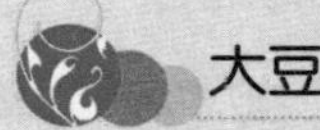

大豆

【释名】大豆几个品种，分黑、黄、褐等颜色，可榨油，也可做豆豉、炒食、做豆腐等，营养很高。在夏至前后播种，苗长达 1.0 ~ 1.3 米，叶呈圆形但有尖。秋季开出成丛的小白花，结成豆荚长达 3 厘米。

黑大豆

【加工】味甘，性平，无毒。

【主治】将它研碎，涂在疮肿处，有一定疗效。将它煮成汁喝，能杀邪毒。能治水肿，消除胃中热毒，伤中淋露，去瘀血，散去五脏内寒，除乌头毒。将它炒黑，趁热放入酒中饮用，能治风痹瘫痪口吃及产后伤风头痛。服食黑大豆可以填腹度饥，吃完饭后生吞 25 克黑大豆，可以聪耳明目、轻身，使人肌肤润泽，精力旺盛，不易衰老，镇心，滋补人。长期服用可以润肌肤，使人长生不老。刚开始服用时好像身体沉重，但一年左右，便可感觉身姿轻盈。黑豆加入盐煮，经常吃，能补肾，这大概是因为豆的形状像肾，且黑色通肾，再加上少许盐，可以补肾。

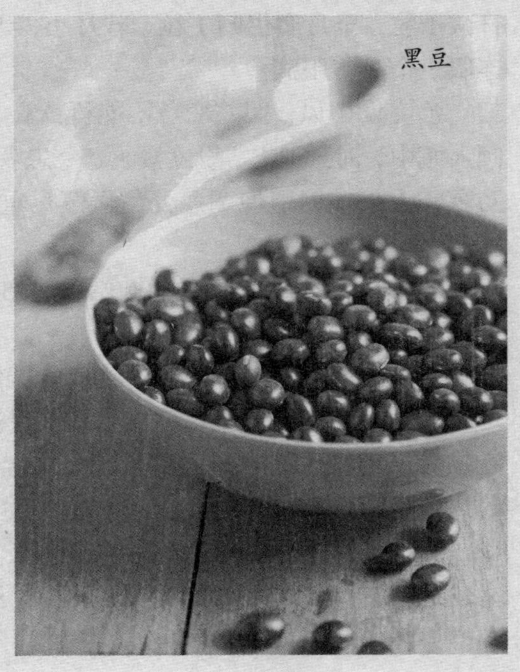

黑豆

【发明】李时珍说：古代药方中称黑豆能解百药之毒，每次试验，结果却不是这样，但加上甘草后，便出奇灵验。这些事情，不能不知晓。

大豆皮

【主治】生用，治疗痘疮和目视物不清。嚼烂敷涂治小儿痘疮。

大豆花

【主治】治目盲，翳膜。

大豆叶

【主治】能治蛇咬，捣碎敷在伤处，常更换，可愈。

黄大豆

黄豆的苗高 1.0 ~ 1.3 米，叶像黑豆叶，但比黑豆叶大，豆荚略微肥大些，叶嫩时可以吃，叫黄豆芽。

【性味】味甘，性温，无毒。

【主治】治宽中下气，利于调养大肠，消水胀肿毒。研成末，加开水调和，涂在出痘后有感染的地方。

❋ 豆油

【性味】味辛、甘，性热，微毒。

【主治】治疮疥，解发。

【附方】服食大豆，令人长肌肤，益颜色，填骨髓，增气力，补虚能食，不过两剂：大豆9000克，如做酱法，取黄豆捣末，以猪炼膏和丸如梧桐子大。每服50～100丸，温酒服下，神验秘方。

豆淋酒法：治产后血热，产后余血水肿，或中风瘫痪，或肌肉强直不能语，或烦热口渴，或全身肿，或身痒呕吐，或手足顽痹，头旋眼眩，这些都是虚热中风的症状。用大豆5.4千克熬熟，至微烟出，入瓶中，以酒5升泡。泡一日以上。服酒1升，盖被令汗出，身润即愈。不能说话者，加独活250克，微微捶破，同泡。产后宜常服，以防风邪。又男子中风，口眼㖞斜，也用此方。

治眼球上生白膜，视物不见：用黑豆每月初一以淡盐汤下1粒，初二初三逐日增1粒，至十五日15粒，十六日15粒，十七日14粒，十八、十九逐日减1粒，至月底仍归1粒。若月小，十六日便服14粒，十七日便服13粒。连服三个月，眼病愈。

治突发中风，四肢挛急不能行：取大豆5400克，淘净后湿蒸，以醋2升，倾入瓶中，铺于地上，设席豆上，令患者卧。仍重盖五六层衣，豆冷渐渐去衣，乃令一人于被内引挽挛急处，再蒸豆重复上述，并饮荆沥汤，如此三日三夜即愈。

治中风入脏：以大豆18000克，水50升，煮取12升，去滓。入美酒15升，煎至9升。晨服，以汗出愈。

治中风不语及失声：用大豆煮汁，煎稠如饴，含，并饮它的汁。

治阴毒、伤寒笃者：用黑豆炒干投酒，热饮或灌，吐则复饮，汗出为宜。

解巴豆毒，下痢不止：大豆1800克煮汁，饮，又可解砒石毒、河豚毒。

治腰胁疼痛：大豆炒3600克，酒3升，煮至2升，顿服。

治突然腰痛：大豆10800克，加水湿炒热，布熨之，冷即换。

治身面水肿：用黑豆1800克，水5升，煮汁3升，入酒5升，再煮为3升，分3次温服。

治身面水肿：用黑豆炒干，研为末，每次 10 克，用米饮下。

治水肿：用大豆 18000 克，水 10 升，煮至 8 升，去豆，加酒 8 升，再煮为 8 升服用，水能从小便中排出。经验证明很有效。

赤豆

【释名】 一般用它来做豆包、粽子的馅。在夏至后播种，豆苗茎高 30 厘米左右，枝叶像豇豆的枝叶，到秋季开花，比豇豆的花小，颜色呈银褐色，有异味。荚长 6 ~ 10 厘米，比绿豆荚稍大，皮色微白带红，半青半黄时就收割。

【性味】 味甘，性平，无毒。

【主治】 主治下水肿，排除痈肿和脓血。消热毒，止腹泻，利小便，除胀满、消渴，催乳汁。常吃使人虚弱，令人枯瘦。可以解除小麦毒。和鲤鱼一起煮来吃，可以治疗脚气水肿。拉痢疾后，气胀不能吃东西，宜将赤豆煮来吃，但不能同腌制的鱼一起吃。

叶

【主治】 可祛烦热，止尿频。煮食，可耳聪目明、轻身，使人肌肤润泽，精力旺盛，不易衰老。

芽

【主治】 治漏胎和房事伤胎，则用芽为末，温酒送服，每日 3 次。

【附方】 治水肿：用赤豆 900 克，蒜一颗，生姜 25 克，商陆根一条，一起研碎，加水煮烂，除去药，空腹吃赤豆，慢慢将红汁喝完，水肿现象很快消失。又一方：治水肿从脚起，若水肿至腹就会致命。取赤豆 18 千克，加水煮到极烂，取其汁水 5 升，温热时浸泡足膝；若已肿至腹部，就吃赤豆，不要吃其他的东西，也会好。又一方：治腹肿、腹水，皮肤出现黑色。用赤豆 5400 克，白茅根一把，同水煮后吃赤豆，以消尽腹水为宜。又一方：治水肿。用东行花、桑枝烧灰 1800 克，淋上汁，煮赤豆 1800 克，用来当饭吃，治疗效果非常好。

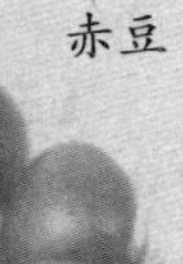

赤豆

治热毒下血，或因吃烫的东西而

发作：将赤豆末和水调和后服用。

治痔疮出血：取豆3600克，苦酒5升，煮熟后在太阳下晒到酒干为止，研成末，和酒服5克，每日3次。

治舌头上出血的症状：用赤豆1800克，和3升水，绞汁服。

治尿痛、尿血：用赤豆540克，炒后研末，再加一葱用微火煨好，加酒擂和，调服10克。

治小儿鹅口疮：将赤豆末和醋涂于患处。

治丹毒如火：将赤豆末和鸡蛋清时常涂于患处。

治肋颊热肿：用赤豆和蜂蜜涂于患处，一夜就能消肿，若再加蓉叶末就更好。

治风疹瘙痒：将赤豆、荆芥穗等量，研成末，用鸡蛋清调和涂患处。

治胞衣不下：用赤豆，男7粒，女14粒，取东流之水送服。

治乳汁不通畅：用赤豆煮汁喝下。

治怀孕期间来月经，叫做漏胎；有的是由于行房事所致，叫伤胎：用赤豆芽研成末，以温酒送服少许，每日3次，有效即停止服用。

治小儿遗尿：用赤豆捣汁服下。

绿豆

【释名】它的用途很广，可以做绿豆糕，可以生绿豆芽。三四月间下种，苗高30厘米左右，叶小而且有细毛，到八九月份开小花，豆荚像赤豆荚。

绿豆

【性味】味甘，性寒，无毒。

【主治】可消肿通气，清热解毒。将生绿豆研碎绞成汁水吞服，可医治丹毒，烦热风疹，药石发动，热气奔腾。补肠胃。可做枕头，使眼睛清亮。可治伤风头痛，消除呕吐。经常吃，补益元气，和调五脏，安神，通行十二经脉，除去皮屑，滋润皮肤，煮汁汤可解渴，解一切药草、牛马、金石之毒。但不可与鲤鱼同吃，否则令人肝黄形成渴病。

【发明】李时珍说：绿豆肉性平，皮性寒，能解金石、砒霜、草木一切毒，适宜连同豆皮生研后和水服下。曾经有人喝附子酒太多，头肿得如斗一般大，嘴唇干裂流血。急忙用绿豆、黑豆各数碗嚼来吃下，同时熬成汤喝下，才解了酒毒。

绿豆粉

【性味】味甘，性凉、平，无毒。

【主治】能清热，补益元气，解酒食等毒。治发于背上的痈疽疮肿，烫伤烧伤，痘疮不结痂，湿烂有腥臭味的，用干豆粉扑在上面，很有效。治霍乱抽筋，解蘑菇毒、砒霜以及各种药物引起的中毒，心窝尚热的人，都可用刚打的井水调和绿豆粉灌服，就能救活。

【发明】李时珍说：绿豆消肿治痘的功用虽然和赤豆一样，但解热解毒的作用却超过了赤豆。而且绿豆补元气、厚肠胃、通经脉，长期服用也不会令人枯瘦。但用它做凉粉，造豆酒，则偏冷或者偏热，使人生病，这都是人为的，并非绿豆本身的错。绿豆粉要颜色呈绿色且带有黏性的才是真的绿豆粉。外科医生用来治疗痈疽，保护内脏，散去毒气，说它的效果极好，若三天内吃十几次，可免除毒气侵五脏六腑。

皮

【性味】味甘，性寒，无毒。

【主治】清热解毒，能退眼睛内的白翳。

荚

【主治】治疗长期血痢，经久不愈的，用绿豆荚蒸来吃，治疗效果非常好。

花

【主治】能解酒毒。

芽

【性味】味甘，性平，无毒。

【主治】解酒毒和热毒，利于滋养上、中、下三焦。但因绿豆芽是闷在很湿的器具里生长的，所以很容易发疮动气，与绿豆之性稍有所不同。

叶

【主治】治呕吐下泄，用绿豆绞出汁和些醋，温热时服下。

【附方】护心散：凡是有害人疮的，1 ~ 3天内，应连吃十多次，方能免却症变，使毒气排出体外。服稍迟，则毒气攻入内脏，渐渐产生呕吐的症状，有的鼻内生疮，食欲不振就危险了。等到过了四五天后，也应该服用。用绿豆粉 50 克，乳香 25 克，和灯芯草一起研细和均匀，用生甘草煎成浓汤调 5 克服用，时而喝一口。如果出现毒气攻心，有呕吐的症状，特别应该服用此药。大概因为绿豆能清热顺气，消肿解毒，这样服完 50 克后，绿豆的药性就渗透到疮孔中去了。

治喝烧酒过量醉酒将死：可用绿豆粉蒸成糕取皮，吃后即能解酒。

解砒霜之毒：取绿豆粉、寒水石等量，和蓼蓝的根榨汁水调服 15 ~ 25 克。

解毒药中毒将死：只要心窝还是热的，用绿豆粉和水调服，就可。

治官刑损伤：用炒熟的绿豆粉研细，加鸡蛋清调后涂在伤口上。

治外肾生疮：用绿豆粉、蚯蚓屎和后涂在疮上。

治跌打损伤：把绿豆粉炒成紫色后，用刚打来的井水调和敷在受伤之处，外面用杉木绑好，它的效果很灵。

治一切肿毒初发：用绿豆粉炒至黑色，用醋调和敷在肿块上。

治癍痘目生翳：取绿豆皮、白菊花、谷精草等量研末，每一次取 5 克，再用干柿饼 1 枚，粟米水一盏，一起煮到水干，然后吃饼，每天服 3 次，半个月就能见效。

黎豆

【释名】生长在原野中，一根枝藤上结豆荚十余片，有 10 ~ 13 厘米长，有大拇指一般大小，有白色的茸毛。老时则变黑，露出筋，果实像刀豆的果实一样大，煮透去黑水，再食用，味道很鲜美。又名狸豆，还有个名字叫虎豆。

【性味】味甘、微苦，性温，有小毒。

【主治】主温中益气，但吃得过多则使人感到腻闷。

豇豆

【释名】花有红色、白色两种。在三四月份间下种。有一种是蔓生的，茎长 3 米左右，还有一种是藤蔓较短的。叶嫩时可以吃。

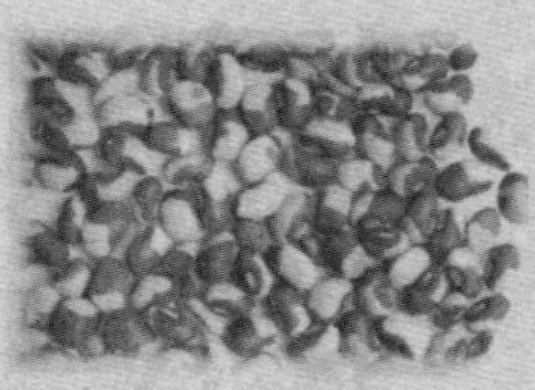
豇豆

【性味】味甘、咸，性平，无毒。

【主治】可理中益气，补肾健胃，和五脏，调养颜身，生精髓，止消渴，治呕吐，痢疾，止尿频，可解鼠蛇之毒。

【发明】李时珍说：豇豆开花结荚，一定是两两一起下垂。豇豆果实微微变曲，像人肾的形状。人们所说的豆是肾的粮食，应该是指豇豆。昔日卢廉夫教人补充肾气，每天空腹吃煮熟的豇豆，加入少量的盐，大概就是根据这种道理吧。吃豇豆补肾与其他疾病不相克，只有患水肿的人不能补肾，不适宜吃豇豆。

扁豆

【释名】在二月间下种，枝叶蔓生缠绕，叶子圆而带尖。花形像小飞蛾，豆荚共有十余种，有的长，有的圆，层层叠叠地结在茎上。人们把它种在篱笆边。

【性味】味甘，性温，无毒。

【主治】可补养五脏，止呕吐。长久服食，可使头发不白。可解一切草木之毒，生嚼吃和煮汁喝，都有效。使人体内的风气通行，治女子白带过多，又可解酒毒、河豚鱼之毒。可以治愈痢疾，消除暑热，温暖脾胃，除去湿热，止消渴。研末和醋一起服下，可治疗霍乱呕吐腹泻不止。

花

【主治】干花研成末，同米一起吃下去，可医治女子月经不调和白带过多。可做馄饨吃，治疗痢疾。干花粉擂水喝，解中一切药毒，解救要死之人。功用同扁豆相同。

叶

【主治】治霍乱呕吐不止，呕吐泻下后抽筋，捣烂一把生扁豆叶，加入少许酢绞出汁液下，立即就愈。浇上醋炙烤后研成末服用，可治结石。杵烂后敷在被蛇咬伤的地方解毒。

藤

【主治】治霍乱，同芦（也就是芦柴外部的老壳）、人参、仓米等量一起煎服。

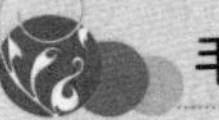

毛豆

【释名】夏初就可以吃，但豆荚尚未饱和，可以用油、盐、花椒、海椒、酒来煮，作为菜肴。

【性味】味甘，性平，无毒。

【主治】能驱除邪气，止痛，消水肿。能除胃热，通瘀血，解药物之毒。

吃多了会滑脾。因为它的豆荚上有毛，所以叫毛豆。

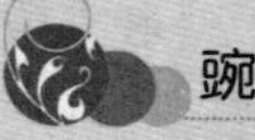

豌豆

【释名】它的苗弯弯曲曲，因此叫豌豆。又名胡豆。

【性味】味甘，性平，无毒。

【主治】清煮吃，治消渴，除去呕吐，止下泄疾病。可调颜养身，益中平气，催乳汁。煮成汤喝，可驱除毒心病，解除乳食毒发作。研成末，可除痈肿痘疮。用豌豆粉洗浴，可除去污垢，面色光亮。

【发明】李时珍说：豌豆属土，所以主治脾胃之病。元时饮酒用膳，每次都将豌豆捣碎除去皮，与羊肉同食，说是可以补中益气。现在已成为家常的食物。

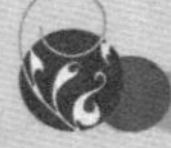

蚕豆

【释名】豆角很像蚕的形状，所以叫蚕豆。四川蚕豆最多。蚕豆在八月份下种，十一二月份生长的嫩苗可以吃，茎呈四方形，中间是空的。叶子像饭勺头，靠近叶柄处微圆而末端较尖，面向阳光一面呈绿色，背着阳光的呈白色，一根茎上生三片叶子。二月份开花，像豇豆花。

【性味】味甘、微辛，性平，无毒。

【主治】主利胃肠排泄，调和五脏六腑。炒来吃，或做茶点，没有不适宜的。由此也可以证明，蚕豆有调养脏腑之功效。

苗

【性味】味苦、微甘，性温。

【主治】治酒醉不醒，用油盐将苗炒熟加上水煮成汤，灌进醉酒之人的嘴里，效果良好。

刀豆

【释名】三月份下种，藤蔓可长到3～6米，叶子像豇豆的叶子但稍长些、稍大些，五六月份开紫色的花，像飞蛾一样，结豆荚。豆荚长接近30厘米，有点儿像皂荚。豆荚的形状像刀，所以取名刀豆。

【性味】味甘，性平，无毒。

【主治】治温中通气，利于调养肠胃，止呃逆，益肾补元气。

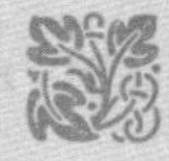

五、腌造类

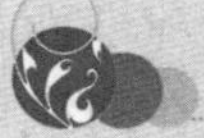

蘖米

【释名】凡是粮食都可以制作。这是由米做成用来酿酒的，并不是其他米的名称。

【主治】能消食化积。

稻蘖

【释名】又名谷芽。

【性味】味甘，性温，无毒。

【主治】治暖脾开胃，下气和中，消食化积。

酒曲

【释名】用麦、面、米来制作的，都是造酒、醋所需要的东西。又名酒母。

【主治】能消积化食，功效相差不大。

小麦曲

【性味】味甘，性温，无毒。

【主治】消积食止痢疾，平胃气消痔疮。可治小儿不消化，霍乱，心膈之间闷气及积痰。除去烦热，破结石，除肠胃阻塞，吃不下食物；落胎，并打死胎。解除河中鱼的毒。

大麦曲

【性味】味甘，性温，无毒。

【主治】能消食和中，能催生，破血。

【附方】

取3750克大麦曲，用10升水煮沸3次，分5次服下。使胎儿顺利生下，使母亲身体肥胖。

附：造酒曲法

造大小麦曲法

将大麦或者小麦连同皮，用井水淘干净，晒干，在六月六日磨成面，用淘麦的水和面捏成块，取楮叶包好挂在通风的地方，70天后就可以了。

造面曲法

三伏天的时候，2500克白面、9000克绿豆，用蓼汁煮烂，加上辣椒面250克，杏仁捣成泥500克，和在一起，压成饼后用楮叶包起来悬挂在通风的地方，等到它发黄时就做成了。

造白曲法

将2500千克面、18000克糯米粉，用水将面、粉拌到微湿，筛过后压成饼，用楮叶包好挂在通风的地方，50天就做成了。

造米曲法

将18000克糯米粉，和上自然的蓼汁做成圆形的丸子，楮叶包好挂在通风的地方，77天后晒干收藏。以上各种酒曲用来造酒，酒性醇和，又能养脾胃，其他地方放入毒草而制成的酒曲造酒，效果当然比不上。

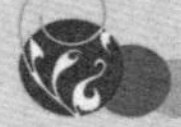

粟糵

【释名】 又名粟芽。

【性味】 味咸，性温，无毒。

【主治】 治寒中下气，除热除烦，消积食开胃。研成末和上油脂敷在脸上，可使皮肤好看、有光泽。

陈廪米

【释名】 用它来酝酿，胜过用新粳米。也叫陈仓米，就是粳米因长期存放，所以称为廪米。

粳米

【性味】 味咸、酸，性温，无毒。

【主治】 可通气，除烦躁口渴，调养胃止下泄。滋五脏，但不易消化。可暖脾，除去疲劳，适宜煮汤吃。如果烧饭吃，可以治愈痢疾，补中益气，壮骨，通血脉，壮阳。用饭和醋，捣碎敷于毒疮上，马上就会好。北方人把饭放瓦缸里，用水浸泡，令它发酸，然后再拿来吃，可暖五脏六腑的气。研碎廪米服下，可以治愈突然心绞痛，宽中消食。吃多了会有饥饿的感觉。用陈廪米煮米汤不浑，开始时没有气味，清淡可以滋养胃。古人多用来煮水煎药，也由于它能调养肠胃，利于小便，有除去湿热的功效。

【发明】《千金方》一书中说：痢疾不停，就炒廪米研成末和开水喝下，也是取它的这种功能。但不能同马肉一起吃，否则引发旧病。

六、炊蒸类

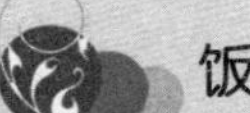

饭

【释名】是我国南方的主要食品，南方居民以食米饭为主。

各种粮食都可用来做饭，米性各不相同。而各种饭食可以治的疾病，又是不相同的，应当特别提出。大概都是用粳米、籼米、粟米罢了。

新炊饭

【主治】治人尿床，用一盏热饭，倒在尿床处，拌好后给患者吃，不要让他知道。还可趁饭热时用来敷毒肿，效果良好。

寒食饭

【释名】清明节前两天的饭，称为寒食，也就是祭奠了祖先的剩饭。

【主治】除瘢痕和杂疮，研成末敷在上面。烧成灰和酒服下，治食物成积而面黄肌瘦。寒食饭烧后研成末，可治伤寒食复，用米汤饮服6 ~ 10克，有效。

祀灶饭

【主治】治突然哽噎，取一粒祀灶饭服下，就消去哽噎。烧后研成灰，可搽鼻中生的疮。

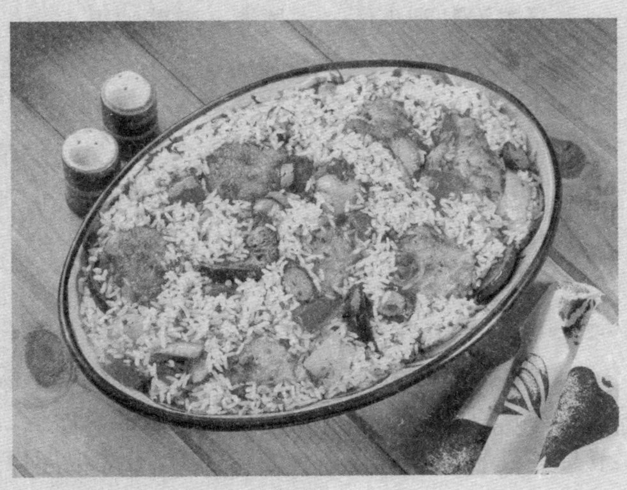

盆边零饭

【主治】治鼻内生疮，烧研后敷在疮上。

齿中残饭

【主治】 治被蝎子蜇后中毒疼痛，敷上就能止痛。

飧饭

飧音同孙，即是水饭。

【主治】热食，解渴除烦。

荷叶烧饭

【主治】治厚脾胃，通三焦，资助生发之气。枳术丸，就是用荷叶包好烧成的饭做成的丸子。大概荷叶这种植物，颜色青翠而中间空直，很像八卦中震卦的风木。用荷叶烧饭和药，与白术相配合，可以滋养元气，使胃变结实而不至于再被食物所伤，它的作用非常广泛。用荷叶烧饭，就是用新鲜荷叶煮水，再放入粳米、白术做成饭，各种东西的气味都有。

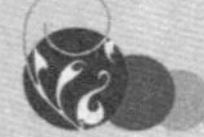

粥

【释名】把米煮成糜，使它糜烂。粥是我们现在主要的佐餐食品，尤其以早饭为主。各种粮谷均可做粥，更有用药物、果品来做粥的，能治各种病。又名糜。

小麦粥

【主治】止消渴烦热。

寒食粥

【加工】用杏和各种花制成。

【主治】可以益气，治脾胃虚寒，下泄呕吐，小儿出痘疮面色苍白。

粳米、籼米、粟米、粱米粥

【性味】味甘，性温、平，无毒。

【主治】利小便，止烦渴，滋养脾胃。

【发明】依照罗天益在《宝鉴》一书中记载：粳米、粟米做成的粥，气味淡薄，阳中带阴，所以清淡舒畅，能利小便。有一人病危，但从不吃药。医生叫他吃粟粥，杜绝其他食物，十天过后病情好转，一个月过后即痊愈。这就是五谷都能治病的原理。吃粥既节省时间，味道又美，喝完粥后睡一觉，妙不可言，人们都称粥有很大的益处。

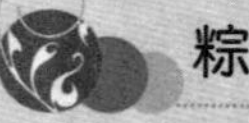

粽

【释名】古人用菰蒲叶裹上黍米煮熟即成粽，尖角，像棕榈树的叶，取名叫粽，或者叫有角黍。近年来多用糯米做成。现习惯在农历五月初五作为节日的礼物互相馈赠。有的说是为了祭祀屈原，人们做粽子投于江中来喂蛟龙。

【性味】味甘，性温，无毒。

【主治】作为治疟疾的药，效果好。

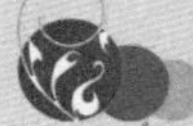

糕

【释名】和黍、糯米加上粳米粉蒸成，形状像凝膏。用糯米粉做成的糕叫粢。用米粉和豆末、糖、蜜一起蒸成的糕叫饵。

【性味】味甘，性温，无毒。

粳糕

【主治】养胃厚肠，益气和中。

粢糕

【主治】能益气暖中，减少小便，使大便成形。粳米糕容易消化，糯米糕却最难消化，会损害脾胃，有的会形成积食，小孩尤其不能吃。

蒸饼

【释名】小麦做成的食品很多，只是蒸饼出现得最早，它是由酵糟发酵而成的。在饼中包上果肉、蔬菜、糖、蜂蜜等东西，是日常小吃佳品。有蒸饼、汤饼、胡饼、索饼、酥饼等种类，都是根据它们形状来命名的。

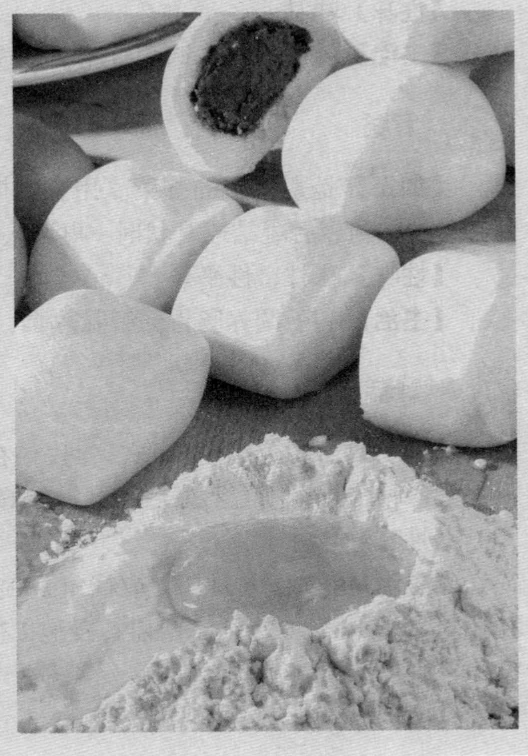

【性味】味甘，性平，无毒。

【主治】能消积食，调养脾胃，温中化滞，补益气血，止出虚汗，利三焦，利尿。

【发明】一书上说：宋宁宗为郡王时，小便失常，一夜要解无数次。国医茫然失措，不知怎么办，有人推荐孙琳给他治病。孙琳用蒸饼、大蒜、淡豆豉三种物品捣碎捏成丸子，叫宋宁宗用水服下30丸，并说：“今天服用三次，病应该减轻三分之一，明天也服三次，这样坚持三天，病就除去了。”果然如此。宋宁宗赐给他一千匹绢。有人问到这个传说时，孙琳说：小儿为何尿床？这是尿道失禁，而蒸饼、大蒜、淡豆豉三种物品都能调理泌尿系统。

寒具

【释名】冬春季节可贮存几个月，到寒食禁烟时当干粮用，所以名叫寒具。环饼，像环钏的形状。馓，容易消散之名叫馓子，用来供奉菩萨。又名饼。

【加工】或用糯米粉和面，加少许盐，揉搓后捻成环钏的形状，用油煎来吃。

【性味】味甘、咸，无毒。

【主治】利大小便，能润肠，温中补气。

馒头

【释名】用小麦面和曲母与清水做成馒头，称为笼炊，吃起来轻软适口。

【性味】味甘。

【主治】补益脾胃，调和脏腑。烧成灰服下，可消面食沉积。

麻腐

【加工】是素食中的好菜。用芝麻捣烂滤去渣，加入绿豆粉煮熟，放入瓦缸中，等到冷后凝结成膏状时，再调入油、盐、辣椒、花椒、生姜、蔬菜等。

【性味】味甘，性平。

【主治】利于调养肠胃，解除热毒，滋补精髓。

蜂糕

【释名】吃蜂糕来助登高之兴。民俗在九九重阳节那天，用麦面和酒发酵，再加上各种水果，用笼蒸好后切开，像蜂窝一样。

【性味】味甘。

【主治】在农历九月初九取糕角25克，阴干。取寒饭200粒、豆豉100粒、独蒜1颗、山药50克、水两盅，浸泡1夜。五更时煎至1盅服下，可治疗疟疾病，服下即愈。

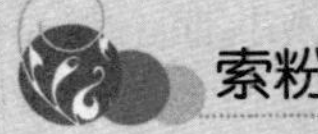

索粉

【释名】用绿豆粉搓成线条放在沸水中煮，吃起来滑腻味美。

【性味】味甘，性凉，无毒。

【主治】可以滋养脏腑，益于肠胃，凉血。解各种毒，凉大肠，止便血。

馄饨

【释名】用清水和面做皮，皮内包上菜、肉、糖或蜂蜜等作馅，用水煮熟。

【性味】味甘。

【主治】在农历五月初五吞服 5 个，可镇鬼邪。在农历六月初六用茄子作馅的馄饨，吃了可以治疗多种疾病。

豆腐

【释名】豆腐是人们常见的食品。黑豆、黄豆、白豆、豌豆和绿豆等，都可用来制作。制法是：用水浸泡发胀，用石磨磨碎，滤去豆渣，将豆浆烧沸，用盐卤汁或山叶或酸浆、醋淀放入锅中制成。还有将烧沸的豆浆装入缸内，用石膏粉来制作。豆浆面上凝结的可揭取晾干的部分，叫豆腐皮，做菜很好。

【性味】味甘、咸，性寒，无毒。

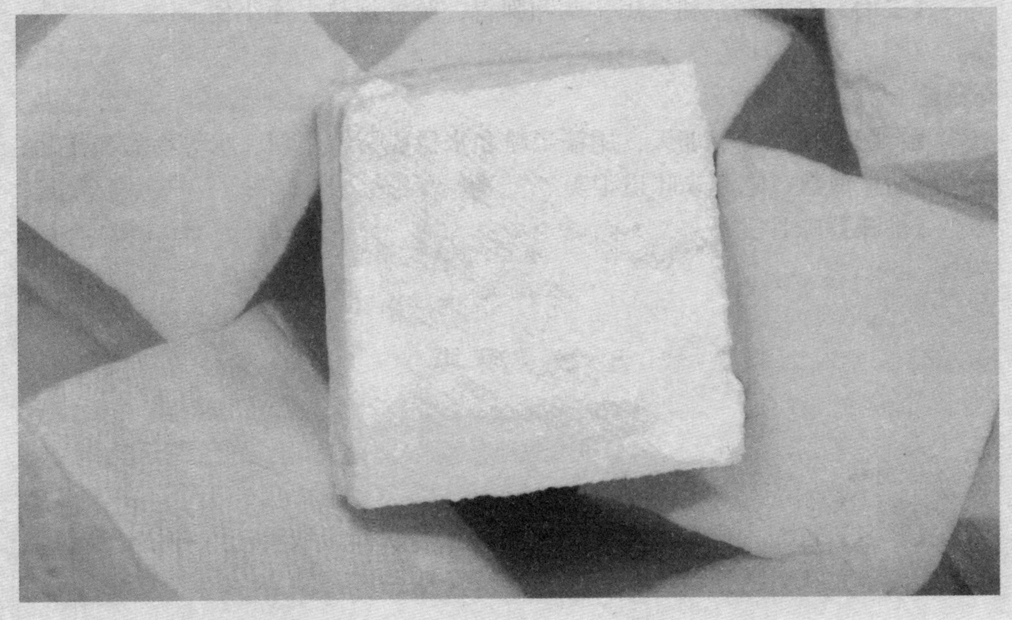

【主治】宽中益气，调和脾胃，消除胀满，通大肠浊气，清热散血。

【附方】

喝烧酒过多，全身出现红紫病重：用热豆腐切成片，贴满全身，冷了就再更换，又贴，直到人苏醒为止。

杖疮青肿：用豆腐切一块贴在疮上，不停地换。另一种方法：是用烧酒煮豆腐后再贴在疮上，看到豆腐干了就换一片，到不红才停止。

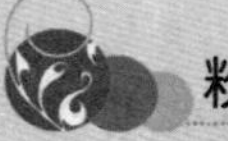

粉皮

【释名】用绿豆粉和水调至稀稠适当，每次用少许放入锡锅内，随沸汤旋转，一会儿就做成了，用来作素菜，或者同青菜、生姜、竹笋、酱、油一起煮，是极美妙的食品。

【性味】味甘，性滑。

【主治】可清热解毒，调和五脏，安养精神，润泽肌肤，其性稍带寒凉，脾泄的不要吃。

豆炙

【释名】豆炙用水浸泡后去掉皮，和水一起磨细，煎成糕饼。可同椒、盐、油炒后食用。

【性味】味甘，性平，无毒。

【主治】益元气，利三焦，调和脾胃，解各烦热，通小便。

油堆

【释名】在元宵节那天，用糯米粉和水捻成饼，用糖、水等物品和作馅，放在沸油里煎熟，吃起来味道很美。

【性味】味甘。

七、麻类

胡麻

【释名】古时中国只有大麻，汉朝时张骞从西域取得油麻种植，所以又称胡麻，和大麻相区分。又名巨胜。

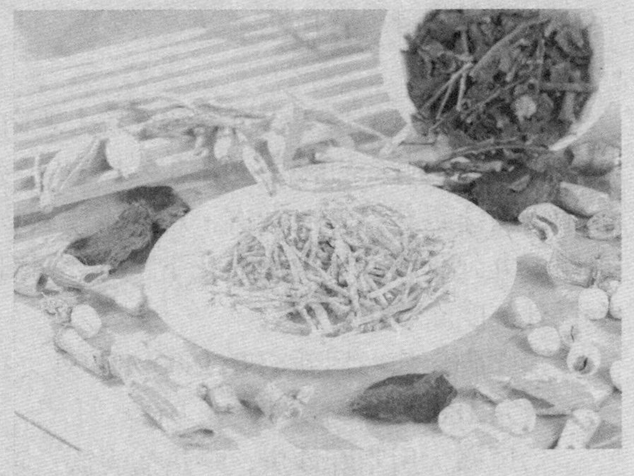

【性味】味甘，性平，无毒。

【主治】治伤中虚亏，补五脏，增气力，长肌肉，长智力。又能润养五脏，滋实肺气，止心惊，利大小肠，耐寒暑，驱逐湿气、游风、头风，能催生使胞衣尽快剥离，补产后体虚疲乏。将它研成细末涂抹在头发上，可以使头发生长。将胡麻和白蜜蒸成糕饼，可治百病。用它来炒着吃，使人不生风病。精神错乱者长期食用会行走正常，不胡言乱语。将它嚼烂涂抹在小孩的头疮上，有一定疗效。也可将它煎成汤用来洗恶疮和治妇女的阴道炎。

白油麻

【释名】白油麻即脂麻。

【性味】味甘，性寒，无毒。

【主治】可以治疗体虚，劳累过度，滑肠胃，舒经络，通血脉，去除头皮屑，滋润肌肤。

【发明】苏东坡在给程正辅的信中说：凡患有痔疮的人，宜禁吃酒、肉、盐酪、酱菜、大味和粳米饭，只能吃淡面，蒸过九次的胡麻，即黑脂麻，和去皮的茯苓，加入少许白糖，做成面吃。长期食用可使人气力不衰，百病自行除去，痔疮渐消，这是长寿的要诀。但说起来容易，做起来难。依照这种说法，那么胡麻即是脂麻就有依据了。现在有人将脂麻捣烂去渣滓，和入豆腐吃。它的性平滑，对老人最有益。

青蘘

青蘘就是胡麻叶。

【性味】味甘，性寒，无毒。

【主治】治五脏邪气，风寒湿痹。益气，补脑髓，使人耳聪目明，不感饥饿，不衰老，可延长人的寿命。用它熬汁来洗头，可去头屑，润滑肌肤，增添血色。用它来治疗月经不调，方法是将1升蘘捣烂，用热水淋汁，服用半升，立即可愈。

胡麻花

【主治】能使秃顶生发，润滑大肠。人身上的赘肉，用它来擦，就能治愈。

可以令肌肤光滑、有弹性。

麻秸

【加工】麻秸烧灰，可加到点痣去恶肉的药方中使用。

【附方】服食胡麻法：用胡麻18.75千克，淘净入罐，令蒸气透。晒干，以水淘去沫再蒸，如此九次，用热水脱去皮，簸净，炒香研末，和白蜜或枣膏制成丸弹子大。每次温酒化下1丸，每日3服。忌毒鱼、狗肉、生菜。服至百日，能除一切病疾。

治腰脚疼痛：用新胡麻1800克，炒香杵成末。温酒、蜜汤服，日服180克，服完1800克永不复发。

治风寒：用脂麻炒焦，乘热擂酒饮，暖卧出汗则愈。

治中暑：用炒黑脂麻摊冷研末，新汲水调服15克。

解小儿胎毒：初生时，嚼生脂麻，用绵包，让儿吮吸，毒自下。

治肿恶疮：用胡麻烧灰，针砂等量，研末，醋调和敷，每日3次。

治小便尿血：胡麻5400克杵末，以东流水2升浸一宿，绞汁，顿热服。

治乳疮肿痛：用脂麻炒焦，研末，以灯窝油涂调。

治汤火伤：胡麻生研如泥，敷。

治妇女外阴生疮作痒：胡麻嚼烂敷涂效果佳。

治牙齿痛肿：胡麻水煮汁，含漱吐出。

大麻

【释名】叶像益母草叶，一枝有七片或九片叶。五六月开花抽穗，结果。大麻即火麻，也称黄麻。可以榨油。

大麻

麻

【性味】味辛，性平，有毒。

【主治】主治五劳七伤。多服，使人产生幻觉，但它对五脏有利，能破积下血，止痹散脓。长时间服用，可以通神明，使人年轻。

麻仁

麻仁就是去壳的果实。

【生味】味甘，性平，无毒。

【主治】主要能补中益气。长时间服食，轻身健康强壮，犹如神仙。能治中风出汗，治水肿，利小便，破积血，疏通血脉，治妇女产后的疾病。用它来洗头发，可以生发润发。孕妇胎位不正，吞下27枚麻仁即能生产。还可以滋润五脏，治大肠热，便秘。男子食多了，会滑精，阳痿。妇女吃多了，立即引起白带不正常。

麻勃

麻勃就是麻花。

【性味】味辛，性温，无毒。

【主治】可治疗120种恶血，人周身发黑发痒；驱各种恶血，治疗女子月经不调。

叶

【性味】味辛，有毒。

【主治】将它捣成汁服500毫升，可驱蛔虫；将它捣烂敷在蝎毒处，有一定疗效。用它浸泡后洗头，能滋养头发，使人不生白发。

根

【主治】主治破血，通小便。捣汁或煮汁服，主治瘀血和尿路结石。治难产、破血壅胀，崩中带下不止，则用水煮服。

【附方】服食麻仁法：麻子仁1800克，白羊脂350克，蜜蜡250克，白蜜100毫升，和杵蒸食，使人不饥耐老。

大麻仁酒治骨髓风毒疼痛，不能运动：用大麻仁浸水，取沉者1800克曝干，于银锅中缓慢炒香熟，入木臼中捣碎，待细如白粉即止，分为五贴，每用一贴，取家酿无灰酒一大碗，和麻粉，用柳槌蘸入砂盆中擂，滤去壳，煎到减半。空腹温服一贴。轻者四五贴见效，重者不出十帖必失所苦，效不可言。

麻仁粥治腹水，腰脐重痛，不能转动：用麻子半升，研碎，水滤取汁，如粳米3600克，煮稀粥，下葱、椒、豉，空腹食。又可治老人风痹以及小便失禁涩痛，大便不通，俱用此方。

治产后便秘：许学士说，产后汗多则大便秘，难于用药，只有麻仁粥恰当。不仅产后可服，凡老人诸虚风秘，皆可服食。用大麻子仁、紫苏子各3600克，洗净用水研细，滤取汁，分两次煮粥服食。

卷五　菜部

李时珍说：草本中凡是可以吃的都叫菜。有韭、薤、葵、葱、藿五类。人吃了蔬菜肠胃通畅，很是养人，所以是我们的主要副食。可每种菜对人体的作用都不同，在本篇中，详细介绍了菜的性味和功效，以便让我们更好地利用它们。

一、荤辛类

山韭

【释名】它的特征与家韭相同，但根是白的，叶子像灯芯苗一样。大多生在山中。

【性味】味咸、涩，性寒，无毒。

【主治】可治小便频繁，除去烦热，滋润毛发。是补肾的菜，患肾病的人适宜吃。主治腹胀，腹泻和肠炎。有温暖中焦、调补脾胃的作用。

【发明】陈直《奉亲养老书》载：韭菜羹能治老人脾胃虚弱，饮食减退，用韭菜200克，鲫鱼250克，煮成羹，调入调料服下并少吃面食。每隔三五天煮一次，据说能大补身体。韭，传说是后魏孝文帝所种。

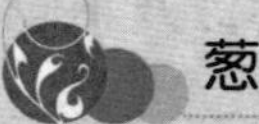

葱

【释名】葱共有四种：冬葱也就是冻葱，夏衰冬盛，它的茎是白的，叶是绿的，非常柔软；汉葱茎厚实坚硬，而味道很淡，一到十一二月叶子便枯萎；胡葱的茎和叶子粗短；还有一种楼葱，叫龙爪葱，每根茎上长出枝丫，像龙爪的形状。

葱

葱茎白

【性味】味辛，性平，无毒。

【主治】煮汤，可治伤风寒的寒热，消除中风后面部和眼睛水肿。

药性入手太阴肺经，能发汗；又入足阳阴胃经，可治伤寒骨肉疼痛，咽喉麻痹肿痛不通，并可以安胎。使用于眼睛，可清睛明目、轻身，使人肌肤润泽，精力旺盛，不易衰老，除肝脏中的邪气，通利中焦，调五脏，解各种药物的药毒，通大小肠，治疗腹泻引起的抽筋以及奔豚气、脚气，心腹绞痛，眼睛发花，心烦闷。另可通关节，止鼻孔流血，利大小便。治腹泻不止和便中带血。能达解表和里，除去风湿，治全身疼痛麻木，治胆管蛔虫，能止住大人虚脱，腹痛难忍，及小孩肠绞痛，妇女妊娠期便血，还可以促使乳汁分泌，消散乳腺炎症和耳鸣症状。局部外敷可治狂犬咬伤，制止蚯蚓之毒。

叶

【主治】煨烂研碎，敷在外伤化脓的部位，加盐研成细末，敷在被毒蛇、毒虫咬伤的部位或箭伤溪毒的部位，有除毒作用。还可以治疗下肢水肿，利于滋养五脏，益精，聪耳明目、轻身，使人肌肤润泽，精力旺盛，不易衰老，发散黄疸病。

汁

【性味】味辛，性温、滑，无毒。

【主治】喝葱汁可治便血，可解藜芦和桂皮之毒。又可以散瘀血，止流血、疼痛及耳聋。

须

【主治】通气，治饮食过饱的房事过度，治血渗入大肠，大便带血，痢疾和痔疮。将葱须研成末，每次服10克，用温酒送下。

花

【主治】主治心脾如刀割般的疼痛，同吴茱萸一起煎服下，有效。

实

【性味】味辛，性温，无毒。

【主治】能使眼睛明亮，补中气不足，能温中益精，养肺，养发。

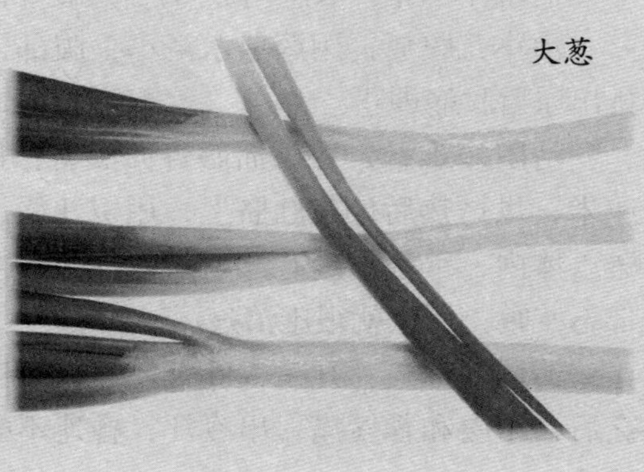
大葱

【发明】《张氏经验方》一书载：金属外伤后出血，可用葱白连着葱叶煨熟后捣烂敷在疮上，等到冷后换。石城尉戴尧臣，试马时损伤了大拇指，流了很多血，用这种方法，换药两次就能止住疼痛。第二天洗脸时，看不到受伤的痕迹。宋推宫和鲍县尹都知道这个方法，每当有人被杀伤还没有断气时即用此法，救活了不少人。

煨葱可以治跌打损伤方法是：将葱放入灰中用火煨熟，剥掉葱皮，中间有液体流出，便将它敷在损伤之处，再多煨些葱，连续不断地敷上热葱。昔日李抱真当判官时，被军士用棍棒打伤的大脚趾，连趾甲都被打落了。开始用金创药裹在拇指上，以饮酒止痛，结果脸色越来越青，痛苦得难以忍受。有个军士就告诉他用煨葱治跌打损伤，他立即采用此法，换了 3 次药后，脸就呈现出了红色，不一会疼痛消失。一共十几次后，便能在席上谈笑风生。

【附方】治头昏脑胀疼痛难忍：用葱插入患者的鼻和耳内，就能通气，使人清爽。

治上吊自杀者：用葱插入耳鼻之中，等到有血流出来就能苏醒。

治因伤寒头痛欲裂者：用连须的葱白 250 克，生姜 100 克，同水煮，温热时服下。

治妊娠期间受到伤寒，红斑变黑，尿中带血者：用葱白一把，水 3 升，煮熟后喝汤，吃完葱，直到出汗。

治怀孕五六个月时胎动剧烈难以抢救者：用葱白一把，水 3 升，煎至只有 1 升时，除去葱渣立即服用。

治胎道流血，腰痛攻心：用葱白煮成浓汤饮服。如果胎儿没死就能安胎，如果胎儿已死则能让死胎很快排出来，没有效可再服用。一方：加上川芎。另一方：用银制器皿煮粥和羹米食。

治突然中恶，卧床不起：急取葱子中间的黄心刺入患者的鼻孔中，男的刺入左鼻孔，女的刺入右鼻孔，深约 10 ~ 13 厘米，鼻孔、耳朵出血就救治了。或者刺入耳中 15 厘米深，以鼻孔中出血为准，如果没有出血则已经死亡。

治小儿暴死：取葱白放入肛中和两个鼻孔中，气通后打喷嚏，即活。

治小儿腹痛：用葱煎水浴小孩腹部，并用炒葱捣碎贴在肚脐上过一会，排出尿后腹痛即止。

治阴痛难忍，昏厥而唇青面黑者：用葱一束，除去根和葱叶，留葱白 6 厘米，烘烤热后放在肚脐上，用熨斗烫，葱坏后又另换新的，过一会，热气透入体内，手足温暖有汗出来就好了，再服 4 次葱汤。如果用熨斗烫，手足都不变暖，那么就很难治疗。

治虚脱危症：凡是大吐大泄之后，四肢冰凉、不省人事，有的与女子性交后，小腹和肾疼痛，出冷汗，昏迷不醒，如不及时抢救，则非常危险。先将葱白炒热贴在肚脐上，再将3～7根葱白擂烂，用酒煮后灌服，阳气马上回升。这是华佗发明的药方。

治急性胆管绞痛，小便不利，如果不及时抢救就有生命危险：用葱白5400克，炒热后用帕包好，将两包交替熨烫小腹等气渗透到腹里，气透后则愈。

治早期乳腺炎：葱汁一升，立即服下，炎症即可消失。

治疔疮毒疮：将疮刺破，用老葱、生蜂蜜杵碎贴4小时，疔疮出来后，用醋水洗，神效。

治人身体上突然长出肉刺，或痛或发痒，即血壅，如不医治则必溃脓血：将葱烧成灰后淋洗，再喝豉汤数杯，则病情自然好转。

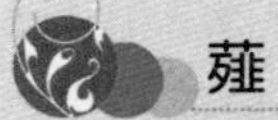

薤

【释名】一根多茎，叶长得茂盛而根长得很大，叶的形状像韭菜，但有剑脊，又是空心的，像小葱的叶子但又有棱，气味也像葱。二月开紫白色的细花，根像小蒜，一根有几颗，长在一起。又名火葱。

【加工】五月趁叶子还是青的时候可以挖出，否则根肉不饱满。根可以用来煮食、腌制和醋泡。

【性味】味辛、苦，性温，无毒。

【主治】主治金疮溃烂。轻身，不饥，耐老。强筋骨，除寒热，去水气，温暖中焦散结气，利于患者。将薤白捣碎涂在疮上。治各种疮，中风寒，水气肿痛。煮来食用可耐寒。调中补气不足，治慢性腹泻，令人健壮，壮阳恢复元气。另可散血通气，治胸部针刺一样疼痛，并安胎，利于产妇。还可治妇女赤带下，骨刺卡咽喉，吃薤白后刺即吞下。薤有红色、白色两种，白的能滋补，红的能治疗金疮。同蜂蜜一起捣碎涂在烫伤、烧伤处，见效很快。但不能和牛肉一起吃，否则易生结石。

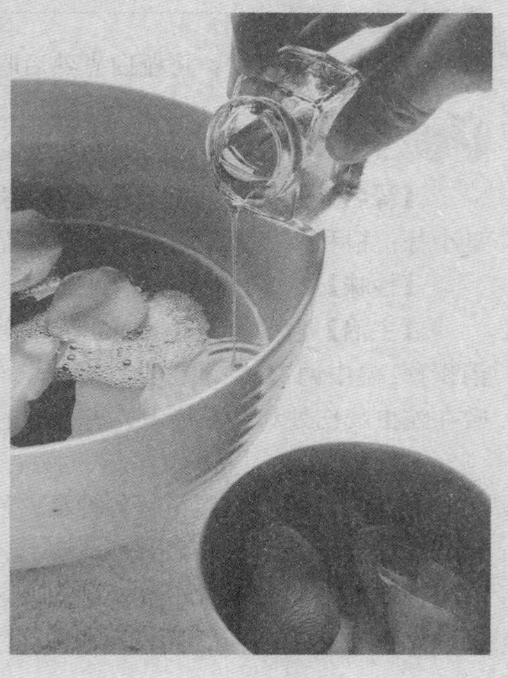

【发明】安陆郭坦兄，患大肝

病后，随即饭量大增，每天要吃一斛食物，五年后，家道贫困，沿街行乞，有一天肚子饿了，来到一个菜园里，吃了很多薤和大蒜，便觉得难受至极而倒在地上，随即吐出一大堆秽物，而后秽物渐渐减少。有人撮来饭倒在上面，即化成了水，但患者从此就好了。如此看来薤实、大蒜能化结石是很灵验的。

【附方】治突然中风，奄奄一息，或平时噩梦：用薤实汁灌入鼻孔中，就会苏醒。

治霍乱干呕，腹中大痛欲死：取薤实一把，水3升，煎到只剩下一半时服下，服用3次就好了。

治腹胀气痛：用薤白捣成汁喝，效果很好。

治拉红痢不止：薤实同黄柏皮煮水喝，能治好。

治小儿痢疾：把薑头捣成泥，和以粳米粉和蜂蜜做成饼，烤熟后吃。

治产后各种痢疾：多煮些薤白来吃，再和羊肉一起炒来吃。

治胎动不安，腹内冷痛：取薤白1800克，当归200克，5升水，煮到只剩2升时，分三次服下。

治各种鱼骨鲠在咽喉：将薤白嚼软，用绳子捆好，吞到被鱼骨鲠住的地方，然后把绳子拉出，鱼刺也随之而出。

治狂犬咬伤：取薤白捣成汁喝，并将它的汁涂在咬伤之处，每天涂3次，效果好。

治小儿误食钱物：将薤白煮熟后吃下，钱物随即就出。

蒜

【释名】家蒜有两种：小蒜和大蒜。根和茎都很小，瓣少，较辣的，就是小蒜；根和茎都大，瓣多的，味辣而带苦的是大蒜。

【性味】味辛，性温，有小毒。

【主治】益脾肾，止霍乱吐泻，解腹中为安，消积食，温中调胃，除邪祛毒气，下气，治各种虫毒，敷在蛇虫咬伤处和沙虱疮上，有很好的效果。

蒜

叶

【主治】治心烦痛，解各种毒，治小儿发红疹。

【发明】华佗看见一个人哽住吃不下食物，就叫店家取大蒜榨出两升汁叫患者喝下，立即吐出一条蛇，患者把蛇挂在车上，去拜谢华佗，看见墙壁北面挂着数十条蛇，才知道他的神奇。还有《奇疾书》一书说：人头上、脸上有火光，别人的手靠近就像有火在烧烤，这是中了蛊毒。取大蒜榨汁25克，和着酒服下，即吐出像蛇一样的东西。由此看来，大蒜是治中毒的重要药物，现在很少有人知道这一点。

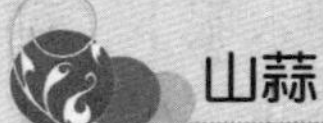

山蒜

【释名】山蒜、泽蒜、石蒜都是同一种蒜，只是分别生长在山中、沼泽中、石头之间等不同的地方。

【性味】味辛，性温，无毒。

【主治】治积块和妇女的血瘤，用苦酒磨细后服下，治疗效果非常好。

泽蒜、石蒜

【主治】都能温补下气。

山蒜

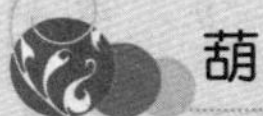

葫

【释名】它和小蒜的气味相似。张骞出使西域，大蒜、胡荽才传入中原，因而叫葫蒜。而小蒜是中原本地所产。又名大蒜。

【加工】大、小两种蒜，都在八月下种，三四月吃蒜苗，夏初则吃蒜薹，五月份则吃它的根，秋季收种。

【性味】味辛，性温，有毒。

【主治】治归五脏，可散痈肿毒疮，除去风邪，消除毒气。又可下气消积食，化腐肉。去除风湿，破冷气，消腹部包块，扶正祛邪，通气温补，治疗毒疮、癣等病症。另有强健脾胃，助肾气，止霍乱吐泻引起的抽筋和腹痛，驱除邪气和瘟疫，治疗疟疾引起的抽风和寒冷。敷伤风冷痛，治毒疮、蛇虫之毒、溪砂毒、沙虱毒。

【发明】叶石林在《辟暑录》一书中说：有一个仆人在六七月骑马奔跑，忽然倒在地上将要断气。同行的王相叫人用大蒜和路上的热土各一把放在一起研碎，用一杯刚打来的井水调和取它的汁水，扳开牙齿灌进他嘴里，不一会他就苏醒过来了。李绛在《兵部手集方》一书中说：毒疮肿毒导致疼痛呻吟，不能睡卧、神志不清的，用独蒜两颗捣烂，和上麻油后厚厚敷疮上，干后便更换再敷。多次用此方法救人，没有不灵验的。卢坦侍郎肩上长疮，撕心胀痛，采用这种方法便治愈了。还有李仆射后脑长疮久治不愈，卢侍郎给他介绍了这种方法也医治好了。葛洪在《肘后方》一书中说：凡是背上疮肿，可用独蒜横切一分厚，贴在肿头上，用梧桐子大的艾灸大蒜一百次，不知不觉红肿渐渐消退，多灸一会更好，不要太烫，如果觉得疼痛就拿开，蒜焦了就再换一块，不要损伤皮肤。

【附方】如果是用熟醋浸泡多年的大蒜更好。将大蒜捣乱用水服下，可治疗因中暑导致的昏迷不醒。捣碎贴在足心，可医治鼻孔流血不止。用大蒜和豆豉丸服下，可治大便突然猛烈出血。将大蒜捣成汁水后喝下，可医治吐血和心绞痛。煮成汁水喝下，可治疗角弓反张之症。和鲫鱼一起做成丸子吃，可治胸闷胀满。和蛤粉一起做成丸子吃，可消水肿。同黄连丸子一起吃，可治腹痛。捣成膏敷在肚脐上就能通达下焦消水，利于大小便排泄。贴于足心，治急性腹泻，止鼻孔出血。放入肛门中，能使幽门通畅，治疗关格不通，但多吃了会损伤人的眼睛。

治腹胀：大蒜装入自死的黑鱼肚里，再用湿纸包好，放在火中煨熟，蒜连同鱼一起吃。忌放椒、盐、葱、酱，多吃自愈。这种方法有人试过，效果极佳并非夸大其词。

背疮灸法：先用湿纸贴寻疮头，再用大蒜十颗，淡豆豉 90 克，乳香 5 克，研细，根据疮头的大小，用竹片做个圈围起来，将药填在圈内，填至两分厚，用艾灸，由痛灸到痒，再由痒灸到痛，以一百次为一疗程。这种方法与蒜钱灸法有相同的功效。

治疗肿恶毒：用门臼的灰一撮筛细，用独蒜和蒜薹蘸成灰擦疮口，等疮自然冒小汗后，再擦，不久红肿便消散了。即使是背上硬块红肿，也可以擦。

治腹部胀满，大小便不通：独蒜烧熟后去掉蒜皮，用布裹好放入肛门，胀气立刻能通。

治干湿霍乱转筋：将大蒜捣碎涂于足心上，立愈。

治气肿：用大蒜、田螺、车前子各等份，熬成膏摊贴在肚脐上，水即随大小便排泄出去，几天就能痊愈。

治痢疾伴饮食不进或呕不能食：用大蒜捣烂贴于足心，也可掩贴在肚脐上。

治妇女阴部红肿发痒：用大蒜水洗阴部，有效时停止。

治闭口椒毒，气滞欲死：把蒜煮来吃，就能治愈。

治鱼骨头卡在喉咙里：用独蒜塞在鼻孔里，鱼骨头自然就出来了。

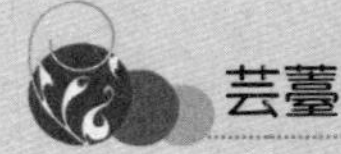

芸薹

【释名】 籽可以榨油。九十月间插种，叶子形状、颜色有点像白菜。也叫油菜。

油菜开黄色的小花，花有四瓣，像芥花。结荚收籽，籽也像芥籽，呈灰赤色。

茎叶

【性味】 味辛，性温，无毒。

【主治】 治丹毒，乳房肿块，破腹内痞块结血。治产后贫血及瘀血。煮来吃治腰脚麻木。捣叶涂于女人乳房疗肿块。治瘭疮、豌豆疮，散血消肿，伏蓬砂。芸薹破血，产妇宜食。

【发明】 孙思邈说：贞观七年，予在内江县因饮酒过量，夜间感觉四肢骨肉疼痛，次日清晨头痛，额角上发丹如弹丸，肿痛，到中午肿得厉害，眼睛都睁不开。再过一天几乎会死。我想到本草所载芸薹可治丹毒。于是取芸薹叶捣烂来敷，马上就消了红肿，灵验如神。也可以捣汁来服用。

籽

【性味】 味辛，性温，无毒。

【主治】 通滞血，破冷气，消肿结，治难产，产后心腹部各种疾病，赤丹热肿，金疮血痔。取它的油敷头，会让头发长黑。

【附方】 治手足瘭疮：此疮常长在手、脚、肩、背上，密密麻麻像红豆，剥破它有汁渗出。用芸薹籽煮水服1升，并且多吃晒干煮熟的芸薹菜，吃时加少量的盐、酱。冬季用芸薹籽研水服。

治泻下血色鲜红，腹痛日夜不止：用芸薹叶捣烂取汁200毫升，加蜂蜜100毫升，温服。

治产后恶露不下，血结心中：用炒过的芸薹籽、当归、桂心、赤芍各等份，研为末，每次用酒服下10克，便能排出胞宫内遗留的余血和浊液。

治大便下血：用生芸薹籽、甘草炙一起研为末，每次服15克，用水煎来吃。

治偏头痛：用芸薹籽0.5克，大黄1.5克，研为末，吸入鼻中，很快就会好。

治扭伤骨节：用芸薹籽50克，炒黄米360克，龙骨（蛇骨）少许研为末，醋调成膏，摊在纸上，敷贴骨节扭伤处。

治小儿天钓：芸薹籽、去掉皮尖的生乌头各10克，研为末，用水调和后涂在头顶上。

葫葱

【释名】形状像大蒜，是人工种植的，不是野生的。葫葱也叫蒜葱。

【加工】八月间撒种，次年五月份收获，它的叶子像葱而根像蒜。

【性味】味辛，性温，无毒。

【主治】可温中下气，消除积食使人食欲增加，并可杀虫，利五脏气不足。治疗肿毒。长期食用会伤害神经损伤记忆，令人健忘，眼睛昏花，血脉不通，引发顽固性疾病。患有狐臭、虫咬的人，吃葫葱后转好。

籽

【主治】治各种肉毒，吐血不止，面黄肌瘦的人，用葫葱籽加1升水煮至半升后，冷了服下，白天一次，夜晚一次，血定乃止。

山葱

【释名】生长在沙地的叫沙葱，生长在水泽地里的叫水葱。茎细而叶大，吃起来很香，也就是野葱，山坡平地上都有生长。山葱开白花，果实像小葱头一样大。

【性味】味辛，性温，无毒。

【主治】长期食用可以强智益胆气。将山葱煮水浸泡或捣碎外敷在局部，主治各种山中毒物刺伤，山中溪水的沙虱及箭伤等毒。

籽

【主治】主治泄精。

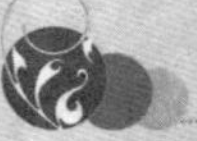

生姜

生姜

【释名】四月份取母姜栽种，到五月份就长出苗，竹叶宽，对生，叶味辣香。种在低湿沙地。秋后经霜，姜就老了。

【性味】味辛，性温，无毒。

【主治】久服去臭气，通神明。功能是归五脏，除风邪寒热，伤寒头痛鼻塞，咳逆气喘，止呕吐，去痰下气，去水肿气胀，治时令外感咳嗽。合半夏，能治胃脘部急痛。加入杏仁煎，治急痛气实，心胸拥膈冷热气。捣烂取汁和蜜服，治中暑呕吐不能下食。散烦闷，开胃。把生姜汁煎服，下一切结食，冲胸膈恶气，特效，还能破血调中，去冷气。

【发明】李时珍说：俗话说，“上床萝卜，下床姜”，说的就是姜能开胃，萝卜能消食。姜味辣而不荤，去邪辟恶。生吃熟吃，或同醋、酱、糟、盐、蜜煎后调和，无所不宜。既可作蔬菜、调料，又可入药做果脯，用途非常广泛。凡是早上外出或者走山路，都宜含一块生姜。

姜皮

【性味】味辛，性凉，无毒。

【主治】可以消水肿，腹胀，腹腔内的痞块，调和脾胃，去眼球上的白膜。

叶

【性味】味辛，性温，无毒。

【主治】治吃鱼导致的结石，捣汁饮用，即消。

【附方】

治产后肉线：有一个妇女产后用了力，导致肉线裂出 1.0 ~ 1.3 米，一触疼痛连心，不堪忍受。有一个道士叫人买来老姜 1500 千克，苎皮捣烂，倒入 1000 克麻油拌匀炒干。先将消过毒的绢 1.6 米，折成方后叫人轻轻盛起肉线，使肉线曲成三团放入产户。再用绢袋盛姜，就近熏，姜袋冷了就换。熏了一天一夜，肉线就收缩了大半，两天便痊愈了。据说这是魏夫人秘传的怪病方，不能让肉线断了，否则，就成了不治之症。

治脉溢怪症：一人毛窍节次血出不止，皮胀如鼓，不久目、鼻、口被气胀。用生姜姜汁和水各半盏服用，即愈。出自夏子益的《奇疾书》。

胡荽

【释名】因张骞出使西域带回来的种子，所以叫胡荽。现在俗称荽，山西人称它为香菜。又叫沁香菜，也叫胡菜、原荽。八月份下种，阴天特别好。初生时茎柔叶圆，叶有花歧，根软是白色的。冬春采来食用，香美可口，立夏后开成簇细花，颜色呈淡紫色。五月收子，子大如麻子，也有辛香。它的子、叶都用，生、熟均可食，对世人非常有益，适宜种植在肥沃的地里。

根、叶

【性味】味辛，性温，无毒。

【主治】 可消食，治五脏，补不足，利大小肠，通小腹气，清四肢热，止头痛。疗痧疹、豌豆疮不出，用胡荽酒喷于患处，立出。通心窍，补筋脉，开胃。如果治肠风，就用热饼裹胡荽吃，治疗效果非常好。和各种菜一同吃，气香，爽口，辟飞尸、鬼疰、蛊毒。解鱼毒，肉毒。但有狐臭、口臭、烂齿和脚气、金疮的人，都不可吃胡荽，否则病情加重。久食令人健忘。根会发痼疾。切不可与邪蒿同食，否则令人汗臭难以治愈。凡是服用一切补药以及药中含有白术、牡丹的人，不能吃它。

籽

【性味】味辛、酸，性平，无毒。

【主治】主治消食开胃，解蛊毒治五痔以及吃肉中毒，吐血，下血，可煮汁冷服。又可以用油煎，涂小儿秃疮。能发痘疹，除鱼腥。

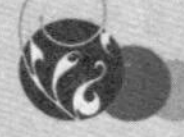

胡萝卜

【释名】因是元朝时从西域引进来，所以得名胡萝卜。根有黄色、红色两种，带点蒿气，长16～20厘米，大的有手握满那么粗。三四月茎高6～10厘米，开碎小的白花，像伞的形状，胡萝卜籽有毛，是褐色的，它有萝卜气味。

根

【性味】味甘、辛，性温，无毒。

【主治】主要是下气调补中焦，利胸膈和肠胃，安五脏，增强食欲，对人体有利没有害。

胡萝卜

籽

【主治】治久患痢疾。

茼蒿

【释名】茼蒿四月起苔，有60厘米多高。开深黄色花，花的形状像单瓣菊花。一朵花可结籽近百个，呈圆形，最易繁殖，有蒿气。又名蓬蒿。

【性味】味辛，性平，无毒。

【主治】主治安心气，养脾胃，消痰饮，利肠胃。但多吃动风气，薰人心，令人气胀。

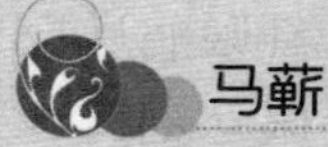

马蕲

【释名】马蕲的根呈白色，长30厘米左右，气味芳香，质地坚硬，难吃。马蕲与芹菜是同一个种类但不是同一品种，在潮湿的地方，三四月份长出幼苗，茎像蒿一样，而且茎上有茸茸的白毛，嫩的时候可以吃。叶比水芹稍小一些，五六月份开碎小的花，堆积成簇，花呈青白色。果实是黑的。

苗

【性味】味甘、辛，性温，无毒。

【主治】主治益脾胃，利胸膈，去除体内冷气，可以当菜吃。

籽

【性味】味甘、辛，性温，无毒。

【主治】主治心腹胀满，开胃下气及帮助消化食物。可作调味品用。炒熟的马蕲籽，研细成末，加醋服用，可治疗急性心痛、失眠并能温中暖脾，治反胃。

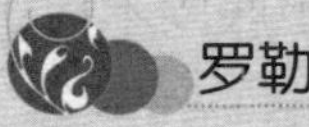

罗勒

【释名】有三个品种：一种像紫苏叶；一种叶大，香气很浓；一种能做成凉拌菜。冬季一般使用晒干的制品。又名香菜。

【性味】味辛，性温，微毒。

【主治】主要是调理中焦脾胃，消化食物。有去除恶气、消除水气的作用，适宜生吃。可治疗牙齿、牙根烂疮：把罗勒烧成灰饮用，治疗效果非常好。患呕吐病的人，可取罗勒汁服用半碗或十一二月份用罗勒晒干品煮汁服用。将它的根烧成灰，敷在小儿黄烂疮上，能治愈。罗勒还有治疗各种传染病和排出体内毒物蓄积的功效。

【发明】《饮膳正要》记载它与各种菜同吃，辛香味能够避去腥气。但是不可多吃，否则会使关节活动不利，经络不通，令人血脉不行又动风，诱发脚气。

籽

【主治】医治眼睛视物不清和尘埃落入眼中，方法是：用三五颗罗勒籽放入眼中，一会儿就润湿胀大并和眼泪一起将异物冲出，又能治红眼病和砂眼。

【发明】 李时珍记载：以前庐州县彭大辨在临安，突然得了红眼病后视物不清。一和尚拿罗勒籽洗净晒干，每一次放一粒在眼内，闭上眼片刻后，罗勒籽连同眼内的秽物而出，治愈了红眼病和视物不清。另一方，是将罗勒籽研成细末和水制成汁，点入眼中也有效。我曾经取罗勒籽放入眼中，结果籽也胀大了。大概是因这籽被打湿后的原因，所以可粘下附在眼膜上的尘物。然而眼中容不下一粒尘埃，而放入这籽三五颗却并没有妨碍。这大概是一个例外吧。

白花菜

【释名】 三月下种，茎很软，一叶上有五片叶子，似拇指大小。秋季开白色的小花，花蕊长 6 ~ 10 厘米，有小角，白花菜籽呈黑色并且很小，菜叶的气味膻臭，只适合用盐做腌菜吃。另一种开黄花的，叫黄花菜，形状和它相似。

【性味】 味苦、辛，微毒，

【主治】 治下气，用白花菜煎水可治痔疮，捣烂敷可治风湿痹痛。和酒一起饮可治疟疾。但是吃多了可使风气滞留在五脏六腑，令人胃中胀闷不适，伤人脾胃。

芹菜

【释名】 芹菜有水芹、旱芹两类。水芹生在沼泽的边上；旱芹则生在陆地，有红、白两种。一般二月份长出幼苗，叶子成对生长。五月开出细小的白花。茎上有棱，中间是空的，气味芬芳，是对人的身体有益的菜。

芹菜

水芹

【性味】 味甘，性平，无毒。

【主治】 治女子大出血，且有止血养精，保养血脉，强身补气的功效。令人身体健壮，食欲增强。捣水芹汁服用，又可去除暑热。医治结石。饮它的汁后，小儿可以去除暴热，大人可治酒后鼻塞及身体发热，又可去头中风热、利口齿和滑润大小肠。同时还可解烦闷口渴，妇科出血和白带增多，以及痈症和五种黄疸病。芹菜和醋一起调和吃，不损牙齿。红芹是害人的，不可以吃。腹有包块的人不能吃。

【发明】春秋时节，蛇卵附在芹菜上，人们误认为是食物而把它同芹菜一起吃了，导致生病，出现面色青紫、腹部胀满症状，像怀孕一样疼痛难忍，叫做蛟龙病。服硬饧1500~2250克，每日3次，直到吐出像蜥蜴一样的秽物后症状消失。李时珍说：芹菜生长在水边。蛟的行为变化莫测，它的精卵哪能附在芹菜上呢？大概是蜥蜴、水蛇之类的动物，在春夏之时交配时，将精液遗留在那里的原因吧。况且蛇喜欢吃芹菜，这尤以证明上述结论。

旱芹

又名堇。

【性味】味甘，性寒，无毒。

【主治】捣成汁后，可以用来洗马身上的毒疮，同时也可服用。将汁涂在蛇、蝎毒痈肿患处，可治。经常食用堇菜可以消除胸腹间的烦闷发热及寒热，治颈淋巴结核病。具有聚积精气，除下瘀血、止霍乱腹泻的功效。还可以将生堇菜捣成汁取半升服，能够驱除体内毒性产物。

红芹

又称紫堇。长在水边。叶是青色的，有10多厘米长，叶上有黄色斑点，味道苦涩。根嚼起来有极浓的酸、苦、涩味。

苗花

【性味】味酸，性平，微毒。

【主治】治大人、小孩脱肛。

辣米菜

【释名】冬季满地丛生，有6 ~ 10厘米长，梗柔软，叶子很小。三月间开黄色小花。结0.3 ~ 0.6厘米长的细角，角内有细小的籽。可以连根一起拔着吃，味很辛辣，称为辣米菜。生长在南方，是田园间的小草。

【性味】味辛，性温，无毒。

【主治】能祛冷气，祛除腹内久寒，助消化，增强食欲，利胸膈，化痰，去心腹疼痛。其方法是：将辣米菜切细，用新鲜蜜浆拌入洗净后的辣米菜中，调匀；或者洗干净后就吃，口感舒适且能消化食物。但多吃生热，引发机体顽固性疾病。

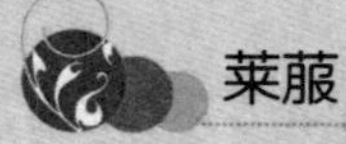

莱菔

【释名】六月份下种，开紫绿色小花。叶子大的像芜菁叶，小的像花芥叶，叶上都有细柔毛。它有红色和白色两种，形状有圆、长两类。一般说来，生在沙性土壤中的莱菔脆甜，生在瘠薄土壤中的则硬而且辣。莱菔的根、叶都可生吃或熟吃，是蔬菜当中最有益于人的。又叫萝卜。

根、叶

【性味】根：味辛、甜；叶：味辛、苦，性温，无毒。

【主治】做成散服及炮制后煮服，大下气，消食和中，去痰癖，使人健壮；生莱菔捣烂后取汁喝，清凉解渴，利关节，养容颜，出五脏恶气，制面毒，行风气，去热气。利五脏，使身体感觉轻松爽快，肌肤白嫩细腻。同时又可消痰止咳，治肺痿、吐血，温中补不足。萝卜和羊肉、银鱼煮食，治劳瘦咳嗽。和猪肉一起吃，益人，生萝卜捣烂吃，治痢疾伴饮食不进或呕吐不能食，又治吐血和流鼻血。同时还宽胸膈，利大小便。萝卜生吃，止渴宽中；煮熟来吃，化痰消胃肠积滞。萝卜还能除鱼腥味治豆腐积。主治吞酸水，化积滞，解酒毒，散瘀血，效果非常好。把萝卜研成末服，治各种淋症；制成药丸服，治小便白浊；煎水洗脚，治脚气；饮萝卜汁能治痢疾和失音，还可治被烟熏得将要死的人；生萝卜捣烂涂在跌打损伤和烧伤、烫伤处，也很有效。莱菔特别能制面毒。

【发明】曾经有个婆罗门的僧人来到东土，看见人们吃麦面，惊呼：这麦面是大热之物，怎么能吃呢？又看见他们饭食中有萝卜，才说：全靠有萝卜来解麦面的热性。从此相传下来，吃麦面必须吃萝卜。萝卜捣烂制面，做出的面食最好吃，吃得很饱也不会发热。萝卜煎来吃，下胀气。凡是人饮食过量了，生嚼咽则能消食。

张杲所作的《医说》上说：富人李某生病，流鼻血不止，非常危险，医生用萝卜、天然水、酒调服，鼻血即止住。这是血随气行，气滞则血妄行，萝卜下气而酒作引导的原因。《延寿书》记载：李师在逃难时逃入石窟中，强盗用烟熏，在熏得他昏迷快要死的时候，他摸到萝卜菜一束，嚼汁咽下，立即就苏醒过来了。这种方法以备急用，不可不知道。但是吃多了莱菔会动气，只有生姜能制这种毒。

籽

【性味】味辛、甘，性平，无毒。

【主治】研汁服，治因风邪而引起的风痰症发作。同醋研细后服，可以消除肿毒。它能下气定喘治痰，消食胀利大小便，止气痛，治腹泻粪便杂有未消化食物残渣，治疮疹。

【附方】治食物作酸：生萝卜嚼数片，或生嚼萝卜菜都很有效。但是干的、熟的、盐腌的，都没有效。

治反胃：萝卜用蜜煎浸后，细嚼慢咽，有效。

治肺痿咳血：萝卜加羊肉或者鲫鱼煮熟，频食。

治鼻中出血不止：萝卜捣汁半盏，加入少量的酒烧后服用，也可以用萝卜汁注入鼻中，效果都很好，或者将酒煎沸，再加上萝卜煎后饮用，也可治好。

治痢疾伴有不思饮食，呕吐不纳：萝卜捣成汁一小盏，蜜一盏，水一盏，一同煎，早一服，午一服。或用萝卜籽擂的汁也可以。又方：只用萝卜菜煎汤，天天饮用。又方：用萝卜片，不论新旧，用蜜浸一会儿后，含在嘴里，咽下它的汁水，直到味淡又再换一片，到觉得想饮食的时候，用肉煮粥吃，但不能吃得过多。

治大便下血：大萝卜取皮烧灰存性，荷叶烧灰存性，蒲黄用生的，三种各等份，一同研为末，每次用5克，米汤送下。又一方：蜜炙萝卜，任意吃。

治伤酒下血：用萝卜12个，留青叶3厘米左右，放在罐中加井水煮，煮到十分烂后，再加淡醋，空腹时任意吃。

治肛门脱出：把生萝卜捣烂，敷填在肚脐中，用布裹紧，直到感觉有疮长出时，立即除去，效果非常好。

治因湿热蕴结下焦，形成砂石淋，下腹、腰部、尿道疼痛难忍：用萝卜切成片，蜜浸一会儿后炙干，再浸，再炙，反复数次，但不可过焦。细细嚼后用盐开水服下，每日三服。

治偏正头痛：生萝卜汁放入一个蚬壳里，患者仰卧，将萝卜汁注入左右鼻孔中，神效。

治哮喘遇过敏原即发者：萝卜籽淘干净，蒸熟后晒干研细，加姜汁浸后蒸成饼，制成绿豆大小的丸。每服30丸，用唾液咽下。

治年久头痛：萝卜籽和生姜各等份，捣后取汁，再加入少量麝香后，滴入鼻孔中，马上就可以止住头痛。

治牙齿疼痛：生萝卜籽14颗研细，加乳调和，左痛点右鼻，右痛点左鼻。

治小儿盘肠气痛：萝卜籽炒黄后研成末，用乳香汤送下半钱。

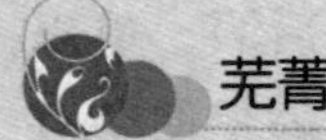

芜菁

【释名】 根圆，也有长的，有红、白两种颜色。味辣而带甜，叶面粗糙，也有花、叶。夏初起苔，开淡紫色的花。角像虫一样，腹部大、尾部尖。籽像葫芦籽，大小不均匀且不圆，呈黄赤色。又叫蔓菁。

芜菁

根叶

【性叶】味苦，性温，无毒。

【主治】 利五脏，使人耳聪目明、轻身，肌肤润泽，精力旺盛，不易衰老，益气。经常吃通中焦，令人健壮。消食，下气疗咳嗽，清热解渴，去胸腹冷痛，以及热毒风，乳房结块和因产后乳汁积累过多而致乳房胀硬致痛。

籽

【性味】 味辛、苦，性平，无毒。

【主治】 使人耳聪目明、轻身，肌肤润泽，精力旺盛，不易衰老。疗黄疸，利小便。加水煮汁服用，可以除腹内痞块积聚，服少许，可治霍乱引起的胸腹胀闷。研成末服用，主治视物模糊不清。榨成油调入石膏中，可以去脸上的黑斑和皱纹。籽和油敷，可治蜘蛛咬伤。把籽作为药丸服用，令人健壮。妇女尤其适用。

花

【性味】 味辛，性平，无毒。

【主治】 治虚弱，疲劳，视力差。久服使人长寿，夜间可看书。

方法是：每年的三月三日采花，阴干后，研为末，每服 10 克，空腹用井水服下。

【附方】 预防疫病：在立春的庚子日那天，用蔓菁煎成汁，全家大小趁温服下，不拘多少，可一年不犯疫病。

治鼻中流血不止：用生蔓菁捣汁饮，立刻就能止血。

治一切肿瘤：用生蔓菁一把，加入少量盐一同捣碎封贴在患处，非常有效。

治眼外观没有异常但逐渐失明：用蔓菁籽 750 克，蒸透后，立即用锅中的滚水淋，然后晒干，如此反复 3 次，再将它杵成末。每天用酒下服。

治乳房肿块：用蔓菁根和叶，去掉泥土不要用水洗，直接加盐捣烂后，涂抹在患处。药热要重新换，三五次就能治愈。十一二月份就只用蔓菁根，很见效。

治疝肿如斗：将蔓菁根捣烂后，封贴在患处，大效。

治异物入目：蔓菁菜捣烂后，拿手帕包好，挤汁滴入两三点到眼中，异物立刻就出来了。

被狗咬伤：蔓菁根捣烂，取汁服用。

治黄疸如金：生蔓菁籽研为末，顿服。

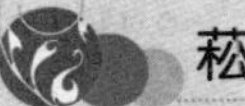

菘

【释名】菘菜有两种：一种茎圆厚，微青；一种茎圆薄，白色。它们的叶子都是淡青白色的。菘菜籽是灰黑色的。八月以后下种，第二年二月份开四瓣黄花，三月份结角，也像芥角。这种菜做腌菜最好。菘就是现在的白菜。

茎叶

【性味】味甘，性温，有小毒。

【主治】主要是利肠胃，除胸中堵塞烦闷，解酒后口渴。消食下气，治瘴疟，止热邪咳嗽，十一二月份的菘菜汁更好，可和中，利大小便。

籽

【性味】味甘，性平，无毒。

【主治】可榨油，涂在头上可利于长头发，涂在刀剑上，刀剑不生锈。

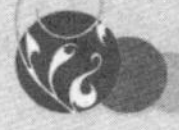

芥

【释名】味辛烈，样子像白菜，菜叶上有柔毛。也叫芥菜。

茎叶

【性味】味辣，性温，无毒。

【主治】可通鼻，祛肾脏经络邪气，利九窍，明耳目，安中。常吃温中。止咳嗽上气，除寒冷气。去头痛，通肺消痰，利膈开胃。叶子大的好，叶子小且有毛的对人有害。

籽

【性味】味辛，性热，无毒。

【主治】主通鼻，祛一切邪恶疰气，咽喉肿痛。治疰气发没有定处，及被毒箭伤，做成药丸或捣为末服，治胃寒吐食，肺寒咳嗽，伤风受寒引起的胸腹腰痛，口噤，消散痈肿瘀血。芥籽的

芥

功用与芥菜相同。味辣能散发，利九窍，通经络，治口噤、耳聋、鼻出血的病症；又能消瘀血、疗痈肿、祛痛痹的邪气。它的性热而且温中，因而又能利气化痰，治咳止吐，主胸腹各种疾病。白色的芥籽更加辛烈，治病尤为好。

【附方】治伤寒没有汗：用水调芥籽末填入肚脐内，然后用热药物隔着衣服熨肚脐处，直至出汗为止。

治身体麻木：芥菜籽末加醋调和后，涂在身体麻木的地方。

治牙龈溃烂出臭水：把芥菜杆烧存性，研细为末，频敷患处就可以治疗。

治飞丝入目：用青芥菜汁滴入眼中，功效神验。

治漆疮搔痒：用芥菜煎汤洗患处。

治咽喉肿痛：用芥菜籽末加水调好后，敷咽喉部，等到药干了再换。又方：将芥菜籽研细成末，调醋取汁，点入喉内。等到喉内有响声，再用陈麻秆点烧，烧烟吸入喉内，立即见效。

治夜盲：用紫芥菜籽炒黑研成末，用羊肝一具分作八服。每服用芥籽 15 克捻在羊肝上，再用竹笋皮裹好，煮熟冷却后服用，并用煮它的水送下。

治妇女闭经不行已有一年的，脐腹痛，腰腿沉重，寒热往来：用芥菜籽 100 克，研成末。每次用 10 克，空腹用酒服下。

治阴证伤寒引发，腹痛呕逆：用芥菜籽研成末，加水调和后贴在肚脐上。

治颈淋巴结结核：用芥制成末加醋调和后，贴患处。

白芥

【释名】这种菜虽然属于芥类，但和其他的芥类有很大区别。又叫胡芥，也叫蜀芥。

白芥

茎叶

【性味】味辛，性温，无毒。

【主治】可驱冷气，安五脏，功用与芥菜相同。

籽

【性味】味辛，性温，无毒。

【主治】可发汗，治胸膈痰冷，气息急促，将它研成末，加醋调和后敷可治毒箭伤。用熨的方法可除恶气风毒脓肿，四肢疼痛。对患咳嗽不止、胸胀气喘且多唾的人，每次温酒吞下 7 粒。它还能利气化痰，除寒暖中，消肿止痛，治咳嗽翻胃，下肢麻木，筋骨腰各种痛。如果痰在胁下及皮里膜外，非白芥籽不能治。

【附方】防痘疮（天花）余毒未尽，复受风邪，治眼中作痒，眼睑红赤溃烂等：用白芥籽末，加水调和后涂足心中，引毒气下行，使疮疹不进入眼中。

治胸胁水饮，皮肤苍白或肿而不红及胸痛：用白芥籽25克，白术50克，研为末，加入枣肉捣烂后，做成梧桐子大的药丸，每服用50丸白开水下。

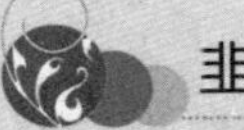

韭

【释名】只要种一次便长期生长，所以叫韭。一年可割三四次，只要不伤到它的根。到十一二月份用土盖起来，三四月份来临之前又开始生长，一丛一丛地生长，叶长得茂盛，韭叶颜色翠绿。又名起阳草。

【性味】味辛、微酸，性温、涩，无毒。

【加工】叶子长到10厘米长时就可以收割，如果要收种子就只收割一次。八月份开一丛丛花，收取后腌藏作为菜，叫做长生，说的是割后又能长，久久不衰。九月份收种子。种子呈黑色，形状扁平，需放在通风的地方阴干，不要放在潮湿的地方。

【主治】主治归心，安抚五脏六腑，除胃中烦热，对患者有益，可以长期吃。另可归肾壮阳，止泄精，温暖腰部、膝部，可治吐血、咳血、鼻血、尿血，及妇女月经失调，跌打损伤和呃噎病。和鲫鱼一同煮来吃，可治急性痢疾。将生韭菜捣汁服，可治胸部疼痛。煮来吃，可以使肺气充沛，除心腹陈寒痼冷和腹部包块，治肥胖人中风后失音。还可解各种药物的毒性，治疗狂犬咬伤，毒蛇、蝎子、毒虫咬伤，捣烂后，局部外敷，解它的毒性。把韭菜炸熟和上盐、醋，空腹吃十顿，主治胸膈噎气。三四月份吃起来香，五月份间吃了则使人疲乏没有力，六七月份吃起来臭，十一二月份吃起来则小便频繁。不能与牛肉同食。昔日人们在过节时要吃五种荤辛类食物来驱除邪气，这五种荤辛就有韭菜，元宵日吃辛，用它来资助人的正气。

花

【主治】食之动风。

根

【主治】可治各种癣症。

籽

【主治】可治梦中遗精、便血。可暖和腰膝，驱除鬼气附身，补肝脏及命门，治小便频繁，遗尿，可治妇女白带量过多。将其研成末，拌入白糖可治腹泻；

拌入红糖则可治腹泻便血。用陈米汤服下，有神效。

【附方】服食方：有位贫穷的老人患上了消化道肿瘤，一吃食物马上就呕吐，而且胸中像针刺一样痛。有人叫他用韭菜汁，加入少量盐、梅和卤汁，先细细呷一点，再渐渐加量，吐出数升浓痰后明显好转。

治产后大量出血而晕倒：将韭菜切碎装入瓶中，再倒入热醋浸泡，使气吸入患者鼻中，就能苏醒。

治鼻出血不止：将韭菜根、葱根一起捣碎，捏成枣子一般大小，塞入鼻孔中，不时更换，两三次就能止住流血。

治夜有噩梦不止：发生噩梦引起的昏死，不要点灯，只要痛咬他的拇指指甲并将唾沫吐在他脸上就能使他苏醒，再取韭菜捣成汁，吹进他的鼻孔中，十一二月份没有韭菜时就用韭菜根。

二、柔滑类

菠菜

【释名】叶子绿色，细腻而且柔厚，茎柔脆而且是空心的。根有数寸长，大如桔梗而且是红色的，味道甘甜香美。

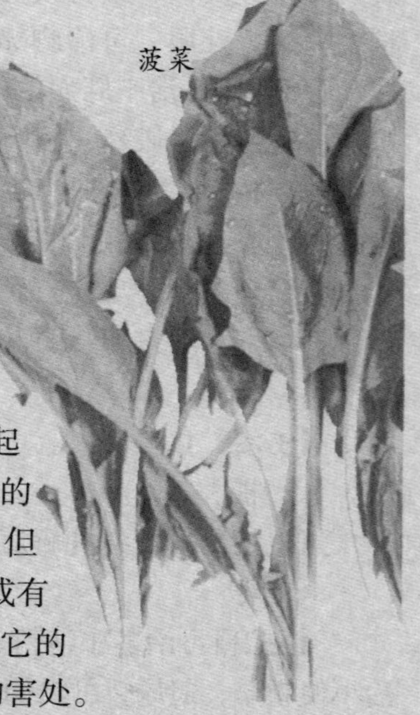
菠菜

菜及根

【性味】味甘，性冷、滑，无毒。

【主治】利五脏，去除肠胃的热，饮酒过量而中毒。服用丹石的人吃它更好。具有疏通血脉，开胸下气，调涩，止口渴润燥的功效。但它不能和各种鱼一同煮来吃，容易引起腹泻。北方人吃肉、面食时，吃菠菜就会起平衡的作用；南方的人吃鱼、虾米时，吃它便于降温。但多吃了伤及大、小肠，使人生病。大便涩滞不通或有痔疮的人，应该常常吃菠菜、葵菜之类的食物。它的性滑可以护养窍穴，自然通利肠道，而没有枯涸的害处。

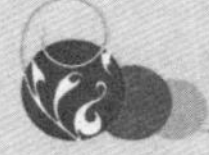

东风菜

【释名】茎有60～100厘米高，叶像杏叶，但比杏叶长，而且叶片厚软，叶上有细毛，煮吃时味道很美，在三四月份来临之前生长，所以叫东风菜。生在沼泽地里。

【性味】味甘，性寒，无毒。

【主治】治风毒积热，头痛目眩，肝热眼赤，可以把它和肉在一起，煮到成羹状再吃，味佳。

荠

【释名】茎坚硬而且有毛，不好吃。开白色的小花，许多小花集在一起。荚只有三只角。四月收摘。因为它的茎能避蚊子和飞蛾，所以又叫护生草。

荠菜

【性味】味甘，性温，无毒。

【主治】可利肝和中，益五脏。

根

【主治】可治眼睛疼痛，具有聪耳明目、轻身，使人肌肤润泽，精力旺盛，不易衰老，益胃的功效。

根叶

【主治】将荠菜的根叶烧成灰后饮用，治赤白痢非常有效。

实

【加工】每年四月八日采摘。灾荒年采摘它的籽和水调成块状，或煮成粥。做成饼都很黏滑。

【性味】味甘，性平，无毒。

【主治】能使眼睛明亮，治眼痛、青光眼，同时可以滋补五脏不足。也可治腹部胀痛，去除风毒邪气，治疗眼内积尘，白翳并解热毒。长期服用，会使眼睛看物更加清晰。

花

【主治】放在床席下面，可以驱臭虫。又能避蚊子、飞蛾。把花阴干研细成末，用枣汤送服，每次10克，可以治慢性腹泻。

繁缕

【释名】草茎非常繁茂，中间有一缕主茎，所以叫繁缕，俗称鹅肠菜。形状与鹅肠十分相似，又容易滋生，所以又名滋草。

【性味】味酸，性平，无毒。

【主治】治多年的恶疮，痔疮不愈之病。利于破除瘀血，催乳汁，产妇适宜多吃。产后腹部有宫缩疼痛，就用酒炒繁缕出的汁水温服。又可以把繁缕晒干研细为末，加醋调和糊成丸，每次空服 50 丸，可排恶血。做成菜吃，对人有益，必须是五月五日采摘的繁缕才有效。但是不可长久吃，避免让体内的血液流尽，同时繁缕不可以同鱼、腌菜一起同食，有使人产生口渴、令人健忘的不良反应。

【附方】治男子阴茎溃烂，疼痛难以忍受，长久不愈：五月五日采摘的繁缕烧焦 2.5 克，放入蚯蚓刚刚拉的屎 1 克，加入少量水调和研细做成饼状，贴在患处，干了又换，但是禁止吃酒、面、五辛和热物，十分有效。

马齿苋

【释名】在田园野外都有生长。茎柔软并且铺在地上，叶子很小，对称性地生长。六七月份开小花，结小的尖形果实，果实中有籽。苗煮熟晒干食用。另一种叫水马苋，生长在水中，形状和马齿苋相似，也可以洗干净后生吃。也叫长命菜。

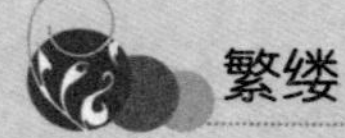

马齿苋

菜

【性味】味酸，性寒，无毒。

【主治】治各种肿瘘疣结。方法是：将马齿苋捣碎后涂在患处。又能消除腹部包块，止消渴，增强肠道功能，令人不饥饿。治女人赤白带。饮用马齿苋汁水，可以治反胃和各种淋症，止金疮流血，破除局部瘀血，尤其对小孩效果较好，汁水还可以治口唇紧闭和皮面上的疮疱。将它制成膏，可以涂抹在湿癣、白发、秃头处，有效。又主治 36 种风症。将它煮成粥，可以治痢疾及腹部疼痛。使人头发长年不白。用生的马齿苋捣碎取汁服用，还可治痈疮，杀灭各种肠道寄生虫。它的汁加梳子上的污垢，调后封贴在疔疮处，有消肿的作用。可以将马齿苋烧成灰加入陈醋浸泡，先烤一下后再封贴在疔疮处，有消肿的作用。马齿苋还有散血消肿、利胸滑胎、解毒通淋、治产后出虚汗的功能。这种菜受阴气很多，所以吃时应该加蒜调和。马齿苋的节叶间粘有白灰的，是最好的一种。

籽

【主治】可使眼睛明亮，具有聪耳明目、轻身，使人肌肤润泽，精力旺盛，不易衰老的功效。

【附方】多年恶疮，各种药方都治不愈，或者皮肤发炎肿胀疼痛不止：捣马齿苋敷于患处，两三次即愈。

治妇女产后血痢，小便不通，肚脐腹部疼痛：将马齿苋用木棒捣取它的汁 300 毫升，煎到沸腾时加上蜂蜜 100 毫升，调和匀后服用。

治小便淋沥不畅：用马齿苋汁服用。

治中毒生命垂危：用马齿苋捣碎后取汁饮用。

苦菜

【释名】春无生长幼苗，有红茎、白茎两种。苦茎中空而脆，折断后有白汁流出。叶像花萝卜菜叶一样颜色，绿中带碧。叶柄依附在茎上，每片叶子有分叉，相互交撑挺立，开黄花，像野菊。一枝花结籽一丛。当花凋谢时就可以采集。苦菜籽上有白色茸毛，随风飘动，花落的地方有籽落地，就会生长出来。又叫苦苣。

苦菜

菜

【性味】味苦，性寒，无毒。

【主治】祛五脏邪气，厌食胃痛。经常服用安心益气，精神饱满，轻身耐老，耐饥饿和耐寒，豪气不减，增强体力。虽然苦菜性冷但对人有好处。可治腹泻，清热解毒以及恶疮疾病。调节十二经脉，治霍乱后胃气烦胀。捣它的汁饮用，可清除面目和舌头下的湿热。它的汁是白色的，涂抹在疔疮肿痛之处，能拔出病根。把苦菜汁滴在痈上，立即使痈溃烂，脓汁排出。能耳聪目明、轻身，使人肌肤润泽，精力旺盛，不易衰老，治各种痢疾和血淋痔瘘疾病。野苣不能和蜂蜜一起吃，容易使人患内痔，脾胃虚寒的人不可以食用。凡是患痔疮的人，适宜用苦菜，新鲜或晒干的都可以，放入锅中煮到熟烂的程度，把热的苦菜汤放入器皿中，人横坐在凳上，先用热苦菜汤熏，再用苦菜汤洗，直到汤冷，每天洗数次，数日后见效。

根

【主治】治赤痢、白痢和骨结核，三种病都可以煮汁服用。同时苦菜根还能治血淋，利于小便的排泄。

花、籽

【加工】主治黄疸病时，可用苦菜籽加上莲子一起研细，每次取 10 克加水煎服后服用，每天两次，效果良好。

【性味】味甘，性平，无毒。

【主治】祛中暑，安定神志。

【附方】治口腔恶疮：用野苦苣捣烂取汁水一盅，加入姜汁一匙，调和后用酒服用，用渣敷患处，一两次即可。

治喉痹肿痛：用野苦菜捣烂后取汁半盅，再用灯芯加热浸泡，捻灯芯汁水半盏，与野苦菜汁调匀拌和后服用。

白苣

【释名】像莴苣但叶子是白色的，折断叶子后有白汁流出。又名生菜。

菜

【性味】味苦，性寒，无毒。

【主治】壮筋骨，利五脏，开利胸膈，疏通经脉，益脾气，吃了令人牙齿变白，精神饱满，减少睡眠。煮来吃，具有解热毒、酒毒，止消渴，利大小肠的作用。妇女产后不宜食用，否则令人脾胃受寒，小肠疼痛。患有寒病的人吃了白苣，就会感到腹冷。白苣不能和奶酪同吃，易生肠虫。

苜蓿

【释名】结圆扁形的小荚，周围有刺，荚非常多，老了就变成黑色。荚内有像米的籽，可以做饭吃，也可以用来酿酒。

【性味】味苦，性平、涩，无毒。

【主治】可安中调脾胃，有益于人，可以长期食用，轻身健体。祛脾胃间的邪热气，祛小肠各种热毒，可以加酱油煮吃，也可煮成羹吃。对大小肠有利，把苜蓿晒干来吃对人有益，其功能与新鲜时相同。

苜蓿

根

【性味】性寒，无毒。

【主治】治热病烦闷，眼睛发黄，小便呈黄色，酒精中毒，捣碎后服1升，让人呕吐后就可把病治好。也可以把它捣碎取汁煎来服用，治结石引起的疼痛。苜蓿不可和蜜同吃，令人腹泻。

苋

【释名】苋都是三月份撒种，六月份以后就能吃。长老了能抽出很高的茎，开小花结成花穗，穗中有细籽，籽呈扁形，有黑色的光泽。苋有六种：赤苋、白苋、人苋、紫苋、五色苋和马苋。又名苋菜。

【性味】味甘，性冷利，无毒。

【主治】白苋补气、除热，使九窍畅通。赤苋治赤痢、箭伤和虱病。紫苋消除虫毒，治气痢。

六苋

【主治】利大小肠，治初痢、滑胎。苋动气，所以令人烦闷，性寒损伤脾胃，不能和鳖一起吃，容易产生结石。五月五日收苋菜籽，和马齿苋一起研为末，两者分量相等，孕妇常服，容易分娩。

苋实

【性味】味甘，性寒，无毒。

【主治】治青光眼，并可使人聪耳明目、轻身，令人肌肤润泽，精力旺盛，不易衰老。除眼中邪恶之物，利大，小便排泄，去除寒热。经常服用增加元气和体力，使身体感觉轻松，不容易饥饿。又可治眼疾，杀死蛔虫，增加精气。

根

【主治】捣烂外敷可治下腹及阴部疼痛。

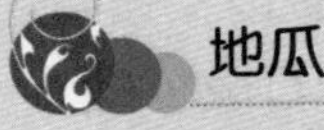

地瓜

【释名】又名土蛹，也叫甘露子。二月份生苗。苗长30厘米左右；茎是方的，对节而生；叶上有鸡冠似的齿。四月份开小花，根相连，五月份掘它的根来蒸吃煮吃，味道像百合。既可做菜，又可当果品。又名草石蚕。

根

【性味】味甘，性平，无毒。

【主治】和五脏，下气，清神。泡酒喝，除风破血。煮食，治水中恶虫之毒。焙干吃，散血止痛。茎叶上的节也可捣成末和酒服。但不宜生吃或多食，否则生寸白虫。如果与各种鱼同食，会使人呕吐。

地瓜

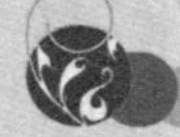

水蕨

【释名】和蕨是一类，生长在水中。

【性味】味甘、苦，性寒，无毒。

【主治】治腹中积块，清淡地煮食，一两天即下恶物。同时忌吃杂食一个月为好。

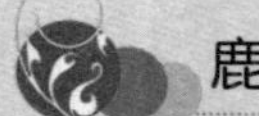

鹿藿

【释名】苗、叶都像绿豆苗、绿豆叶，只不过要小一些，茎蔓延长。生黑色。又名野绿豆。

【性味】味苦，性平，无毒。

【主治】治血吸虫，女子腰腹痛，肠和颈淋巴结结核，止头痛。

薯蓣

【释名】又叫山药，薯蓣在四月份蔓延生苗。在五六月份开花成穗，淡红色，结一簇一簇的荚，荚都由三个棱合成，坚硬没有果仁。子则长在一边，大小不一。山药子皮色土黄，肉是白的，非常甘滑，同山药根一样。

根

【性味】味甘，性温、平，无毒。

【主治】治伤中，补虚羸，祛寒热邪气，补中，益气力，长肌肉，强阴。久食薯蓣，令人耳聪目明，轻身不饥，延年益寿。还可以治头晕目眩，祛头面游风，下气，止腰痛；治虚劳羸瘦，充五脏，除烦热，补五劳七伤；祛冷风，镇心神，安魂魄，补心气不足，开通心窍，增强记忆；还可强筋骨，治泄精健忘。益肾气，健脾胃，止泄痢，化痰涎，润肤养发。把薯蓣捣碎后贴硬肿毒，能使肿消散。凡是体虚羸弱的人，应该多吃薯蓣。将薯蓣和蜜一起煮熟，或煎汤，或做成粉吃，都很好，可壮阳滋阴。把晒干的薯蓣拿来入药更妙。还可把薯蓣和面做成汤饼来吃，因为它还能抑制面毒。

【附方】治噤口痢：用山药半生半炒，捣为末，每次服10克，用饭送下。

痰气喘急：用生山药半碗捣烂，加甘蔗汁半碗，和匀，热饮立止。

手足冻疮：用一截山药磨烂，敷冻疮。

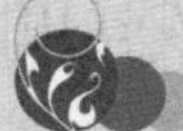

山丹

【释名】开红花的百合叫山丹。根味稍差，不如开白花的百合。山丹的根似百合，但小而瓣少，茎也短小；叶子很像柳叶，与百合的叶有别。四月份，山丹开红花，花有六瓣但不向四面垂下，也结小的籽。

山丹根

【性味】味甘，性凉，无毒。

【主治】治肿疮、惊邪、女子非经期大量持续出血。

花

【主治】可活血。

蕊

【主治】敷疔疮恶肿。

金针菜

【释名】有点像黄花菜，长3厘米左右，且直而尖锐，所以用“金针”来命名。金针菜产于北方。

【性味】味甘，无毒。

【主治】能利肠胃，滑大小便，去火除热。

油菜

【释名】二三月份抽嫩心，开黄花。也可折菜薹。春末夏初，结菜角，角内有黑色的籽，可以榨油，味道比其他菜好。

【性味】味甘，性平，无毒。

【主治】可滑胃，通结气，利大小便。

白菜

【释名】茎扁阔而颜色雪白；叶青，面上有许多细白茎；冬种春长，高可达 30 ~ 60 厘米，开黄色，味道很美。

【性味】味甘，性温，无毒。

【主治】可通利肠胃，除胸烦，解酒毒。

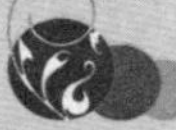

水苦荬

【释名】叶子厚而且有光泽，根像白术但比白术软。适宜生长在小溪山游览涧边。又名谢婆菜。

根

【性味】味苦、辛，性寒，无毒。

【主治】治风热上涌，咽喉肿痛，以及头顶上的风疠：用酒磨水苦荬根，取它的药酒服用。

菁菜

【释名】生长于湖泽中，又称“马蹄草”。

【性味】味甘，性寒、滑。

【主治】治热渴、热痹、热疸，逐水湿，解各类药中毒、蛊毒，顺气止呕，治各类疮疽肿毒。

鸡肠草

【释名】生在低洼潮湿的地方。结出小果实，果实中有细籽。不如鹅肠味美。生嚼时有滑腻感，所以可以用来捕捉飞虫。然而鹅肠菜生嚼没有黏性，这样自然就可以分辨。又名鸡肠菜。

【性味】味辛、苦，性平，无毒。

【主治】治毒肿和小便次数过多。治疗昆虫引起的疮病。主治遗溺，洗手脚因水毒而糜烂。五月五日将它晒干研成末加入盐调和混匀，可以治疗一切疮和风丹导致的遍身瘙痒症；也可以取它的汁液加蜂蜜调和服用，治小儿红、白痢疾，治疗效果非常好。把它研成末或者烧成灰，擦在牙齿上，具有洁齿、去牙垢的功效。

茅膏菜

【释名】高30厘米，菜上有油腻粘手的细毛，籽像角，生长在茅草中。

【性味】味甘，性平，无毒。

【主治】煮食，主治赤白久痢。

灰涤菜

【释名】四月份生苗，茎上有紫红线棱。叶尖而有齿，叶面青色，叶背白色。茎心、嫩叶背面都有白灰，在原野生长。

【性味】味甘，性平，无毒。

【主治】 治恶疮，虫、蚕、蜘蛛等咬伤，可将灰涤捣烂后和油敷搽。也可将它煮来食用，或做汤，洗浴治疥癣风瘙。把灰涤烧成灰后放入牙缝中，可消炎。如用来漱口，去疳疮。用灰涤的灰淋汁，可蚀息肉，除白癜风、雀斑。而皮肤接触了生灰汁，会生疮。

子仁

【性味】味甘，性平，无毒。

【主治】做成饭或磨成面食，可杀虫。

土芋

【释名】叶像豆叶，像鸡蛋大小。南方人叫做香芋，北方人称为土豆。

【性味】味甘、辛，性寒，有小毒。

【主治】解诸药毒，如生研水服，吐出恶物就止。煮熟了吃，则味道甘美，养人肠胃，治热嗽。

百合

【释名】百合只有一茎向上，叶向四方伸长。五六月份时，茎端开出大白花，花瓣长16厘米，花有六瓣，红蕊向四周垂下。开红花的叶子像柳叶，叫做山丹。

根

【性味】味甘，性平，无毒。

【主治】治邪气所致的心痛腹胀，利大小便，补中益气。除水肿胪胀，胸腹间积热胀满、阻塞不畅全身疼痛、乳难和咽喉肿痛，吞口涎困难，止涕泪。辟百邪鬼魅，涕泣不止；除膈部胀痛，治脚气热咳。还可安心、定神，益志，养五脏，治癫邪狂叫惊悸，产后大出血引起的血晕，杀血吸虫，胁痛、乳痛发背的各种疮肿。也可治百合病，温肺止嗽。如心下急黄，宜将百合同蜜蒸食。

花

【主治】 将百合花晒干后研成末，和入菜油，可涂天气引起的小儿湿疮，治疗效果非常好。

籽

【主治】 加酒炒至微红，研成末用汤服，可治肠风下血。

百合

【附方】 治天泡湿疮：生百合捣烂涂搽，一两日即安。

治肺病吐血：将新鲜的百合捣成汁，和水饮或煮食。

治百合病：可用百合知母汤：因为此病是因伤寒引起的，百脉一宗，全身受邪，行、住、坐、卧不安，像有鬼神附身似的。如已发汗的，可将百合7枚，用泉水浸泡一夜，次日凌晨再取泉水2升煮至1升，然后将知母100克，同泉水2升煮取1升，再同百合汤煮取1.5升，分次服下。百合鸡蛋汤：可治百合病已经呕吐的人。用泉水将百合7枚浸泡一夜，次日凌晨再用泉水2升，煮取1升，加入鸡蛋黄一个服用。百合代赭汤：治百合病已经恶化的。用百合7枚，按上面的方法浸泡后煮取汁，然后将代赭50克，滑石150克，水2升，煮取1升后，再同百合汤煮取1升，分次服下。百合地黄汤：治百合患者未发汗、呕吐泻泄的。依照上述方法，加入地黄汁1升，同百合汤煎取1.5升，分次服下。

藕丝菜

【释名】 藕丝菜又名鸡头菜，也就是芡茎。

【性味】 味咸、甘，性平，无毒。

【主治】 生吃、熟吃都可。能解烦止渴，除虚热。

根

【主治】 煮食，治小腹结气胀痛。

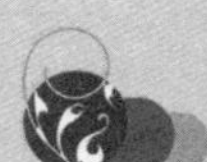

桃竹笋

【释名】竹刚生长时，奇形怪状。竹皮黄色，光滑；竹茎很细，有犀纹，每隔 13 厘米左右长有一个节。

【性味】味苦，有小毒。

【主治】如家畜长疮、生蛆，可把笋肉捣碎入进去，蛆就会全部爬出。

莫菜

【释名】茎有筷子那样大，茎上有红色的节，每一节上长一片叶子，叶子像柳叶却更厚长，有毛刺，可做羹。初生的莫菜还可以生吃。它生长在潮湿的地方。

【性味】味酸，性滑。

【主治】可去皮肤风热。

黄芽菜

【释名】与各种荤、素之物同煮食都很好。同萝卜相似。

【性味】味甘，性平，无毒。

【主治】可益元气，补胃，悦容颜。

竹笋

【释名】竹笋 10 天之内为笋，嫩而能食，而 10 天之后则成竹了。各种竹笋中，苦的味道特别苦，也有不好吃的。

诸竹笋

【性味】味甘，性寒，无毒。

【主治】主治消渴，利尿，益气，可经常食。还利膈下气，清热消痰，爽胃口。

苦竹笋

【性味】味苦、甘，性寒。

【主治】 治失眠，去面目及舌上热黄，消渴，聪耳明目、轻身，使人肌肤润泽，精力旺盛，不易衰老，解酒毒，除热气，使人健康。理心烦闷，益气力，利尿，下气化痰。理风热脚气，治出汗后伤风失音。将干的苦竹笋烧研后加盐，可擦牙疳。

淡竹笋

【性味】味甘，性寒。

【主治】治化痰，除狂热壮热，头痛头风，及妊妇头晕，颠仆惊悸，瘟疫迷闷，小儿惊痫天吊。

冬笋

【性味】味甘，性寒。

【主治】可解毒，治小儿痘疹不出。

青笋

【性味】味甘。

【主治】可以治愈慢性肺病、吐血和出血。还可治五痔及妊娠反应。

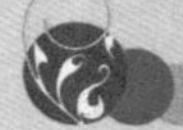

菰笋

【释名】生长在水中，叶子很像蒲苇，春末、秋仲时白如笋，又名茭白，可生吃、熟吃。

【性味】味甘，性冷、滑，无毒。

【主治】和盐、醋煮食，利五脏邪气，红脸酒糟鼻，白额，颈淋巴结肿大溃烂，目亦热毒风气，突发心痛。又可去烦热止渴，除目黄，利大小便。同鲫鱼做羹食，可开胃口，解酒毒，压丹石毒发。

蕨

【释名】二月份生芽，形状卷曲。长成后则像展开的凤尾，有 1.0 ~ 1.3 米高，生长在山中。

【加工】蕨茎嫩时可采，在石灰汤里煮去涎滑，然后晒干作蔬菜，味道甘美滑。也可以和醋食用。蕨的根呈紫色，皮内有白粉，捣烂后再三洗净，待沉淀后，取粉做饼，或刨掉皮做成粉条吃，粉条颜色淡紫，味道非常滑美。

【性味】味甘，性寒、滑，无毒。

【主治】去暴热，利水道，令人睡，补五脏不足，气壅塞在经络和筋骨间。

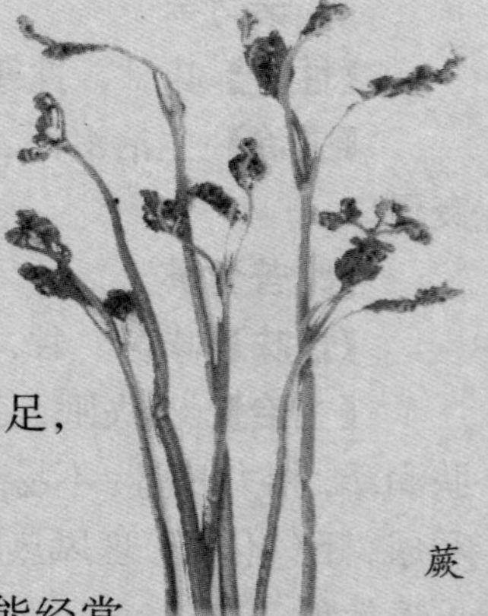
蕨

蕨根

【主治】烧成灰后和油调匀，敷蛇咬伤。但不能经常食用，否则令人目暗、落发。小儿食后，会脚软没有力，不能行走。而且长期吃会使妇女脐下长硬块。吃得过多，消阳气，使人昏昏欲睡，脚软无力。

蒲公英

【释名】蒲公英生长在平原沼泽的田园之中。茎、叶都像莴苣，折断后有白汁流出，可以生吃，花像头饰金簪头，也叫金簪草，形状像一只脚立地的样子，也叫黄花地丁。

苗

【性味】味甘，性平，无毒。

【主治】 治妇女乳房痛和水肿，方法是：煮汁饮用和封贴在患处，立刻消肿。解食物中毒，驱散滞气，化解热毒，消除恶肿、结核及疔肿。放入牙中，可以使胡须、头发变得乌黑，滋壮筋骨，用蒲公英的白汁涂在恶刺上立即治愈。这草属土，开黄花，味道甘美。可进入阳明和太阴经，所以能滋阴壮阳。对化解热毒，消肿核有奇妙的功用。蒲公英加忍冬藤煎汤，再混入少量的酒调佐服用，可以治乳腺炎。服用后想睡，这是它的一个作用，入睡后感觉出汗，病就治愈了。

【发明】主治恶刺的方法，出自孙思邈的《千金方》。书中序上说：孙思邈在贞观五年七月十五日夜，因左手中指触碰了庭木，到天亮时已疼痛难忍了。十几天过去后，伤处痛得更加厉害，疮一天天地肿大。经常听长辈说有这个药方，于是用了这个药来治疗。疼痛被止住，疮也好了，不到十月，手就恢复了原状。

蒲公英

【附方】用蒲公英500克，连根带叶将它洗干净，不要让它见阳光，阴干后放入斗中，将50克盐、25克香附研细成末，加入蒲公英里腌上一夜，然后做成20个药丸。用牛皮纸包三四层，捆好扎紧，用61条蚯蚓吐出的泥把药丸敷贴牢固，再放入灶内烘干，至药丸通红时再取出来，去掉表面蚯蚓泥后把药丸研细为末，早晚用

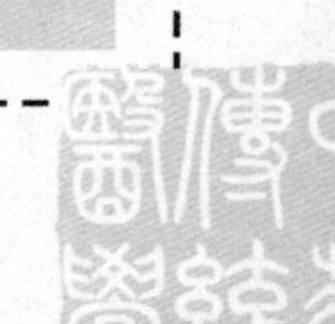

来擦牙漱口，长期使用才有效。此方能稳固牙齿，强筋壮骨，滋润肾脏。

治肠痈：用蒲公英 100 克、忍冬藤 100 克，将它们捣烂，加两盅治背脊肿痛，用蕺菜捣汁涂肿痛处，留一小孔宣泄热毒，待冷后即换掉。

翻白草

【释名】 生在沼泽水田的地方，高不足 30 厘米。三四月份长出幼小的根，一枝茎上有三片叶子，叶子长而厚，有皱纹，边上有锯齿，叶面呈青色，叶背呈白色。四月开黄色小花。又名鸡脚根，也叫天藕、鸡腿根。

根

【性味】 味甘、微苦，性平，无毒。

【主治】 治吐血、阴道流血，以及疟疾、痈疮等症。

【附方】 治疔毒，不论成熟与否：用翻白草十棵，加酒煎服，直到出汗即可以治疗。

治臁疮溃烂：端午节采翻白草，洗净后收藏。每次要用时拿一把，煎水后用盆子装，先熏后洗，有效果。

治女子阴道流血：用鸡腿根 50 克捣碎，酒两盏一起煎，煎到酒只有一盏时再服用。非常有效。

治吐血不止：翻白草每次用 5 ~ 7 棵，嚼烂，加水两盅煎，直煎到水一盅时，空腹服用，立刻见效。

翻白草

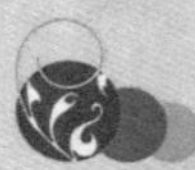

鸡侯菜

【释名】 像艾草，二月份生苗，适于同鸡肉煮羹吃，所以命名。

【性味】 味辛，性温，无毒。

【主治】 长期食用，可温中益气。

孟娘菜

【释名】 叶的形状像升麻叶，茎是方的，冬季常有。

【性味】 味苦，性温，无毒。

【主治】 治妇女阴内结血、羸瘦；男子阴囊湿痒，壮阳道。令人行走矫健，补虚。去痔漏，颈淋巴结结核和单纯性甲状腺肿大。

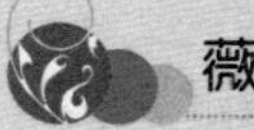

薇

【释名】薇的茎蔓、茎、叶的气味都同豌豆的一样，所以又叫野豌豆。

【性味】味甘、苦，性寒，无毒。

【主治】治久食不饥，调中，利大小肠，利尿，去水肿，润大肠。

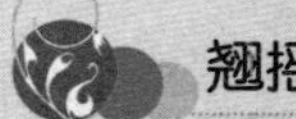

翘摇

【释名】因它的茎叶柔轻，有摇动之状，所以得名。又名野蚕豆。

【性味】味辛，性平，无毒。

【主治】治破血，止血生肌。捣汁服用，疗五种黄病，以病好为宜。利养五脏，明耳目，祛热风，令人轻健，久食不厌，很补人。止热疟，活血平胃。煮食很好，如生吃，令人吐清水。

【附方】活血，使人聪耳明目、轻身，肌肤润泽，精力旺盛，不易衰老：漂洗后的野蚕豆捣为末，每次用甘草汤服 10 克，每日两次。

热疟不止：取翘摇汁，口服。

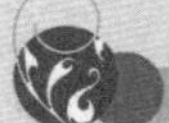

零余子

【释名】是薯蓣的一种零余，形状像鸡蛋大小，生长在叶下。把它晒干后，功用比薯蓣强。

【性味】味甘，性温，无毒。

【主治】主治补虚损，强腰脚，益肾，吃了不饥饿。

甘薯

【释名】二月份栽种，十月份收采。甘薯的根似芋根，头很大。大的像鹅蛋，小的像鸡蛋、鸭蛋。

【加工】把它的紫皮剥去，里面的肉则纯白如脂肪。南方人把它当作粮食、水果，蒸烤后味道十分香美。

【性味】味甘，性平，无毒。

【主治】补虚乏，益气力，健脾胃，强肾阴，功效同薯蓣一样。

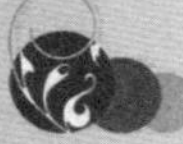

豆芽菜

【释名】在夏秋两季之间，将绿豆浸泡3天，绿豆便发3厘米左右长的芽，是蔬菜中最清洁的。

【性味】味甘，性凉，无毒。

【主治】可解毒，清脏腑积热，利肠胃。脾胃虚寒的人不宜常食。

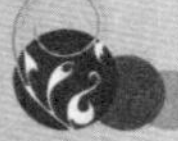

睡菜

【释名】叶子像慈姑，根像藕条，夏天生长在池塘沼泽中，据说人吃了常觉思睡，所以也叫冥菜，又叫醉草。

【性味】味甘、苦，性寒，无毒。

【主治】治心膈邪热不能入眠。

藏菜

【释名】在八九月份长得特别茂盛，胜过冬仲。茎白色，如果茎是青色，那么味则更香美。

【性味】味甘，性平，无毒。

【主治】调和脾胃，利于脏腑，把它煮吃或腌制食用，即使吃多了也不会伤害身体，因为它在生长之时已得阳气，有的人把它蒸后晒干作干菜食用，更好。

蕹菜

【释名】叶子像菠菜，味不好，茎柔软像蔓一样，而且中间是空的，必须同猪肉一同煮成紫色才好。

【加工】煮熟了服用，也可以用生的捣碎来服。取蕹菜的汁加酒一起服用，可以治难产。南方人先吃蕹菜，再吃野葛，这两者的物性互相制约，所以没问题。

【性味】味甘，性平，无毒。

【主治】解胡蔓草，即野葛毒，煮食之，亦生捣服，捣汁和酒服，治难产。

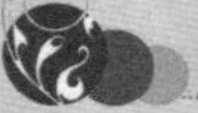

莴苣

【释名】正月、二月下种，叶像白苣呈尖形，颜色比白苣稍轻点，折断后有白汁流出粘手。四月份抽薹1.0 ~ 1.3米高，削去莴苣的皮生吃，味像胡瓜。也可以腌制食用。又名莴菜。

【性味】味苦，性冷，微毒。

【主治】利五脏，通经脉，开利胸膈。种气，壮筋骨，去除口臭，使牙齿变白，使眼睛明亮。又有催乳汁的作用。利小便排泄，解虫毒和蛇咬之毒。但经常食用又令人眼睛浑浊不清。患寒病的人不宜食用。莴苣有毒，食用害人，各种各样的虫不敢靠近它。

籽

【主治】催乳汁，又可利小便，治阴部肿胀、痔漏出血和扭伤。

醍醐菜

【释名】醍醐菜形状像牛皮蔓，掐它有乳汁出来。

【性味】味甘，性温，无毒。

【主治】将菜汁和酒煎服一杯，主治月经不调。治伤中崩赤，用醍醐杵汁拌酒煎沸，空腹服一盏。

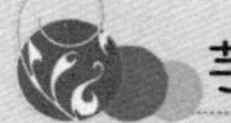

芋

【释名】芋的种类很多，有水、旱两种：旱芋可种在山地上，水芋可种在水田中，叶都相似，但水芋的味更佳。芋茎也可以吃。芋不开花，有偶尔在七八月份间开的，抽茎开黄花，很像半边莲花。芋又名土芝。

芋头

【性味】味辛，性平、滑，有小毒。

【主治】可宽肠胃，养肌肤，滑中。吃冷芋头，疗烦热，止渴。令人肥白，开胃，通肠闭。破瘀血，祛死肌。产妇吃了芋头，破血；饮芋头汤，止血渴。和鱼煮食，很能下气，调中补虚。白色的芋吃来没有味，紫色的芋吃了破气。煮汤饮，止渴。十月后将芋晒干收藏，到冬季吃不会发病。但在其他的季节却不能吃。

【附方】芋和鲫鱼、鲤鱼一同煮羹很好。但长期吃芋会令人虚劳、没有力。将煮芋的汤用来洗脏衣，会使衣服洁白如玉。

茎、叶

【性味】味辛，性冷、滑，无毒。

【主治】可除烦止泻，疗妊妇心烦迷闷，胎动不安。另外，将茎叶和盐一同研碎，敷蛇虫咬伤和痈肿毒痛及毒箭处。

梗

【主治】用来擦蜂刺毒特别有效。

汁

【主治】涂蜘蛛咬伤，有治疗效果。

【发明】处士刘阳隐居在王屋山时，曾看见一只大蜂误入蛛网，蜘蛛便过来想缚它，却反而被大蜂刺伤坠地，不久只见蜘蛛腹胀欲裂，便徐徐爬入草丛中，咬开芋梗，将伤处对着芋梗磨，磨了很久，腹胀才渐渐消散，最后恢复到原来轻盈的样子。从此以后，凡是有被蜂刺伤的人，将芋梗敷在伤处，即愈。

草石蚕

【释名】籽很像荆芥子。根就像珠子相连在一起，形状很像老蚕。草石蚕又名土蛹，也叫甘露子。

【加工】五月，掘它的根来蒸吃煮吃，味道像百合。或者用萝卜卤和盐菹水处理、收藏，使它的根不至变黑。也可用酱汁浸泡或掺入蜜后收藏。既可做菜，又可充当果品。

根

【性味】味甘，性平，无毒。

【主治】和五脏，下气，清神。泡酒喝，除风破血。煮食，治溪涧砂毒。焙干吃，主治走注风，散血止痛。茎叶上的节也可捣成末和酒服。但不宜生吃或多食，否则生寸白虫。如果与各种鱼同食，会使人呕吐。

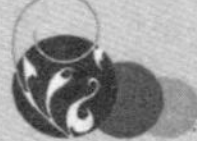

萱草

【释名】五月抽茎开花六瓣。花有红、黄、紫三种颜色，果实有三个角，里面有籽，且有梧桐子那样大，黑颜色，有光泽。生长在潮湿的地方，一丛一丛的，叶子柔弱而且颜色翠绿，新旧不断相替，所以四季青翠。也叫忘忧草。

苗花

【性味】味甘，性凉，无毒。

【主治】煮来食用，治小便赤涩，身体烦热，除酒疸，消食，利湿热。制成酸菜吃，利胸膈，安五脏，令人欢乐无忧，耳聪目明、身轻，使人肌肤润泽，精力旺盛，不易衰老。

根

【主治】主治砂淋，下水气。满身酒疸黄色的人，可将根捣汁服用。如大热而引起鼻出血，可研汁一大杯，加生姜汁半杯，细细咽下。将根捣碎后用酒送服，并将渣滓敷在乳头上，可催乳，治乳痈肿痛。

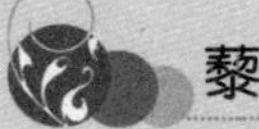

藜

【释名】也就是红心的灰涤。只不过藜的茎、叶稍微大一点。也叫胭脂菜。

【性味】味甘，性平，有微毒。

【主治】可杀虫。煎汤，洗虫咬，漱齿痛。把胭脂菜捣烂，可涂各种虫咬伤，去白癜风。

茎

【主治】烧成灰，加入荻灰、蒿灰各等份，再用水调和，蒸后取汁煎成膏。点疣、雀斑，可脱去恶肉。

藜

三、瓜菜类

壶卢

【释名】叶子像冬瓜叶而稍圆，有柔毛，嫩时可摘来食用。壶卢在正月、二月下种，生苗，引蔓延缘。也叫瓠瓜和匏瓜。用途很广。

【性味】味甘，性平、滑，无毒。

【主治】主治消渴、恶疮，鼻口溃疡烂痛。利尿，消热，从事炼丹石的人宜吃。可除烦，治心热，利小肠，润心肺，治泌尿系结石。但多食令人吐痢。患有脚气的人也不能吃。其中有一种瓜腰细的，也不能吃。

叶

【性味】味甘，性平，无毒。

藤、须、花

【主治】主解毒。

籽

【主治】主治牙齿肿痛或露出，以及齿摇疼痛，用壶卢子400克和牛膝

200克，每服25克，煎水含漱，每日三四次。

【附方】主治腹胀黄疸：将壶卢的亚腰连子烧存性，每服一个，饭前温酒下。如不会饮酒的人，可用白开水下，治疗效果非常好。

预解胎毒：在七八月或三伏天或中秋日，剪掉根部像环子一样的壶卢须，阴干，在除夕之夜煎汤洗浴小儿，可免出痘。

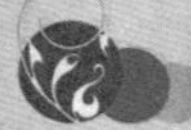

苦瓠

原种味道甘美，忽然变成像苦胆一样味道苦而不能吃。又叫苦壶卢。

【性味】味苦，性寒，有毒。

【主治】主治大水、面目四肢水肿，消水肿。令人呕吐，利尿路结石。煎汁浸洗阴部，可疗小便不通。将汁滴入鼻中，出黄水，可去伤冷引起的鼻塞，还可治痈疽恶疮、疥癣和龋齿有虫的。也可制汞。

【附方】治急黄病：用苦瓠1枚，在上面挖一个小孔，加水煮，搅取瓠瓜的汁滴入鼻中，可去黄水。

治黄疸水肿：将瓠炒黄为末，每服五份，每日服1次，10日后便愈。

治水肿、头面水肿：用晶莹、洁净的苦瓠白瓤，捻如豆粒大小，再用面裹后煮沸，空腹服下7枚，到中午时便出水10升，二日后水出不止而消肿。但三年之内切忌吃过咸的食物。另一方法：将苦瓠瓤50克，微炒后为末，每日和饭饮服5克。

治目中胬肉血翳：秋季取小柄壶卢或小药壶卢，阴干，在壶卢紧小的地方锯断，挖一个大如眼眶的小孔。如得此病，便将上下皮扳开、用壶起孔合定。开始时很痛苦，然而胬肉、血翳却都渐渐褪下，也不伤眼睛。

治死胎不下：将苦壶卢烧存性，研末。每服5克，空腹热酒下。

治膨胀神方：用三五年的陈壶卢瓢一个，再用糯米18000克造酒，做好后，将瓢放在炭火上烤热，然后用酒浸泡。反复做三五次后，将瓢烧存性，研末。每服15克，用酒下，大效。

治头面及颈下或腋下淋巴结肿大：将长柄壶卢烧存性，研末，搽患处，直到消散为止。

冬瓜

【释名】在冬月成熟，所以叫冬瓜。瓜嫩时绿色有毛，熟后发青色，皮坚厚有粉，瓜肉肥白。瓜瓤叫做瓜练，像絮一样白而虚松，可用来洗衣服。

瓤中的籽叫瓜犀，排列生长。

【加工】 在霜后摘下冬瓜，瓜肉可以蒸吃，也可加蜜糖制成果脯；籽仁也可食用。可兼蔬菜、果品用。凡收的瓜应避免接触酒、漆、麝香和糯米，否则必烂。

白冬瓜

【性味】 味甘，性温，无毒。

【主治】 主治小腹水胀，利小便，止渴。能益气耐老，除心胸胀满，去尖面热，利大小肠，压丹石毒。可消热毒痈肿、将冬瓜切成片摩擦痱子，治疗效果非常好。捣成汁服，可以治愈消渴烦闷，解毒。冬瓜热吃味佳，冷吃会使人消瘦。煮食养五脏，因为它能下气。想要体瘦轻健，可以多吃冬瓜；要想长胖的人则不要吃。凡是患有发背及一切痈疽的人，可以削一大块冬瓜贴在疮上，感到瓜热时就换掉。用冬瓜散热毒很好，但久病阴虚的人要忌吃。

【发明】 孙真人说：九月份不要吃冬瓜，否则令人反胃。只有经霜后的冬瓜吃了最好。

冬瓜

瓜练

瓜练即瓤。

【性味】 味甘，性平，无毒。

【主治】 吃后令人面色悦泽，益气不饥。久服能轻身耐老，除烦闷不乐。可用来做面脂，去皮肤风及黑斑，润肌肤，还可治肠内结块。

瓜皮

【加工】 可制成丸服用，也可做面脂。

【主治】 主治驴马汗入疮引起的肿痛，则将瓜皮阴干为末涂搽，还可治伤折损痛。

叶

【主治】 能治肿毒，杀蜂、疗蜂叮。治糖尿病和尿崩症引起的消渴，治疟疾寒热。又可将瓜叶焙干研末，敷多年的恶疮。

藤

【主治】 烧灰，可除文身。煎汤，可洗黑癍及疮疥。捣汁服，能解木耳毒。煎水，洗脱肛。

【附方】 治消渴不止：将冬瓜去皮，每日饭后吃 100 ~ 150 克，5 ~ 7

次就会有效。另一方法：将冬瓜一个，去皮后，埋在湿地中，一月取出，剖开取瓜中的清水，每日饮用。也可将冬瓜烧熟绞汁饮用。

治水肿危急：冬瓜不论多少，任意煮，神效无比。

治十种水气、水肿喘满：取大冬瓜一个，切盖去瓤，填满赤小豆，然后盖上瓜盖，用纸筋泥密封，放在阳光下晒。再将两大箩糯米的糠倒进瓜内，煨至火尽，取瓜切片，又同豆焙干为末，用水糊成梧桐子大小的丸。每服70丸，煎冬瓜籽汤服下，每日服3次，直至小便通畅为止。

治食鱼中毒：饮冬瓜汁，效果良好。

治男子白浊，女人白带：将陈冬瓜子仁炒为末。每日空腹用米饮下25克。

治多年损伤不愈：温酒服冬瓜籽末。

治腰损伤痛：将冬瓜皮烧研，用酒服5克。

南瓜

【释名】南瓜的茎，中间是空的，叶子的形状大如荷叶。八九月时开黄花，如西瓜花。瓜很圆，比西瓜更大，皮上有棱如甜瓜。南瓜三月份下种，四月份生苗，一根蔓可长到十余丈长，节节有根，附地而生。一根藤可结瓜数十颗，瓜的颜色或绿或黄或红。经霜后将它收置于暖处，可贮存到三四月份。南瓜籽也像冬瓜籽，肉厚色黄，可炒熟吃。适宜种在肥沃的沙地。

南瓜

【性味】味甘，性温，无毒。

【主治】能补中益气。但多食发脚气、黄疸，不能同羊肉一起食用，否则令人气壅。

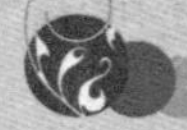

胡瓜

【释名】二月份下种，三种生苗牵藤。叶像冬瓜叶，也有毛。四月份开黄花，瓜长可达30厘米。瓜皮青色，皮上有小刺，皮到老的时候则变成黄色。胡瓜又名黄瓜。

【性味】味甘，性寒，有小毒。

【主治】能清热解渴，利水道。但不能经常吃，否则动寒热，多疟疾，积瘀热，发疰气，令人虚热上逆、少气，损阴血，发疮疥脚气和虚肿百病。患天行病后，也不能吃。小儿切忌，不然会滑中生疳虫。不能同醋食。

叶

【性味】味苦，性平，有小毒。

【主治】治小儿闪癖，一岁用一叶，生搓揉汁服，得吐、下则良。

根

【主治】捣碎后敷狐刺毒肿。

【附方】治小儿热痢：嫩黄瓜同蜜吃十余枚，好。

治水鼓，四肢水肿：将胡瓜一个破开，连同瓜子用醋和水各煮一半至烂，空腹吃，不久即下水。

治烫火伤：五月五日时，掐一只黄瓜放入瓶内，封后挂在屋檐下，取瓶里的水擦伤处，良。

治小儿出汗，香瓜丸：用黄连、黄檗、川大黄（煨熟）、鳖甲（醋炙烤）、柴胡、芦荟、青皮等各等份，共捣为末，用黄色的大黄瓜一个，割下头，用药填满，盖定封住，以慢火煨熟，同捣烂，加面糊做绿豆大小的丸，每次服二三十丸，食后就水下。

丝瓜

【释名】丝瓜的叶大如蜀葵却多叉，叶尖有细毛刺，茎上有棱。六七月开五瓣的黄花，有些像黄瓜花，它老时丝很多，所以叫丝瓜。丝瓜叫天罗、布瓜、蛮瓜。

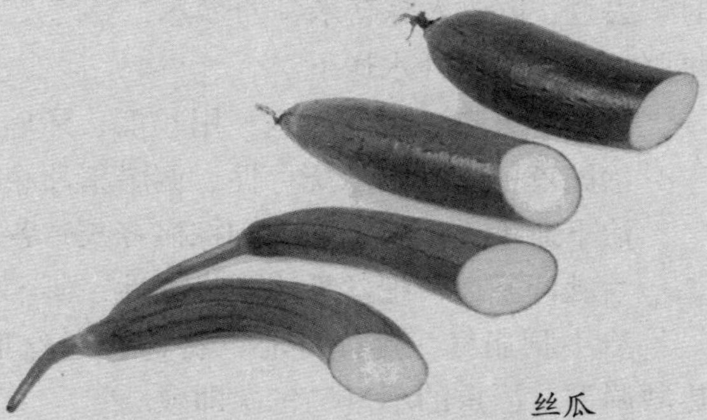

【性味】味甘，性平，无毒。

【主治】治痘疮不出，将枯存性，加朱砂研末，用蜜水调服好。同鸡、鸭、猪、鱼烹食也佳，能除热利肠。将老丝瓜烧灰存性服，可去风化痰，凉血解毒，杀虫，通经络，行血脉，下乳汁，治大小便带血、痔漏、崩中、黄积、疝痛卵肿、血气作痛、痈疽疮肿、龋病（龋齿）、痘疹胎毒。能暖胃补阳，固气和胎。

丝瓜

籽

【性味】味苦，性寒，有毒。

【主治】主治四肢水肿，消肿下水。令人呕吐。甜丝瓜籽，有毒。能除烦止渴，治心热，利尿，调心肺。治泌尿系结石，吐蛔虫，压丹石。如患脚气、虚胀和冷气的人吃了，病会加重。

叶

【主治】治癣疮，将叶在癣疮处频频揉搓。也可治痈疽疔肿。

藤根

【主治】治虫牙和鼻塞脓浊滴出，杀虫解毒。

【附方】治痘不起发，或未出的，令多的减少，少的变得稀疏：可用老丝瓜接近蒂的150克，连皮烧存性，研末，用砂糖调服。

治痈疽不敛，疮口太深：可用丝瓜捣汁频频抹擦。

治玉茎疮溃：将丝瓜连子捣汁，和五倍子末，频频擦涂。

治下血危急不可救的：将丝瓜一条烧存性，槐花减半，捣为末。每次空腹用米饭服10克，即愈。

治咽喉肿痛：用丝瓜研水灌进咽喉。

治咽喉骨鲠：七月七日，取丝瓜根阴干，烧存性，每服10克，用原鲠物煮汤服。立即有效。

治痔漏脱肛：将丝瓜烧灰，取25克，再用多年石灰、雄黄各25克，一同捣为末，和猪胆、鸡蛋清及香油调后贴用。

治水鼓腹胀：将老丝瓜一条去皮剪碎，同14粒巴豆一起炒，当豆变黄时铲去豆，再放入陈仓米一同炒熟，去掉瓜，磨米为丸，糊成梧桐子大的丸，每服100丸，白开水送下。

治肺经火热，面部疳疮：用丝瓜、牙皂各等份，烧灰，调油涂抹。

治冻疮：将老丝瓜烧存性，调腊猪油涂抹。

治下血不止：将老丝瓜和棕榈烧灰，各取等份，用淡盐水送服。

治乳汁不通：把丝瓜连子烧存性，研末，用酒服10克，盖被取汗即通。

治小肠疝气，疼痛冲心：将连蒂老丝瓜烧存性，研末。每次服15克，热酒调下。严重的不过二三次即愈。

治丸卵偏坠：用丝瓜棚上初结的丝瓜，待瓜叶全部落完，其他的丝瓜也全被摘取时才取下，将其烧存性为末，炼蜜调成膏，每晚用酒服一匙。睡觉时如偏坠在左侧，就向左睡；在右侧，则向右睡。

治老人痰火：将丝瓜烧存性为末，同枣肉和成弹丸大的丸。每次服一丸，温酒化下。

预解痘毒：五六月份取丝瓜藤上的卷须，阴干，至正月初一子时，用125克煎汤。

治各种疮久溃：取丝瓜的老根熬水洗，如感到溃烂处清凉，即愈。

治咽喉肿痛：将丝瓜根放在盛有水的瓦瓶里浸泡，然后饮用。

治鼻塞，并时时流出臭水，脑痛，叫探脑砂，即鼻窦中有虫：用近根 100 ~ 160 厘米的丝瓜藤，烧存性。每次服 5 克，温酒送下，直到病愈为止。

治腰痛：将丝瓜根烧存性，为末，每次温酒服 10 克。

治风癣虫癣：每日清晨，采带露水的丝瓜叶 7 片，逐片擦癣 7 次，其效如神。但忌吃鸟、鱼等发物。

治刀疮：用陈石灰、新石灰、韭菜根、丝瓜根叶（初种长两叶者）各等份，捣一千下做成饼，阴干，临用时才研末揉搓刀疮，止血定痛生肌，其效如神。

治疔疮：取丝瓜叶、葱白、韭菜各等份，一同捣碎取汁，用热酒和服，将滓贴在腋下。如病在左手贴左腋，病在右手则贴右腋；在脚上贴胯，左右都一样；在身体中部贴脐心，用布缚住，待肉下红线处都变白了，疔疮就消散了。

苦瓜

【释名】五月下种，生苗牵藤，茎叶卷须，像葡萄，却小。七八月份开黄色的小花，花有五瓣，是圆的。结青色的瓜，皮上有细齿，也像荔枝皮的形状，瓜熟时色黄而自裂，里面有红瓤黑子。瓤的味道甘美可食。苦瓜又名锦荔枝，也叫癞葡萄。

苦瓜

【性味】味苦，性寒，无毒。

【主治】除邪热，解劳乏，可使人清心，聪耳明目、轻身，让人肌肤润泽，精力旺盛，不易衰老。

籽

【性味】味苦、甘，无毒。

【主治】益气壮阳。

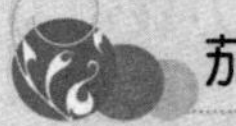

茄

【释名】从夏到秋，茄开紫花，五瓣相连，有青茄、紫茄、白茄。白茄也叫银茄，味道胜过青茄。茄又名落苏，茄的株有 60 ~ 100 厘米高，叶子大如手掌。

【性味】味甘，性寒，无毒。

【主治】祛寒热，五脏劳损，及瘟病传尸劳气。也可用醋摩后敷毒肿。将老后裂开的茄烧成灰，可治乳裂。吃茄子，可散血止痛，消肿宽肠。但是长期受寒的人不能多吃，否则会损人动气，发疮及旧疾。

茄

【发明】李时珍说：据《生生编》载：茄性寒利，人吃得过多会腹痛下痢，女人吃后则会伤害子宫。菜地中只有茄子对人没有养没有益。《开宝本草》中也没有记载它的主要功效，只说会损害人。朱丹溪认为：茄属土，所以味道甘美而喜降，大肠易动的人应忌吃茄子。老的茄子可治乳头裂，把茄根煮汤可治冻疮，把茄蒂摘下来烧成灰治口疮，都会获得奇特的效果，这与茄的甘甜能缓火有关。段成式在《酉阳杂俎》中说，茄子能厚肠胃，动气发疾。此说全不知茄子性滑，不厚肠胃。

蒂

【主治】把茄蒂烧成灰，和入饭中饮服10克，可治肠风下血不止及血痔。又可用来敷口齿疮。将茄蒂生切后，可用来擦白癜风。

花

【主治】可治金属锐器所致的金疮和牙痛。

根及枯茎叶

【主治】将根、茎叶煮成汤，浸泡冻疮皲裂，很有效，还可消肿，治血淋下血、血痢、子宫脱垂、齿痛和口腔溃疡。

【附方】治下腹硬块：用陈酱茄子烧存性，加麝香少许，轻粉0.5克，和脂调和后贴上。

治妇女血黄：用竹刀将黄茄子切开，阴干为末。每次服10克，饮酒送下。

治肠风下血：将经霜的茄子连蒂烧存性为末，每日空腹用温酒服下10克。

治咽喉肿痛：将糟茄或酱茄，细嚼后咽汁。

治跌倒重伤，散血止痛：在重阳日收老茄子100枚，去蒂后用刀破切为四块，再将硝石600克捣碎，接着在干燥的器具里先铺上一层茄子，再铺上一层硝石，如此反复数次，直到将茄子和硝石铺完，再用纸密封几层，放在干净的地方，垫上块新砖，然后再用一块新砖压在上面，使里面的茄子和硝石不能感染地气。到正月以后取出，撕掉两层纸，把它放在阳光下晒，每天坚持这样做。到二三月份时，估计茄已糜烂，便打开器具将茄子倒出，过滤去滓后，装进新的器具中，然后用薄绵盖住顶部，再拿到阳光下晒，直到茄汁变成膏时才可食用。每次用酒调半匙。空腹饮下，如此两天，恶血便会消散，疼痛也会停止，疮痛也就好了。如时间久了膏已变得干硬，可以用热饭饮化开后服用。

治发背：可用上方，用酒送服半匙，再用膏涂疮口周围，如感觉到冰冷，那么疮已干了，病也消了。如脓根在疮里面的，也能消除。

治肿毒：把生茄子一个切去 1/5，剜去里面的瓤，使其像罐子的形状，然后将它扣在疮上，肿毒立即消散。如疮已出脓，可再做一次，以消除病根。

治齿痛：用隔年的糟茄子，烧成灰后频频干擦，立即有效。

治女人乳头燥裂：取秋季裂开的冷茄子，阴干烧存性研末，调水涂。

治血淋疼痛：将茄叶熏干研为末，每次服 10 克，温酒或盐汤送下。隔年的茄叶尤佳。

治久痢不止：将茄根烧灰，山石榴皮研为末，用砂糖水送服。

治牙疼：将秋茄花烧研后涂痛处，痛即止。

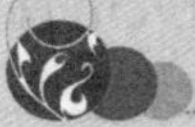

越瓜

【释名】夏秋之间结瓜，有青、白二色，大的如瓠子，有一种瓜长 60 厘米左右。二三月份下种生苗，就地牵藤，叶青花黄，都像冬瓜的花和叶，只是稍小，也叫梢瓜。

【性味】味甘，性寒，无毒。

【主治】主利肠胃，止烦渴，利小便，去烦热，解酒毒，宣泄热气。和饭做腌鱼，久食益肠胃。把它烧灰，能敷口角吻疮及阴茎热疮。但生吃多冷中动气，令人胸痛，脐下结块胀痛，发各种疮。

四、水菜类

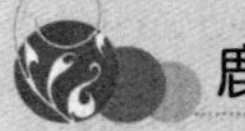

鹿角菜

【释名】味道极其滑美。鹿角菜生长在海中的石崖间，长 10 ~ 13 厘米，紫黄色。如果让它在水里长时间浸泡或在开水里泡，就会成胶状。

【性味】味甘，性寒、滑，无毒。

【主治】能下热风气，疗小儿肺疾。从事炼丹的人吃后，能抵御丹石的侵害。解面热。但男子不可经常食，否则发旧病，损腰肾经络血气，令人脚冷痹痛，面色不好。

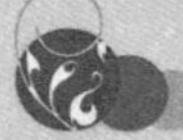

海藻

【释名】生在海边。叶子像鸡苏，茎像筷子，长 130 ~ 160 厘米。也可将它晒干后做菜，味道十分鲜美。

【性味】味咸，性寒，无毒。

【主治】 治甲状腺肿大、项下淋巴结肿大。散结气痈肿，腹内积块、胀痛、腹中空鸣。还可下 12 种水肿，疗皮间积聚暴溃，留气结热，利小便。

紫菜

【释名】紫菜生长在海中，附在石头上。纯青色，取来晒干后则变成紫色。

【性味】味甘，性寒，无毒。

【主治】将其煮汁后饮用，用治咽喉炎。患有甲状腺肿大结气的人适宜吃紫菜。但经常吃会令人腹痛发气，吐白沫。若饮热醋少许，即消。紫菜中有小螺蛳，误食后会损人，必须拣出。

石莼

【释名】石莼的形状像豆，叶子比铜钱大，像慈姑叶。石莼出自海边，附石而生。茎长 6 ~ 10 厘米，颜色青而滑，又很光莹。茎间有桠，桠中生花。

【性味】味甘，性平，无毒。

【主治】治下水，利小便；治风秘不通，五膈气，小腹结气，可煮汤饮用。所以人用它来治痔疾。

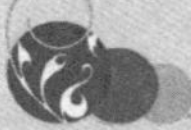

石花菜

【释名】石花菜，生长在海和沙石之间，高 6 ~ 10 厘米，形状如珊瑚，有红、白两种颜色。枝上有细齿。如将它的根埋在沙地中，可再生枝，有一种稍粗像鸡爪的枝，叫鸡脚菜，味道更好。这两种如长时间浸泡，会化成胶而凝固。

【性味】味甘、咸，性寒、滑，有毒。

【主治】可去上焦浮热，发下部虚寒。孕妇不宜经常吃。

五、食用菌类

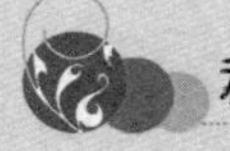

赤芝

【释名】赤芝又名丹芝。

【性味】味苦，性平，无毒。

【主治】益心气，补中。使人长智慧，聪明，行动敏捷。经常食用，使人轻身不老，延年益寿。

木耳

【释名】木耳生长在朽木上，没有枝叶，受湿热余气而生。各种树木都能生木耳，其良毒也由木性而决定，不能不知道。木耳又名木菌。

【性味】味甘，性平，有小毒。

【主治】可益气不饥，轻身强志，断谷疗痔。生长在古槐、桑木上的很好，的其次。其余树上生的木耳，吃后令人风气，发旧疾，肋下急，损经络背膊，烦闷。凡是有蛇虫从下面经过的木耳，有毒，尤其是枫木上生的木耳，有大毒，如误食会令人狂笑不止。采来的木耳如颜变，就有毒，夜间发光的木耳也有毒，欲烂而不生虫的也有毒，食用害人。如吃木耳中毒，可生捣冬瓜藤汁解。

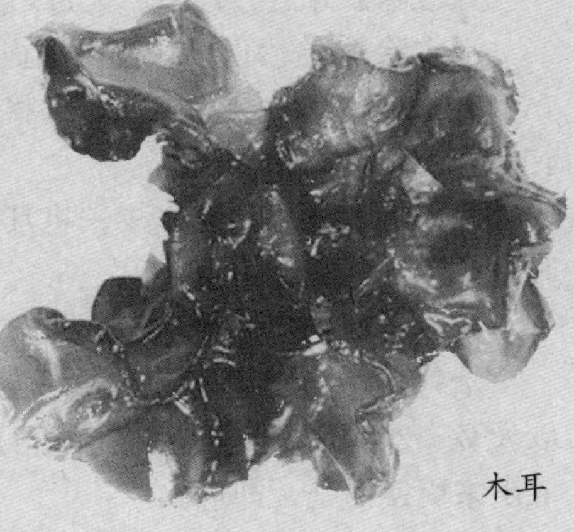

木耳

【发明】张仲景说：木耳赤色和仰生的，都不能吃。按《生生编》载：柳蛾补胃，木耳衰精。是说老柳树上的蛾，吃了能补胃理气；而木耳由朽木所生，得一阴之气，所以有衰精冷肾之害。

桑耳

【性味】味甘、性平，有毒。

【主治】黑色的，治女子漏下赤白，血病腹内结块、肿痛，阴痛，阴阳寒热，不孕。疗月经不调。黄熟陈旧色白的，可以治愈久泄，益气不饥。金色的，可治饮食失节引起的两胁之间的结块，腹痛金疮。治女人崩中带下，月闭血凝，产后血凝，男子胸腹结块。还可以治愈鼻出血，肠风泻血，妇女心腹痛。利五脏，宜肠胃气，排毒气，压丹石热发，可和葱、豉做羹食。

✻ 槐耳

【性味】味苦、辛，性平，无毒。

【主治】能治五痔脱肛，下血疗心痛，妇女阴中疮痛。治风破血，益力。

✻ 柳耳

【主治】补胃理气。治反胃吐痰，取柳树上的耳五七个，煎汤服即愈。

✻ 柘耳

【主治】主治肺部痈疡，咳唾脓血，且脓血腥臭。

【附方】不论脓血形成与否，用50克柘耳研末，同百齿霜10克，糊成梧桐子大小的丸，和米饮下30丸，效果迅速。

✻ 杨栌耳

【性味】味甘，性平，无毒。

【主治】 治瘀血结块，可破血止血。煮来服用。

【附方】治女子崩中下血：将桑木耳炒黑为末，用酒送服，每日3次，有效。

治血崩：木耳不论多少，将其炒至见烟后，捣为末，每服10.5克，每日服后取汗。

治鼻出血：用桑木耳炒焦为末，塞入鼻中有效。

治痔疾：将桑木耳煮羹，空腹饱食，每三日一次。待患处痛如鸟啄时，取大豆、小豆各1.8千克合捣，再用布包好做成两个布囊，然后蒸到极热，取出来更换而坐，即愈。

治小便血淋疼痛：用桑木耳、槲白皮各10克，煎水服用。

治血痢：将木耳灰25克用酒服下。或将木耳煮熟后，和盐、醋吃，用汤送下。

治杖责棒伤：被官府棍棒责伤，可预先将木耳灰用酒服15克，便不至于危及生命。

治颈淋巴结肿大溃烂，日久不愈：用桑耳25克，水红豆50克，百草霜15克，青苔10克，冰片0.5克，共研为末，用鸡蛋清调敷后，再将车前草、艾叶、桑皮煎汤洗患处。

治脏毒下血：取槐树上木耳灰、干漆减半，每次5克，温酒服下。

去面上黑斑：将桑耳焙研，饭后用热汤送服5克，一日三服，有效。

治咽喉痹痛：在端午时，收桑树上木耳白如鱼鳞的，临时捣碎，用棉布包成弹丸子大小，放在蜜汤里浸泡后，取出来含在嘴里，立即有效。

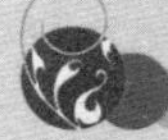

天花蕈

【释名】天花蕈又名天花菜。

【性味】味甘，性平，无毒。

【主治】可益气，杀虫。

舵菜

【释名】舵菜即海船舵把上所生的菌。不多见。

【性味】味咸、甘，性寒，无毒。

【主治】治甲状腺肿大结气，水饮病。

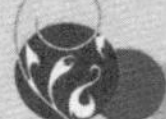

石耳

【释名】形状像地耳。把石耳洗去沙土，做食，胜过木耳，是佳品。石耳也叫灵芝。

【性味】味甘，性平，无毒。

【主治】 长期吃益人面色，到老时，容颜依旧。令人不饥，大小便少，聪耳明目、轻身，使人肌肤润泽，精力旺盛，不易衰老，益精。

【附方】治泻血脱肛：取石耳250克炒，白枯矾50克，密陀僧25克，共为末，蒸饼丸如梧桐子大小，每次吃20丸。

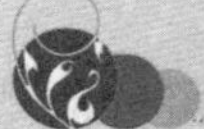

青芝

【释名】青芝又名龙芝。

【性味】味酸，性平，无毒。

【主治】可使人聪耳明目、轻身，让人肌肤润泽，精力旺盛，不易衰老，补肝气，安精魂，能使人具有宽容仁恕的胸怀。经常食用，可轻身不老、延年成仙，增强记忆力，增长志气，养筋。

紫芝

【释名】紫芝又名木芝。

【性味】味甘，性温，无毒。

【主治】通耳聋，利关节，保精神，益精气，坚筋强骨，令人面色好。

葛花菜

【释名】葛花菜又名葛乳。秋霜满地时，葛花菜便涌出地面，就像芝和蕈。颜色脆红，生长在山中。

【性味】味苦、甘，无毒。

【主治】能醒神，治酒积。

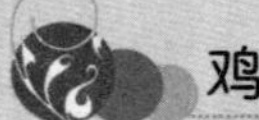

鸡菌

【释名】因其味道像鸡肉而得此名。是生长在沙地间的丁蕈，柄很高，顶部像伞。

【性味】味甘，性平，无毒。

【主治】主益胃清神，治痔。

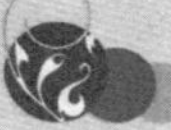

地耳

【释名】生长在地上，形状如木耳。春夏在雨中生长，雨后应及时采取，因为它一见阳光就不能食用了。

【性味】味甘，性寒，无毒。

【主治】可使人聪耳明目、轻身，让人肌肤润泽，精力旺盛，不易衰老，益气，令妇女有孕。

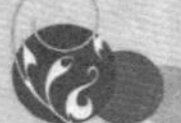

竹蓐

【释名】生长在朽竹的根节上，形状像木耳，红色。又名竹肉，也叫竹菰、竹蕈。

【性味】味苦、咸，性寒，无毒。

【主治】治一切赤白痢，可和姜、酱食用。

苦竹肉

【主治】经灰汁消过毒后吃，可杀三虫及毒邪气，破积血。

土菌

【释名】生在地上的为菌，生在木上的为[illegible]（木耳别名）。山间茅草中长期阴湿便会生土菌，极多。但它的良毒不可不知。土菌又名杜蕈。

【性味】味甘，性寒，有毒。

【主治】烧成灰，可敷疮疥。冬春两季没有毒，夏秋有毒，食用害人，因为夏秋有蛇虫从它下面经过。菌子有以下几种：槐树上的良；田野中的有毒，食用害人，能杀人；夜间有光的、欲烂没有虫的、煮不熟的、煮后浑浊照人没有影的、上面有毛下面没有纹理的、仰卷赤色的，都有毒，食用害人，能杀人。凡中土菌毒的人，可用地浆解。煮菌时，放入姜屑、饭粒，若姜屑、饭烂变黑则说明菌有毒，食用害人，反之，则无毒。

【发明】《菌谱》记载：杜蕈生长在土中，与山中的鹅膏蕈混淆。民间说杜蕈受毒虫之气而生，吃后会中毒。凡中毒的人，必定笑而不止。可将茶、白矾，同一勺刚从井里汲上来的水咽下，没有不立愈的。因胡蔓草能毒死人，南方少数民族便将它悬挂在门外的树上，胡蔓草的汁滴到地上，不久便生菌。南夷人将菌收回，叫做菌药，有很强的毒性。

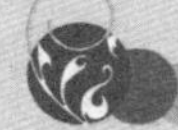

蘑菰蕈

【释名】长 6 ~ 10 厘米，头小顶大，白色，柔软，中间空虚，形状如未开的玉簪花。味道很美。蘑菰蕈又名肉蕈。

【性味】味甘，性寒，无毒。

【主治】益肠胃，化痰理气。但也能发痼疾，不可经常食。

杉菌

【释名】形状像菌，时时均可采到。生长在老杉树上。

【性味】味甘、辛，无毒。

【主治】主治心脾气疼及心剧痛。

白芝

【释名】白芝又名玉芝。

【性味】味辛，性平，无毒。

【主治】治咳逆上气，益肺气，通利口鼻，使人意志坚强，勇猛决断，安魄。

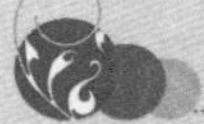

灵芝

【释名】生长在坚硬地方的叫菌，生长在阴柔地方的叫芝。芝的种类很多，和菌类是一物，也叫瑞草。

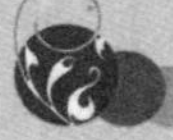

黄芝

【释名】 黄芝又名金芝。

【性味】 味甘，性平，无毒。

【主治】 祛心腹五邪，益脾气，安神，使人忠信和乐。

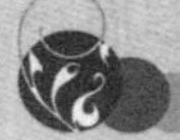

黑芝

【释名】 黑芝又名玄芝。

【性味】 味咸，性平，无毒。

【主治】 可治尿闭或排尿困难、下腹胀满，利尿，益肾气。通九窍，使人聪明灵敏细心。经常食用，令人轻身不老，延年益寿。

香蕈

【释名】 香蕈生在深山中的烂枫木上，比菌小而薄，黄黑色，味特别香美，可谓佳品。生在偏僻之地的，有毒，食用害人。

【性味】 味甘，性平，无毒。

【主治】 主治益气不饥，治风破血。

卷六 果部

李时珍说：树木的子实叫果，草的果实叫瓜。水果是我们喜爱的食品之一，它含有丰富的维生素，但因它是生冷食物，常吃可造成消化不良等症，尤其是小儿。如果我们了解了它的性味，就不会没有节制，纵情于它的口味了。

一、五果类

李

【释名】核小而肉厚，姑苏有南居李，还有绿李、黄李、紫李、牛李、水李，都甘美好吃。山上的野李味道苦，但它的核仁能作药用。李时珍说：李，绿叶白花，树的存活期很长，有近百个品种。又叫嘉庆子。

【加工】现代的人将李子用盐晒、糖藏、蜜饯等方法制成干果，唯有晒干的白李有益。制作方法：六七月份，李子色黄时摘下，加盐揉搓去汁，再和盐晒，最后剥去核晒干即可。用它来下酒和供陈设均佳。

【性味】味苦、酸，性温，无毒。

【主治】祛骨节间劳热。肝有病的人宜于食用。晒干后吃，祛痼热，调中。不能经常吃，会使人发热。喝水前吃李会使人发痰疟。不能与麻雀肉同时吃。合蜜吃，会损五脏。在水中不下沉的李有毒，食用害人，不能吃。

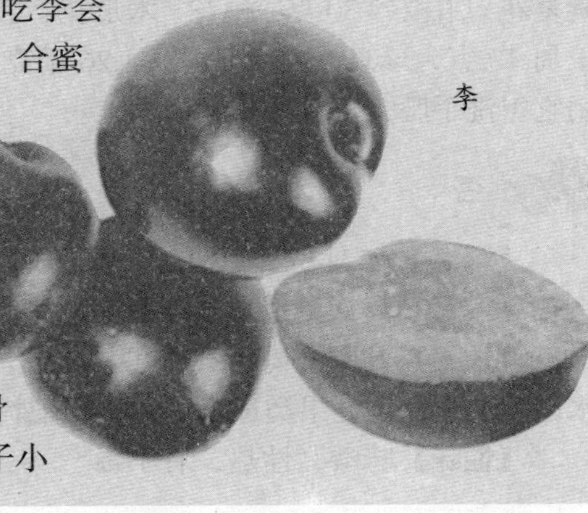

李

核仁

【性味】味苦，性平，无毒。

【主治】治摔跌引起的筋折骨伤，骨痛瘀血。使人颜色好。治女子小腹肿胀，利小肠，下水气，除水肿，治面上黑斑。

根白皮

【性味】性大寒，无毒。

【主治】治糖尿病和尿崩症引起的消渴，止腹气上冲引起的头昏目眩。治小儿高热，解丹毒。煎水含漱，治牙痛。煎汤饮服，治赤白痢。烤黄后煎汤，次日再饮，治女人突然带下赤白。

花

【性味】味苦、香，无毒。

【主治】将它制成末洗脸，使人面色润泽，去粉刺黑瘢。

叶

【性味】味甜、酸，性平，无毒。

【主治】治小儿壮热，疟疾引起的惊痫，则煎汤洗身，效果良好。

树胶

【性味】味苦，性寒，无毒。

【主治】治目翳，镇痛消肿。

【附方】治蝎子咬：将苦李仁嚼烂涂在伤口上，效果良好。

治女人面生黑瘢：用李核仁去皮后研细，以鸡蛋白和如稀饧后在黄昏涂上。次日清晨用浆水洗去。再涂胡粉。不过五六日便会有效。

治小儿丹毒，从双腿长到阴头：用李根烧成末，以田中的流水调和后涂。

治咽喉肿痛：用皂荚末吹鼻使人打喷嚏，再以李树靠近根的皮，磨水涂喉炎，效良。

治女人面黑粉刺：用李花、梨花、樱桃花、白葵花、白莲花、红莲花、旋复花、川椒各 30 克，桃花、木瓜花、丁香、沉香、青木香、钟乳粉各 15 克，玉屑 10 克，珍珠 2.5 克，黄豆 1.26 千克 ，一同研成细末用瓶装起来。每日用它盥洗手脸，百日后便洁白如玉。

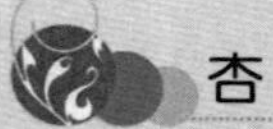

杏

【释名】二月份开红花，叶子圆而尖，有很多种：黄色的金杏，还有梅杏等。又名甜梅。现在处处都有。

【加工】凡是杏熟时，都可榨出浓汁，涂在盘中晒干，再摩刮下来，和水调麦面吃，是五果类最常用的调味配料。

【性味】味酸，性热，有小毒。

【主治】杏实，有心病的人宜食用。但生吃太多，则伤筋骨。在杏类中像梅的味酸，像桃的味甜。杏多热，多吃致疮疖膈热，动旧疾，使人眼盲、须眉脱落。生痰热，精神昏乏。产妇尤其要忌食。晒干做果脯吃，祛冷热毒。

杏

✲ 核仁

【性味】味甘、苦，性温、冷利，有小毒。

【主治】治咳逆上气如同雷鸣，咽喉肿痛，下气，产乳金疮，寒心如奔豚。惊痫，心下烦热，风气往来，时节性头痛，解肌，消心下胀痛，杀狗毒，解锡毒。治上腹闷胀不通，发汗，主温病脚气，咳嗽上气喘促。加天冬煎，润心肺。和酪做汤，润声音。除肺热，治上焦风躁，利胸膈气逆，润大肠治便秘。杀虫，治各种疮疥，消肿，去头脸各种风气引起的水泡样小疙瘩。面粉、豆粉碰到杏仁则会烂。

【发明】曾有一位官兵因吃面粉积食，医师用积气丸、杏仁各等份研成丸，用开水送下，数次即愈。

✲ 花

【性味】味甘，性温，无毒。

【主治】花主补不足，女子伤中，关节红肿热痛和肢体酸痛。

✲ 叶

【主治】治急性肿胀，全身水肿，煮成浓汤热浸，也可口服少许。

✲ 枝

【主治】治摔伤，取一把加 1 升水，煮至水减半，加酒 300 毫升和匀，分次口服有效。

✲ 根

【主治】根治吃杏仁太多，以致迷乱将死，则将根切碎煎汤服，即解。

【附方】治咽喉肿痛和突然声哑：杏仁去皮熬黄 1.5 克，和桂末 0.5 克，研成泥，口含，咽汁。

治瘫痪，半身不遂，失音不语：生吞杏仁 7 枚，不去皮尖，逐日加到 49 枚，周而复始。每次吃后，再喝竹叶上的露水。直到病愈。

治头面伤风，眼皮跳和歪嘴：杏仁研碎，加水煮后沐头，效果良好。

治破伤风，身体反张抽搐：杏仁杵碎，蒸令气溜，绞成汁服一大盏，同时擦些在疮上，效果良好。

治小便不通：杏仁 14 枚，去皮尖，炒黄研细，和米饭吃。

治血崩不止诸药不效时，服此方立止：用杏仁上的黄皮，烧存性，研成粉末。每次服 15 克，空腹用酒送服。

肠道有虫生疮，痛痒不一：杏仁杵成膏，常常敷搽。

治女人外阴生疮：杏仁半升，用面包好煨熟，去面后研烂，去油。每次口服少许，外用，加铜绿少许，研匀点在患处。

治小儿脐烂成风：杏仁去皮研后敷搽，效良。

治白癜风：每日早上嚼烂 14 枚杏仁，用来擦患处，使其变红。晚上睡觉时再擦 1 次。

治箭头射入肉中，或在咽膈等隐处：杵杏仁敷上，即出。

治面生黑痣：杏仁烧黑研成膏，将墨痣擦破．每天用膏涂。

治狗咬伤后不愈：捣烂杏仁涂在伤口上。

治吃咸肉太多，心速过快，口干发热乱语：用杏仁 1800 克去掉皮尖，和 2 升水煮沸，去渣取汁分两次服，直到排出肉为止。

治妇女不孕：二月份的丁亥日，取杏花、桃花阴干捣成末，然后在戊子日调井水送服，每日服 3 次。

治粉刺黑瘢：将杏花、桃花各 1 升，用江河水浸 7 天后，用来洗脸 21 次，极巧妙。

巴旦杏

【释名】树像杏树但叶比杏树叶小，果实肉也很薄。核像梅核，壳薄且核仁的味道甘美。用它来泡茶，像榛子的味道，有人用它泡茶喝。也叫八担杏。

【性味】味甘，性平、温，无毒。

【主治】止咳下气，消胸腹逆闷。

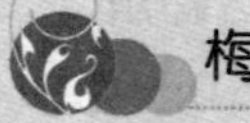

梅

【释名】果很酸，人们叫它酸梅。和杏是一类，树、叶都很像，比其他很多果树先开花。

【加工】采半黄的梅子用烟熏制成即成乌梅，用盐腌青梅便成了白梅。也可将梅加以蜜煎、糖藏，当果品食用。熟了的梅榨汁晒成梅酱。乌梅、白梅可以入药，也可食用。

【性味】味酸，性平，无毒。

【主治】生吃能止渴。经常吃，损齿伤筋，蚀脾胃，使人发膈上痰热。服黄精的人忌食。吃梅后牙酸痛的人，可嚼胡桃肉止痛。

乌梅

【加工】用篮子装青梅，放在灶头上熏黑，如再用稻草灰水淋湿后蒸过，则饱满而不被虫蛀。

【性味】味酸，性温、干涩，无毒。

【主治】可下气，除热、安心，治肢体痛，偏枯不灵，死肌，去青黑痣，蚀恶肉，去痹，利筋脉，止下痢，好唾口干。泡水喝，治伤寒烦热，止渴调中，祛痰，治疟瘴，止吐泻，除冷热引起的下痢。治肺痨病，消酒毒，安神得睡。与建茶、干姜一起制成丸服，止休息痢最好。敛肺涩肠，止久嗽，反胃噎膈，蛔厥吐利，消肿涌痰。杀虫，解鱼毒、马汗毒、硫黄毒。

乌梅

白梅

就是霜梅，又名盐梅。

【加工】将大青梅用盐水浸泡，白天晒晚上泡，十天使成。时间一长便会上霜。

【性味】味酸、咸，性平，无毒。

【主治】主要功效是和药点痣，蚀恶肉。有刺在肉中时，嚼烂敷上即出。治刀箭伤，止血，则研烂后敷搽。乳痈肿毒，则杵烂贴敷。治中风惊痫，喉痹痰厥僵仆。牙关紧闭的人，拿梅肉揩擦牙龈，口水出来牙便打开。又治泻痢烦渴，霍乱吐下，下血血崩，功效与乌梅相同。

核仁

【性味】味酸，性平，无毒。

【主治】可使人耳聪目明、轻身，让人肌肤润泽，精力旺盛，不易衰老，益气，不饥。除烦热。治手指忽然肿痛，则捣烂和醋浸泡。

花

【性味】味酸，性涩，无毒。

【主治】梅花汤：用半开的花，用溶蜡封住花口，投入蜜罐中，过段时间后，取50克朵加上一匙蜜用沸水快速服下。梅花粥：将飘落的梅花瓣放入米粥中煮来吃。

叶

【性味】味酸，性平，无毒。

【主治】治休息痢和霍乱，则将叶煮成浓汤喝。揉梅叶在清水中，用此水洗蕉葛衣，衣服经盛夏的阳光暴晒也不会坏，如六七月份的衣料长霉点，用梅叶煎汤洗，即去。

根

【主治】治肢体酸痛，痛而游来没有定处。刚生下来的小孩，用梅根和桃、李的根煮水洗身，以后便不会有疮热之患。煎汤喝，治霍乱，止休息痢。长在地面上的梅根毒人。

【发明】杨起在《简便方》中说：我的臂上长了一个疽，溃烂流脓百日才好。中间有块恶肉突出，如蚕豆般大，一个多月不消，医治也没有效。因读《本草》得一方：用乌梅肉烧存研细，敷在恶肉上。一试，一天一夜去掉一大半，再敷一天即好。

栗

【释名】栗树长得很高，树叶像栎树叶，四月份开青黄色的花，每枝至少有四五个，苞的颜色有青、黄、红三种。子生时壳黄，熟时壳变紫，壳内有膜裹住，到九月份降霜时才熟。只有苞自己裂开掉出来的籽才能久藏，否则容易腐坏。

栗

【性味】味咸，性温，无毒。

【主治】可益气，厚肠胃，补肾气，令人耐饥。生吃可治腰脚不遂。疗筋骨断碎，肿痛瘀血，生嚼后涂上，立刻见效。吴栗虽大但味差，不如北栗。栗只要是晒干后吃，都能下气补益；不然仍有木气而失去补益。用火煨去汗，可除木气味，生吃则发气。蒸炒熟食也会胀气。用栗制成的粉喂养小儿，会使小儿不长牙齿。小儿不宜多吃，生的难消化，熟的则胀气，膈食生虫，往往致病。

【发明】李时珍说：栗在五谷中属水。水灾之年，则栗不熟，是物类相应的原因。有人内寒，腹泻如注，让他吃煨过的栗二三十枚后，顿愈。肾主大便，栗能通肾，由此可验证。《经验方》治肾虚腰腿没有力，用袋装生栗悬挂起来晾干，每天吃十余枚，再配以猪肾粥相助。久食必强健。风干栗比晒干的好，火煨油炒的栗比煮蒸的好。但仍须细嚼，连津液吞咽才有益。如快速吃饱，反伤脾。

栗楔

一个苞有3枚栗子，其中扁的1枚叫栗楔。

【主治】主治筋骨风痛，活血尤为有效。每天生吃7枚，破胸胁和腹中结块。将它生嚼，还可拔恶刺，出箭头，敷颈淋巴结肿痛。

栗壳

栗的黑壳。

【性味】气味同栗。

【主治】煮汤喝治反胃，消渴，止泻血。

毛球

栗外面的刺苞。

【主治】煮汤，洗火丹毒肿。

花

【主治】花治颈淋巴结结核。

树皮

【加工】剥带刺的皮煎水洗。

【主治】治丹毒五色无常。

树根

【主治】用酒煎服，治偏坠疝气。

【附方】治骨鲠在咽：将栗子内的薄皮烧灰存性，研末，吹入咽喉中，骨鲠即下。钓鲠丸：用栗子肉上的皮25克，制成末，与一个鲇鱼肝和7.5克乳香同捣，做成梧子大小的丸。视鲠的远近，用线将丸子系紧，喝少许水吞下，提线即可钓出鲠。

治小儿疳疮：嚼生栗子敷上。芦刺入肉，方法相同。

治被马咬：独颗栗子烧研敷。野兽爪抓伤，方法相同。

治小儿口中生疮：大栗煮熟，天天吃，甚效。

治鼻出血不止：宣州大栗7枚刺破，连皮烧灰存性，出火毒，加少许麝香研匀。每次服10克，温水送下。或者用栗子壳炭研成末，做粥吃。

治刀伤：大栗子捣烂敷。

治老人肾虚腰痛：栗子同公狗腰子、葱、盐煮吃，一个月即愈。

治小儿脚弱没有力，三四岁仍不能行走：每天给他生栗吃。

治跌打斗殴伤：生嚼栗子涂搽，良。

治栗子颈：用栗苞内隔断薄膜嚼烂敷。

治膈气：用煅烧过的栗子黑壳与等份的舂米槌上的糠，制成桐子大小的蜜丸。每次空腹服30丸。

治眼红疼痛，火气上升，眼球上血丝：用栗子7枚，同黑鱼煮成羹吃。

治颈淋巴结结核不愈：采栗花同贝一起制成末，每日用酒送服5克。

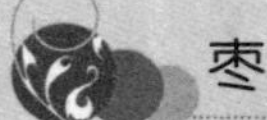

枣

【释名】枣树是红色的，长着小刺，四月份里长叶，五月开白带青的花，各处都有栽种，只有山西、山东的枣大。

【加工】干枣做法：需先清扫地面，铺上菰箔之类来承接枣，日晒夜露后，再拣除烂的，晒干后即可。切了晒干的叫枣脯。煮熟后榨出的汁叫枣膏。蒸熟的叫胶枣，加糖、蜜拌蒸则更甜。加麻油叶同蒸，颜色更润泽。胶枣捣烂后晒干则成了枣油，具体做法为：选红软的干枣放入锅中，加水至刚好淹平，煮沸后捞出，在砂盆中研细，用棉布包住绞取汁，涂在盘上晒干，它的形如油，刮摩成末后收取。每次用一匙放入汤碗中即成美浆，酸甜味足，用来和米粉，最止饥渴、益脾胃。

生枣

【性味】味甘、辛，性热，无毒。

【主治】多食令人寒热，腹胀滑肠。瘦人尤其不能吃。

大枣

大枣即晒干的大枣。

【性味】味甘，性平，无毒。

【主治】祛心腹邪气，安中，养脾气平胃气，通九窍，助十二经，补少气、少津液、身体虚弱，大惊，四肢重，和百药。长期服食能轻身延年。但有齿病、疳病、蛔虫的人不宜吃，腹中胀满的人不宜吃，小儿不宜多吃。忌与葱同食，否则令人五脏不和。如与鱼同

枣

食，令人腰腹痛。李时珍说：现在的人蒸枣大多用糖、蜜拌过，长期吃最损脾，助湿热。另外，枣吃多了，令人齿黄生虫。枣是益脾的，脾病宜食。

核仁

【主治】核仁存放三年的最好。主治腹痛邪气，恶气猝忤疰。

核

【主治】核烧研，掺胫疮很好。

叶

【性味】味甘，性温，微毒。

【主治】覆盖麻黄，能令发汗。和葛粉，擦痱子疮，效果好。

木心

【性味】味甘、涩，性温，有小毒。

【主治】治寄生虫引起的腹痛，面目青黄，淋露骨立。锉取木心一斛，加水淹过10厘米，煮至20升水时澄清，再煎至5升。每日晨服500毫升，呕吐即愈。另外煎红水服，能通经脉。

根

【主治】煎水洗浴，可治小儿赤丹从脚背发起。

皮

【加工】枣树皮与等量相同的老桑树皮烧研。

【主治】每次用180克，以井水煎后，澄清，洗目。一个月3次，眼昏的人会复明。但须忌荤、酒、房事。

【附方】调和胃气：将干枣肉烘燥后，捣成末，加少许生姜末，用白开水送服。

红枣

【释名】比黑枣小些，枣皮是红色，肉也有些微红，肉质酥松，放在水中多飘在水面，味也甜美。产自北方。

【性味】味甘，性平，无毒。

【主治】补脾胃，益元气，生津液，令人不饱。小儿出痘后，宜多吃。

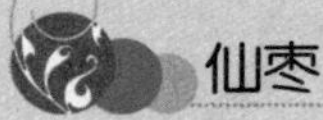

仙枣

【释名】形状如大枣，长6厘米，纯紫色，纹细核小，味道甘美，现已不多见。

【性味】味甘，性温，无毒。

【主治】可补虚益气，润五脏，美容颜。

榔梅

【释名】是梅的一种。榔梅出自均州太和山。

【性味】味甘、酸，性平，无毒。

【主治】生津止渴，清神下气，消酒。

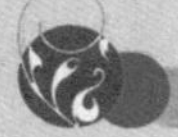

桃

【释名】桃树栽种五年后应当用刀割树皮，流出脂液，就可多活数年。花有红、紫、白，千叶单瓣的区别；果子有红桃、碧桃、绯桃、缃桃、白桃、乌桃、金桃、银桃、胭脂桃，都是用颜色命名的。桃树很容易栽种，一般三年就结果。

【性味】味辣、酸、甜，性热，微毒。

【主治】做果脯食，益于养颜。是补肺的果实，得肺病的人宜吃。桃吃得太多后立即洗浴，易使人患寒热病。多吃生桃，会发热膨胀，发丹石毒，以及长痈疖，有损没有益，桃被列为五果中的下品就是据此而来的。桃与鳖同食，患心痛。

冬桃

【主治】解劳热。

核仁

【性味】味苦、甘，性平，无毒。

【主治】治瘀血血闭，腹内积块，杀小虫，止咳逆上气，消心下坚硬，除卒暴出血，通月经，止心腹痛，治血结、血秘、血燥，通润大便，破瘀血，杀三虫。每夜嚼1枚和蜜，涂手和脸，效果良好。治血滞，肢体游移性酸痛，肺痨病，肝疟寒热，产后血病。疗崩中，破两肋间积块，祛邪气。

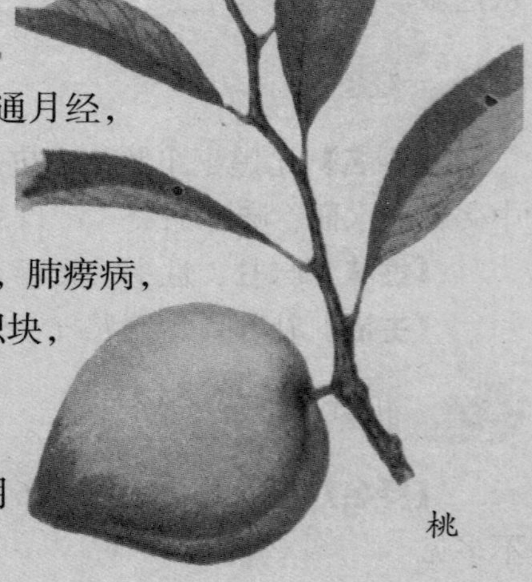
桃

桃枭

又名桃奴。即在桃树上过冬不掉，正月采下来的桃。

【性味】味苦，性温，有小毒。

【主治】杀百鬼精物，祛五毒。和酒磨后热服，可疗心绞痛，治肺气腰痛，破血，疗心痛。治吐血，将它烧存性，研成末，用米汤调用，立即见效。还治小儿虚汗，妇女妊娠出血，破腹部气块，止邪疟。可烧烟熏痔疮，烧黑后用油调，敷在小儿头上可除疮疖。

花

【性味】味苦，性平，无毒。

【主治】杀疰恶气，使人面色润泽，除水气，破尿路结石，利大小便，下三虫，消肿胀，下恶气。治心腹痛及秃疮。利宿水痰饮积滞，治风狂。研成末，敷头上的肥疮，手脚疮。

叶

【性味】味苦，性平，无毒。

【主治】除尸虫，去疮毒。治恶气，小儿微热和突然受外界惊吓引起的面青、口涩、喘息、腹痛等症，疗伤寒，湿气，肢体游移性酸痛，治头风，通大小便，止霍乱腹痛。

茎及白皮

【性味】味苦，性平，无毒。

【主治】除腹痛，去胃中热，治心腹痛，解蛊毒，避疫疠，疗黄疸身目如金，杀各种疮毒。

桃胶

【加工】桃茂盛时，用刀割树皮，久了胶则溢出。采收下来用桑灰汤浸泡，晒干后用。

【性味】味苦，性平，无毒。

【主治】炼制后服，保中不饥，忍风寒，下尿道结石，破血，治中恶疰忤，和血益气，治下痢，止痛。

【附方】治噩梦：取 21 枚桃仁炒后去掉皮尖，临睡时，朝着东方用自己的小便送服。

治产后百病：桃仁 1200 枚，去掉皮尖和双仁的，熬捣至极细后，加井水 30 升，曲 6 升，米 10.8 千克，煮熟。用常规方法酿酒，每天空腹时任意喝。

治大肠痞结，干粪不出，胀痛呻吟：用 50 克新鲜的毛桃花和 100 克面做馄饨煮熟，空腹吃。至正午腹鸣如雷，即可排出腹内恶物。

治面生粉刺：用等份的桃花、丹砂制成末。每次服 5 克，井水送服，每日3次。20天后小便当是呈黑色，但面色却莹白了。将三月三日收到桃花和七月七日取的鸡血，和涂在面上。二三天后剥下，则会使人面色光滑。

治疠肠痧：桃叶加水煎服。

治女人阴中生疮，如虫咬痒痛一样：将桃叶捣烂，再用布裹好放入。

治黄疸：晴天的清晨，取朝东长的，大如筷子像钗股的桃根一把，切细。用一大杯水，煎至剩4/5，空腹服。三五天后，全身黄色自退，百天后完全恢复。

二、山果类

梨

【释名】梨树很高，叶子光滑，二月份开白色的花，梨的品种很多，有青、黄、红、紫四种颜色。到处都有。

【加工】收藏，或削梨蒂插在萝卜上，就可以一年不烂。

实

【性味】味甘、微酸，性寒，无毒。

【主治】治热嗽，止渴。治咳热，中风不语，伤寒发热，解丹石热气，惊邪。利大小便，除贼风，止心烦气喘热狂。润肺凉心，消痰降火，解疮毒、酒毒。

梨

【发明】李时珍说：《别录》谈梨，只说它的害，不说它的功。古人说到病大多与风寒有关，用药都是桂、附，却不知梨有制风热、润肺凉心、消痰去火、解毒的功用。当今人们的病十有六七是痰病、火病。梨的有益之处肯定不少，但也不宜过量而食。遗憾的是，只有乳梨、鹅梨、消梨可吃，其他梨即使可以吃也不能治病。

花

【主治】治面黑粉刺。

叶

【主治】捣汁服，解菌毒。治小儿疝气。煮汁服，治霍乱吐痢不止。煎服，治风。

【附方】治消渴饮水：用香水梨，或鹅梨，或江南雪梨都可以，取它的汁加蜜水熬成后，用瓶收藏。随时可用白开水调服。

治反胃吐食，药物不下：取一个大雪梨，将15粒丁香刺入梨内，再用湿纸包四五层，煨熟吃。

治痰火咳嗽，年久不愈：将梨去核后捣成一碗汁，放入椒40粒，煎沸后去滓，放黑糖50克，细细含咽即愈。又方：用一个梨，刺上50个孔，每孔放椒1粒，用面裹好，柴灰火煨熟，待冷后去掉椒吃。又方：梨去核，加酥、蜜，裹上面烧熟，冷吃。又方：梨切成片，煎酥吃。又方：梨捣汁1升，加酥、蜜各50克，地黄汁1升，煎成后含咽。

治眼红肿痛：鹅梨一个捣汁。黄连末25克，腻粉50克，和匀后用布裹好浸入梨汁中，用此梨汁每天滴眼睛。

治中风失音：喝一杯生梨捣的汁，次日再喝。

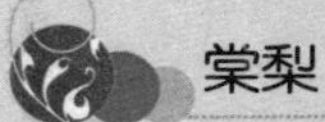

棠梨

【释名】树比梨树小，叶边都有锯齿。二月份开白花，霜后可吃。棠梨树与梨嫁接最好。有甜、酸，红、白两种。李时珍说：棠梨，是一种野梨，处处山林都有。

【加工】叶味微苦，嫩时烘熟，用水淘净后，可加油、盐调食，或蒸晒后当茶。花也可烘熟吃，或晒干磨面做烧饼充饥。

【性味】味酸、甘，性寒、涩，无毒。

【主治】烧来吃，止滑痢。

枝叶

【主治】主治霍乱吐泻不止，转筋腹痛。将一把枝叶同100克木瓜煎汁，细呷。

鹿梨

【释名】又名山梨。

【加工】李时珍说：山梨，即野梨，到处都有。像杏那么大，可以吃。树叶像茶叶，根像小拇指那样细。当地人采八月的梨皮治疮。

【性味】味酸，性寒、涩，无毒。

【主治】煨来吃治痢疾。

根皮

【主治】煎汁治疮疥。

海红

【释名】又名海棠梨，二月份开红花，果子到八月份才熟。形状如梨，和樱桃一般大小，味道酸甜。

籽

【性味】味酸、甘，性平，无毒。

【主治】能治泄痢。

木瓜

【释名】树木的形状像柰。春末开花，深红色。果子大的像西瓜，小的像拳头，皮黄色。木瓜很多，但宣城出产的最佳。

木瓜

【性味】味酸，性温，无毒。

【主治】治肌肤麻木，关节肿痛，脚气，霍乱大吐，转筋不止。治脚气剧痒难忍，用嫩木瓜一个，去籽煎服。另外作饮料喝，可以治愈呕逆，心膈痰唾，消食，止水痢后口渴不止。止水肿冷热痢，心腹痛。

【发明】俗话说梨有百损而一益，木瓜有百益而一损。所以古诗说，投之以木瓜，报之以琼浆。

木瓜核

【主治】主治霍乱烦躁气急，每次嚼 7 粒，温水咽下。

枝、叶、皮、根

【性味】味酸，性温、涩，无毒。

【主治】煮水喝，都止霍乱吐下转筋，疗脚气。枝作拐杖，利筋脉。根叶煮水洗足胫，可以防止脚软跌倒。木材作桶洗脚，对人有益。

花

【主治】治面黑粉刺。

【附方】治霍乱转筋：用木瓜 50 克，酒 1 升，煎服，不饮酒的人，用水煎服。再用布浸水裹脚。

治脐下绞痛：用木瓜3片，桑叶7片，大枣3枚，水3升，煮至半升，一次服下即愈。

治翻花痔：木瓜研成末，用鳝鱼身上的黏涂调后，贴在痔上并用纸护住。

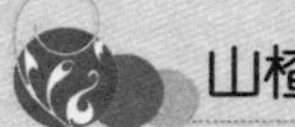

山楂

【释名】因它的味道像楂子，所以也叫楂。

【加工】李时珍说：山楂树很高，叶有五尖，丫间有刺。三月份开五瓣小白花。果实有红、黄二种，像花红果，小的如指头，到九月熟后，将熟山楂去掉皮和核，和糖蜜一起捣，做成山楂糕。

【性味】味酸，性冷，无毒。

【主治】能消食积，补脾，治小肠疝气，发小儿疮疹，健胃，通结气。治妇女产后枕痛，恶露不尽，可煎水加砂糖服，立即见效。

山楂

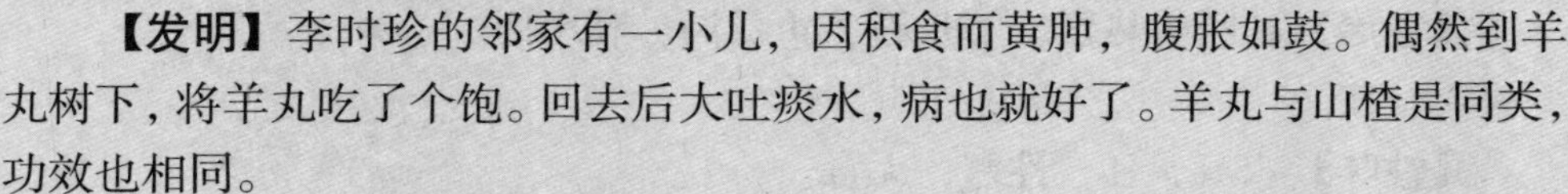

【发明】李时珍的邻家有一小儿，因积食而黄肿，腹胀如鼓。偶然到羊丸树下，将羊丸吃了个饱。回去后大吐痰水，病也就好了。羊丸与山楂是同类，功效也相同。

核

【主治】核吞下，化食磨积，治睾丸肿硬，坠胀麻木和妇女小腹肿大。

赤瓜木

【性味】味苦，性寒，无毒。

【主治】治水痢和头风身痒。

根

【主治】消积，治反胃。

茎叶

【主治】煮水，洗漆疮。

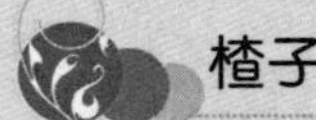

楂子

【释名】和木瓜是一类，味道酸涩，比木瓜色微黄，蒂、核都粗，核中的籽小而圆。楂子又名木桃。

【性味】味酸，性平、涩，无毒。

【主治】断痢，治恶心反酸，止酒痰黄水。煮水喝，治霍乱转筋，功效与木瓜相近。但经常吃则伤气，损齿和筋。

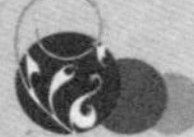

金橘

【释名】树像橘，不太高大。五月份开白花，到秋冬果黄就成熟了，大的 3 厘米多，小的如指头，长形而皮厚，肌理细莹，生时是深绿色，熟后则是金黄色。味酸甜，而且芳香可爱，糖造、蜜煎都很好吃。又名金柑。

【性味】味酸、甜，性温，无毒。

【主治】治下气快膈，止渴解醉酒，辟臭。皮的效果更好。

柑

【释名】是南方果，树与橘没有区别，只是刺少些，柑皮比橘皮稍厚、颜色稍黄，纹理稍粗且味不苦。柑不好保存，容易腐烂。柑树比橘树怕冰雪。这些是柑、橘的区别。

【性味】味甘，性寒，无毒。

【主治】利肠胃热毒，解丹石，止暴渴，利小便。

皮

【性味】味辣、甘，性寒，无毒。

【主治】可下气调中。皮去白后焙研成末，加盐做汤喝，可解酒毒及酒渴。

山柑皮

【主治】治咽喉肿痛，有效。

核

【主治】做涂脸药。

叶

【主治】治耳内流水或成脓血，取嫩叶尖 7 片，加几滴水，杵取汁滴入耳孔中即愈。

【附方】治妇女难产：柑瓤阴干，烧灰存性，研末，温酒送服 10 克。

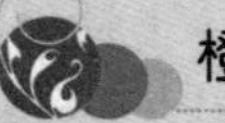

橙

【释名】橙是橘类中最大的，熟得晚能存放很久；柚是柑类中最大的，黄得早而不好收藏。它们都有大小二种。橙树的枝很高，叶不太像橘树叶，也有刺。产于南方，果实像柚而香，也有一种味很臭。

橙

【性味】味酸，性寒，无毒。

【主治】行风气，疗颈淋巴结核和甲状腺肿大，杀鱼蟹毒。洗去酸水，切碎和盐煎后贮食，止恶心，祛胃中浮风恶气。吃多了会伤肝气，发虚热。与肉一起吃，会使人头眩恶心。

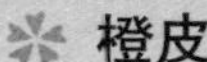

橙皮

【性味】味苦、辛，性温，无毒。

【主治】做酱、醋很香美，食后可散肠胃恶气，消食下气，去胃中浮风气。和盐贮食，止恶心，解酒病。加糖做的橙丁，甜美，而能消痰下气，利膈宽中，解酒。

核

【主治】浸湿研后，夜夜涂可治面皯粉刺。

【附方】香橙汤：宽中下气，消酒。用橙皮1千克切成片，生姜250克切焙擂烂，加烤过的甘草末50克，檀木25克，和后做成小饼，用加盐的沸汤送下。

治闪挫腰痛难忍：橙核15克炒研后，用酒送服，即愈。

杨梅

【释名】二月份开花结果，果子的形状像楮实子。五月份才成熟，有红、白、紫三种颜色，红的比白的好，紫的又比红的好，因为它肉多核小。

【加工】盐藏、蜜渍、糖收都很好。

【性味】味酸、甜，性温，无毒。

【主治】止渴，和五脏，能涤肠胃，除烦愦恶气。烧成灰服，断下痢。盐藏而食，去痰止呕吐，消食下酒。常含一枚咽汁，利五脏下气。干后制成屑，喝酒煎服，止吐酒。

杨梅

核仁

【主治】治脚气。李时珍说：据王性之《挥尘录》载，稽杨梅为天下之冠，童贯苦于脚气，听说杨梅仁可以治，郡守王巍便送了2500千克，童贯用后便好了。取仁法：用柿漆拌核而晒，核会自己裂开。

树皮及根

【主治】煎汤，洗恶疮疥。煎水，漱牙痛。口服，解砒霜毒。烧成灰调油，涂烫伤烧伤。

【附方】治中砒霜毒，心腹绞痛，欲吐不吐，面青肢冷：用杨梅树皮煎汤二三碗，喝下即愈。

核桃

【释名】现在陕西、商洛一带很多。核桃树大，叶厚而枝叶茂盛，三月份开像栗花一样的花，结果到八九月份成熟，形状像青桃。果实有壳，秋冬成熟时采摘。又名羌桃。

【加工】熟时用水泡烂皮肉，取果核。

【性味】味甘，性平、温，无毒。

【主治】 吃了使人健壮，润肌，黑须发。多吃利小便，去五痔。将捣碎的桃核肉和胡粉放入毛孔中，会长出黑毛。核桃烧灰存性和松脂研，可敷颈淋巴结核溃烂。另外吃核桃使人开胃，通润血脉，骨肉细腻。补气养血，润燥化痰，益命门，利三焦，温肺润肠，治虚寒喘嗽、腰脚重痛、心腹疝痛、血痢肠风，散肿痛，发痘疮，制铜毒。

油核桃

【性味】味辛，性热，有毒。

【主治】杀虫攻毒，治痈肿、麻风、疥癣、梅毒、白秃等疮，润须发。

树皮

【主治】治水痢。春季研皮汁洗头，可黑发。将皮煎水，可染粗布。

壳

【主治】烧灰存性，可投入下血、崩中的药。

【附方】吃核桃的方法：核桃绝不能暴食，必须渐渐地吃。第一天吃一颗，每过五天加1枚，到每天20枚时止，周而复始。常吃能使人胃口大增，肌肤细腻光润，须发黑泽，血脉流通，延年不老。

治尿路结石疼痛，便中有石子：核桃肉1.8千克，细米煮的粥1升，相和后一次服下即愈。

治女子血崩不止：用核桃肉15枚，在灯上烧灰存性，空腹用温酒一次送服，有效。

治一切痈肿、背痈、附骨疽未成脓：核桃肉寸10个煨熟后去壳，加槐花50克研磨杵匀，热酒送服。

治白癜风：用一个核桃壳外的青皮，与一皂荚子大的硫黄，同研匀。每天敷患处。

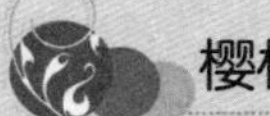

樱桃

【释名】 树不太高，初春时开白花。樱桃树大都枝繁叶茂，绿树成荫，熟得早，果熟后，颜色深红色；茔作朱樱；紫色，皮中有细黄点的，称作紫樱，味最甜美；还有红黄光亮的，叫做蜡樱；小而红的樱桃，味都不如紫樱。最大的樱桃，像弹丸，核小而肉肥，十分难得。又名含桃、莺桃。

樱桃

【加工】 三月份熟时，樱桃用盐藏、蜜煎都可以，或者同蜜捣烂做糕食。

【性味】 味甘，性热、涩，无毒。

【主治】 可调中，益脾气，养颜，止泄精、水谷痢。但多食会发热，有暗风的人不能吃，吃后即发。还会伤筋骨，败血气。

叶

【性味】 味甘，性平，无毒。

【主治】 治蛇咬，将叶捣成汁喝，并敷。另外，煮老鹅时，放几片叶在锅中，容易煮烂。

花

【主治】 治面黑粉刺。

枝

【主治】 治雀斑，将枝同紫萍、牙皂、白梅肉研和，每日用来洗脸。

东行根

【主治】 煮水喝，即下寸白虫。

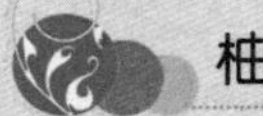

柚

【释名】 它的果有大小两种：小的像柑和橙；大的像瓜和升，甚至有围大超过30厘米的，也属橙类。皮很厚，但味道甘美，肉有甜有酸。李时珍说：柚的树、叶似橙。

【性味】味酸，性寒，无毒。

【主治】可消食，解酒毒，治饮酒的人口臭，祛肠胃恶气，疗孕妇厌食、口淡。

皮

【性味】味甘、辛，性平，无毒。

【主治】可治下气，消食快膈，散愤懑之化痰。

叶

【主治】同葱白一起捣烂，贴在太阳穴上，可治头风痛。

花

【主治】与麻油一起蒸成香泽的面脂，可长发润燥。

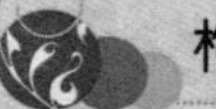

枸橼

【释名】属柑、橘之类。李时珍说：它生岭南，树像朱栾，叶子尖长，枝间有刺。种在靠近水田的地方容易存活。果子形状像人的手，有指，所以俗称佛手柑。有长40厘米的，皮像橙柚，厚皱有纹和光泽。果的颜色像瓜，没熟时是绿的，熟后是黄色。味道甘甜而带辛味，清香袭人。

皮瓤

【性味】味辛、甘，无毒。

【主治】可下气，除心头痰水。煮酒喝，治痰气咳嗽。煎水，治心下气痛。根叶皮相同。

枇杷

【释名】隆冬开白花，到三四月份结出像球一样的果，熟时颜色像黄杏，有小毛，皮肉很薄，核大像茅栗。树高3米多，枝叶茂盛，叶背面有黄毛，四季都不凋谢。

【性味】味甘、酸，性平，无毒。

【主治】止渴下气，利肺气，止吐逆，退上焦热，润五脏。多吃发痰热，伤脾。与烤肉和热面一起吃，会使人患黄病。

叶

【性味】味苦，性平，无毒。

【主治】煮水喝，主治猝不止，下气，嚼叶咽下也可治呕吐不止，妇女产后口干，还治渴疾、肺气热嗽及肺风疮、胸面上疮。能和胃降气，清热解暑毒，疗脚气。

花

【主治】治头风，鼻流清涕。花和辛夷各等份研末，用酒送服 5 ~ 10 克，每天服 2 次。

木白皮

【主治】生嚼咽汁，止吐逆而不下食，煮汁冷服更好。

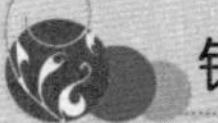

银杏

【释名】树高 6 ~ 10 米，叶子像鸭掌形，二月份开青白花，在夜间开花。最早出产于江南，因为它的形状像小杏，而核是白色的，所以改叫银杏。又名白果，也叫鸭脚子。

核仁

银杏

【性味】味甘、苦，性平、涩，有小毒。

【主治】生吃引疳解酒，降痰，消毒杀虫，熟后吃益人，温肺益气，定喘嗽，缩小便，止白浊。嚼成浆涂鼻脸和手足，治疱黑皯皲裂及疥癣疳阴虱。与鳗鲡鱼一起吃，会患软风。古人说不可多吃。

【附方】治小便白浊：用生白果 10 个，擂水喝，每天喝 1 次，有效即停止。

治赤白带下，下元虚惫：白果、莲肉、红米各 25 克，胡椒 7.5 克，制成末。用一只乌骨鸡，把内脏取出后装上药，放在瓦器中煮烂，空腹食用。

治阴虱作痒，阴毛间生虫如虱，或红或白，痒不可忍：生白果嚼细后，频频擦上。

治手足皴裂：生白果嚼烂，每晚涂。

治狗咬：嚼生白果涂上。

治水疔暗疔：先刺患处的四周，再取浸在油中多年的银杏去壳后捣烂敷上。

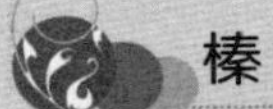

榛

【释名】榛树是矮小的。丛生植物。冬末开花，成条下垂 6 ~ 10 厘米。

二月份长叶，皱纹多，有细齿和尖，果实成苞，一苞一果。果如栎果，底大顶尖，没熟时是青色，熟时则变成褐色。

仁

【性味】味甘，性平，无毒。

【主治】可益气力，实肠胃，使人不饥健走。

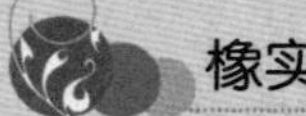

橡实

【释名】木质坚硬却不能作木材用，做成烧炭，其他树木却不如它。就是橡斗子，又名柞子或栎木子，许多山谷中都有生长。

【加工】四五月份开出像栗花一样的花朵，黄色。果实像荔枝核。果实的蒂如斗，包着半截果实。仁像它的嫩叶，可以煎水当茶。

【性味】味苦，性温，无毒。

【主治】治下痢，厚肠胃，肥健人。

斗壳

【性味】性温、涩，无毒。

【主治】止肠风下痢，崩中带下。并可用来染棉布和须发。

木皮、根皮

【性味】木皮、根皮，性温、涩，无毒。

【主治】治恶疮。因犯露引起的水肿，可每天煎水洗，直到脓血排尽后为止。又止痢，消颈淋巴结结核。

【附方】治下痢脱肛：橡实烧灰存性，研末，用猪脂调后敷患处。

治风虫牙痛：橡实五个加盐在内，皂荚一条加盐在内，同煅研末。每日擦三五次，再用荆芥汤漱口，效果好。

石榴

【释名】单叶的结果；多叶的不结果，结果也没有子。果实有甜、酸、苦三种。李时珍说：石榴五月开花，有红、黄、白三色。

石榴

甘石榴

【性味】味甜、酸，性温、涩，无毒。

【主治】甜的治咽喉燥渴，理乳石毒，制三尸虫。酸的治赤白痢、腹痛，同籽一起捣成汁，每次服1枚。又止泻痢，崩中漏下，却不可经常吃，否则损人肺，损人齿，使人黑。凡是正在吃药的人忌食。丹溪说：榴即是留。

它的汁酸性滞，会恋膈成痰。

酸石榴

【性味】味酸，性温、涩，无毒。

【主治】治赤白痢、腹痛，连同籽一起捣成汁，顿服1枚。还可以治愈泻痢崩带下。

酸榴皮

【主治】治筋骨风，腰脚不遂，步行挛急疼痛，涩肠。止下痢和滑精。用汁点目，止泪下。煎服，下蛔虫。止泻痢，便血脱肛，崩中带下。

东行根

【主治】治蛔虫、寸白。青的可以染发。治口齿病。止涩泻痢、带下。功效与皮相同。

花

【加工】阴干成末，和铁丹一起服，一年变白发如漆。铁丹，能飞的铁称为丹，也即铁粉。

【主治】千叶石榴花治心热吐血。另外，研成末吹入鼻中，止鼻出血，立效。也可敷金疮血。

【附方】

治滑肠久痢黑神散：用酸石榴一个，煅烧至烟尽，泄出火毒一夜后研成末，再与一个酸石榴煎汤，神效无比。

治鼻出血不止：酸石榴花15克，黄蜀葵花5克，制成末。每次用末5克，水一盏，煎服。

橘

【释名】树高几米，茎上长刺。夏初开白花，六七月份结果，到十一二月份才熟，变成黄色的。扒皮后，内分几瓣，瓣中有核。内瓣甘润香美，是果中的贵品。

【性味】味甘、酸，无毒。

【主治】甘的润肺，酸的消渴，开胃，徐胸中膈气。都不可经常吃，否则恋膈生痰，滞肺气。忌同蟹吃，会使人患软痈。

黄橘皮

【性味】味苦、辛，性温，无毒。

【主治】祛胸中结块结热逆气，利水谷，下气，治呕咳，治气冲胸中、吐逆霍乱，疗脾不能消谷，止泄，除膀胱留热停水、五淋，利小便，去寸白虫。清痰涎，治上气咳嗽，开胃，治气痢，胸腹结块肿痛。疗呕秽反胃嘈杂，时吐清水，痰痞痎疟，大肠秘涩，妇女乳痈。久服去臭，下气通神。做调料，解鱼腥毒。

青橘皮

【性味】味苦、辛，性温，无毒。

【主治】治气滞，消食，破积结和膈气，去下焦部等各种湿，治左胁肝经积气。小腹疝痛，消乳肿，疏肝胆，泻肺气。

瓣上筋膜

【主治】治口渴、呕吐。炒熟后煎汤喝，很有效。

橘核

【性味】味苦，性平，无毒。

【主治】治腰痛、膀胱气痛、肾冷，将橘核炒研，每次温酒送服5克，或用酒煎服。治酒风鼻赤，则炒研，每次服5克，胡桃肉1个，擂烂用酒送服，以病情而定量。

橘叶

【性味】味苦，性平，无毒。

【主治】治胸膈逆气，人厥阴，行肝气，消肿散毒，乳痈胁痛，还可行经。

【附方】治突发性心痛：如果在旅途中，用药不便，只要用橘皮去白后煎水喝，效果好。

治嵌甲作痛，不能走路：用浓煎陈皮浸泡很久，甲和肉便自己分开，轻轻煎去甲，并用虎骨末敷上即可。

橘

治肾经气滞腰痛：橘核、杜仲各50克，炒后研成末。每次吃10克，盐酒送服。

治肺痈咳脓血：绿橘叶洗净后，捣绞出一盏汁，服下，吐出脓血即愈。

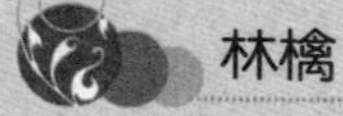

林檎

【释名】林檎味道甘美，能招很多飞禽来林中栖落，所以叫林檎。李时珍说：林擒的果实小而圆。其中味酸的是楸子。其他还有金林檎、红林檎、水林檎、蜜林檎、黑林檎，都是用其具有的色和味来命名的。另有颜色像紫柰，到冬季才结果的。也叫文林郎果。

【加工】林檎熟后，晒干研成末点汤甚美，称作林檎粉。林檎树长毛虫，埋吞蛾在树下或用洗鱼的水浇树即解防治。

【性味】味酸、甘，性温，无毒。

【主治】可下气消痰，治霍乱腹痛。患消渴的人宜吃，疗水谷痢、泄精、小儿闪癖。经常吃会发热和生疮疖，闭百脉。

东行根

【主治】东行根治白虫、蛔虫，消渴好睡。

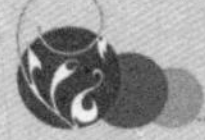

柿

【释名】四月份开黄白色小花。结的果实为青绿色，八九月份才成熟。生柿收藏后自行变红的，叫烘柿；晒干的叫白柿；用火熏干的叫乌柿；水泡储藏的叫酸柿。柿有核呈扁状，像木鳖子仁而坚硬。柿根很牢固，叫做柿盘。李时珍说：柿，树高叶大，圆而有光泽。

烘柿

【加工】烘柿不是指用火烘，是说将青绿的柿放在器具中自然变红熟，像火烘出来的一样，而且涩味尽去，味甜如蜜。

【性味】味甘，性寒、涩，无毒。

【主治】可通耳鼻气，治肠胃不足，解酒毒，压胃间热，止口干。生柿性冷，不能同蟹一起吃，否则会使腹痛泻痢。

【发明】有一人吃了蟹后，又吃了很多红柿，结果整夜大吐，以致吐血，不省人事。一位道士讲：只有木香可解。于是用木香磨水灌下，才渐渐苏醒过来。

白柿、柿霜

白柿，即干柿长霜。

【加工】去皮捻扁，日晒夜露至干，放入瓮中，等到生白霜时才取出。现在人们叫它柿饼，也称柿脯，又名柿花。它的霜叫做柿霜。

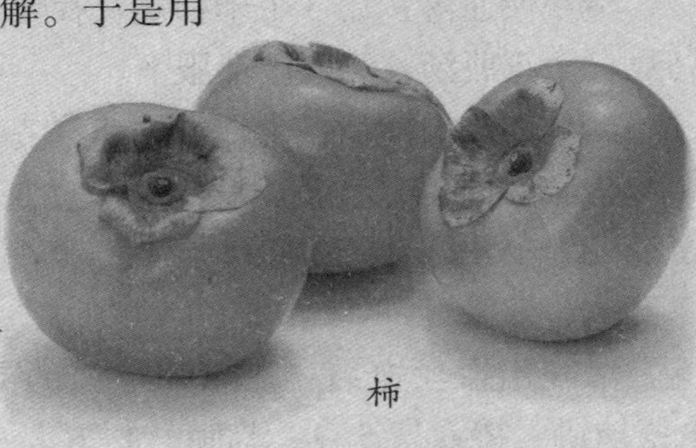

柿

【性味】味甘，性平、涩，无毒。

【主治】补虚劳不足，消腹中瘀血，涩中厚肠，健脾胃气。能化痰止咳，治吐血，润心肺，疗慢性肺疾引起的心热咳嗽，润声喉，杀虫，温补。经常吃可去面瘢。治反胃咯血，肛门闭急并便血，痔漏出血。

霜

【主治】清心肺热，生津止渴，化痰平嗽，治咽喉口舌疮痛。

乌柿

火熏干的。

【性味】味甘，性温，无毒。

【主治】主治杀虫，疗金疮，烧伤感染，可长肉止痛。治狗啮疮，断下痢。服药口苦和呕吐的人，吃少许即止。

柿糕

【加工】用糯米和干柿做成粉，蒸来吃。

【主治】治小儿秋痢、便血。

柿蒂

【性味】性平、涩，无毒。

【主治】煮水服，治咳逆哕气。

木皮

【主治】治便血。晒焙后研成末，吃饭时服 10 克。烧成灰，和油调敷，治烫火烧伤。

根

【主治】治血崩、血痢、便血。

【附方】解桐油毒：吃干柿饼即愈。

治小儿秋痢：用粳米煮粥，熟时加入干柿末，再煮二三沸后吃。乳母也吃。

治小便血淋：用 3 个干柿烧灰存性，研末，用陈饭送服。又方：用白柿、乌豆、盐花煎汤，滴入墨汁服下。

治小便热淋涩痛：干柿、灯芯草各等份，煎水喝，效果良好。

治脾虚泄痢，食不消化：干柿 1.5 千克，酥 500 克，蜜 250 克。用酥、蜜煎匀，放入干柿煮沸 10 余次，再用干燥的器皿贮藏起来。每天空腹吃三五枚，效果良好。

治咳出血丝血屑：用青州出产的大柿饼，在饭上蒸熟后扳开。每次将 1 枚柿饼，掺青黛 5 克，临睡时吃下。

治妇女产后气乱心烦：用干柿切碎，加水煮成汁后小口小口地喝。

治小儿痘疮人目：白柿天天吃，效果好。

治骨长疮久烂不愈：用柿霜、柿蒂各等份烧研，敷止立即见效。

治面生黑点：天天吃干柿。

治耳聋：干柿 3 枚切细，加粳米 540 克，豆豉少许，煮粥，天天空腹吃。

治咳逆不止：用柿蒂、丁香各两钱，生姜 5 片，煎水服。治虚人咳逆，则再加人参 5 克；如胃寒，则加姜、甘草各等份；如气虚，则加青皮、陈皮、半夏。

庵罗果

【释名】 庵罗果树长得像花林树，而且极大。叶子像茶叶，形状像北梨，五六月份熟，多吃没有害。又名香盖。

【性味】 味甘，性温，无毒。

【主治】 可止渴。又可治妇女经脉不通，男人血脉不行。经常食，令人不饥。凡时疫流行病和吃饱后，都不能吃。

叶

【主治】 煎水服，止渴疾。

柰

【释名】 柰梵音又名频婆，树、果都像花红但比花红大，可栽种可嫁接。有白、红、青三种颜色。白的叫素柰，红的叫丹柰，青的叫绿柰，都在六七月份成熟。

【性味】 味甘，性寒，无毒。

【主治】 可补各脏腑气不足，和脾。捣成汁服，治暴食引起的饱胀和气壅不通。益心气，耐饥，生津止渴。常吃令人肺胀，患者更甚。

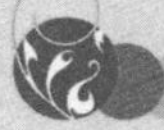

阿月浑子

【释名】 跟胡榛子是同一树种。一年的叫胡榛子，二年的叫阿月浑子。

仁

【性味】 味辛，性温，无毒。

【主治】 治各种痢，去冷气，令人健壮，治腰冷阴，肾虚痿弱，房中术常用它。

木皮

【性味】 味辛，性大温，无毒。

【主治】主治阴肾萎弱，囊下湿痒，煎汁洗浴，很好。

三、夷果类

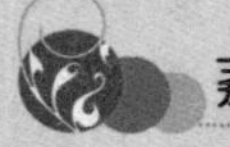

荔枝

【释名】树木高大，树叶一年四季不落，果在五六月份成熟。又名离枝。诗人白居易曾描述：此果若离开枝干，一日则色变，二日则香变，三日则味变，四五日后色、香、味都已没有存，所以名离枝。

【加工】果鲜时肉白，经晒干后呈红色。日晒火烘，卤浸蜜煎，可以运到远方。成朵荔果晒干称为荔棉。

【性味】味甘，性平，无毒。

【主治】止渴，益人颜色，提神健脑。可治头晕心胸烦躁不安，背膊不适，颈淋巴结结核，脓肿和疔疮，发小儿痘疮。李时珍说：荔枝气味纯阳，新鲜荔枝食入过多，会出现牙龈肿痛、口痛或鼻出血。所以牙齿有病，及上火患者忌食。

核

【性味】味甘，性温、涩，无毒。

【主治】可治胃痛、小肠气痛、妇女血气刺痛。方法是将一枚核煨存性，研成末，以酒调服。

壳

【主治】治小儿疮痘出不快，煎汤饮服。又解荔枝热，浸泡水饮服。

花、皮、根

【主治】治喉痹肿痛，用水煮汁，细细含咽。

【附方】治水痘发出不畅：荔枝肉浸酒饮，并吃肉。忌生冷。

治疗疮恶肿：用荔枝三个或五个，不用双数，以狗粪中米淘净，为末，与糯米粥同研成膏，摊在纸上贴。留一孔出毒气。或用荔枝肉、白霜梅各3枚，捣成饼子。贴于疮上，消除病根。

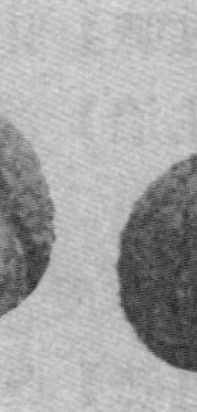

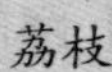

荔枝

治呃逆不止：用荔枝7枚，连皮核烧灰存性，研成末，白汤调服，即止。

治疝气：荔枝核、青橘皮、茴香各等份，炒灰存性研开。用酒调服10克，每日3次。

治妇女血气刺疼，胃痛，腰腹背痛：用荔枝核烧存性，取25克，香附子炒50克，研成末，每次服10克，用盐汤、米汤调服均可。

治痢疾（赤白痢）：荔枝壳、橡斗壳、石榴皮、甘草各白炒后煎服。

龙眼

【释名】树木高6～10米，叶子比荔枝叶小些，冬季不谢，春末夏初开细白花，七月份果子成熟。又名圆眼。

【性味】味甘，性平，无毒。

【主治】祛五脏邪气，治厌食、食欲不振，驱肠中寄生虫及血吸虫。长期食用，强体魄，延年益寿，安神健脑长智慧，开胃健脾，补体虚。新鲜龙眼用沸汤淘过食，不伤脾。李时珍说：食品以荔枝为贵，而强身健脑则以龙眼为良。因为荔枝性热，而龙眼性平。可治思虑过度伤及心脾。

龙眼

核

【主治】主治腋臭。用6枚，同胡椒10枚研，出汗时即擦患处。

龙荔

【释名】形状像小荔枝，而肉的味道如龙眼，它的树木、枝叶都和龙眼荔枝相似，所以名龙荔。二月份开花，和荔枝同时熟。生长于岭南。

【性味】味甘，性热，有小毒。

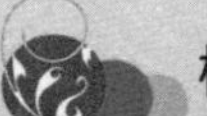

橄榄

【释名】味道苦涩，可回味甘美。树高耸直挺。结子没有棱瓣，八九月份采摘。又名青果、谏果。

【加工】橄榄树高，在果子将熟时，用木钉钉树，再放少盐入树皮内，果实一旦成熟便自落。橄榄果生食甚佳，用蜜渍、盐藏后可运到远方。橄榄树枝如黑胶的，烧烤时气味清烈，称为榄香。

【性味】味酸、甘，性温、涩，无毒。

【主治】生食、煮饮，都可解酒醉，解河豚鱼毒。嚼汁咽下，治鱼骨鲠及一切鱼蟹毒。又有生津止渴的作用，治咽喉痛。

【发明】按《名医录》载：吴江一富人，食鳜鱼被鲠。鱼骨在胸中不上不下，疼痛无比，半个月后奄奄一息。忽遇渔人张九，告知取橄榄服食，当时没有橄榄，便用橄榄核研末，取急流水调服，骨遂下而愈。如今人们煮河豚和团鱼，都放入橄榄，因知橄榄能治一切鱼蟹之毒。

橄榄

榄仁

【性味】味甘，性平，无毒。

【主治】治唇边燥痛，研烂敷于患处。

核

【性味】味甘，性温、涩，无毒。

【主治】磨汁服，治各种鱼骨鲠喉及食鱼过多，消化不良，又治小儿痘疮后生痕，烧后研末敷。

【附方】治下部疳疮：橄榄烧灰成性，研末，用油调敷，或加冰片、孩儿茶等份。

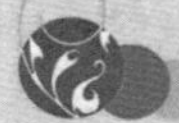

庵摩勒

【释名】它的味初食是苦涩，良久回味则变成甘甜，所以叫余甘。形状如川楝子，味道类似于橄榄。又名余甘子。

【加工】蜜渍、盐藏后作为土特产运各地。

【性味】味甘，性寒，无毒。

【主治】祛风虚热气，补益强气。合铁粉500克用，耐老。取子压汁，和油涂头，生发去风痒，黑发。又主治汞、硫黄、金属物伤肺，气喘咳嗽。可研末点汤服，解金石毒、硫黄毒。久服轻身，延年长寿。服乳石的人，宜常食用。

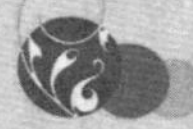

榧实

【释名】生长在深山中。有雌雄之分，雄的开花，雌的结实。冬季开黄圆花，果实和枣的大小相似。果核如橄榄核那样长，有尖和不尖之分，没有棱而壳薄，黄色。又名玉山果。

【性味】味甘，性平、涩，无毒。

【主治】治各种痔疮及寄生虫。助消化，益筋骨，可使人聪耳明目、轻身，使人肌肤润泽，精力旺盛，不易衰老、轻身。榧子能杀肠中大小寄生虫，小儿黄瘦有虫积的，宜食。

花

【性味】味苦。

【主治】治水气，去肠虫，使面色变好，但不可久服。

【附方】治好食茶叶，面黄生虫：每日食榧子 7 枚，自愈。

槟榔

【释名】穗下累生刺以护卫果实。槟榔树初生时引茎直上，一节一节的没有分枝，从心抽条，顶上的叶子像蕉叶笋竿，三月时叶子突起一房，自行裂开，出穗共数百颗，大如桃李。

【加工】五月份成熟，剥去皮，煮其肉而晒干。岭南人将槟榔当果食，说是南方地湿，不吃它没办法祛瘴疠。生食槟榔味道苦涩，但与扶留藤和蚶子灰一同咀嚼，则柔滑甘美。

槟榔

【性味】味苦、辛，性温、涩，无毒。

【主治】可消谷逐水，杀肠道寄生虫、伏尸、寸白虫；除湿气，通关节，利九窍，除烦，破腹内结块；还可治脚气、水肿、胸痛、痢疾、腹胀腹痛、大小便不能、痰气喘急，疗恶性疟疾，抵御瘴疠。

【发明】李时珍说：生食槟榔，必同扶留藤、蚶子灰合嚼。俗称“槟榔为命赖扶留”。就是说槟榔能伤真气，不可多食。按罗大经《鹤林玉露》载，岭南人以槟榔代茶御瘴疠，它的功能有四：一是醒能使之醉，食后不久，则头晕颊红，似饮酒状。

【附方】治蛔虫腹痛：用槟榔 100 克，酒二盏，煎取一盏，分两次服。

治腰垂作痒：槟榔子为末，酒服 5 克。

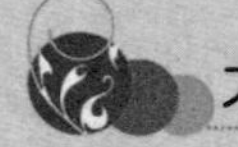

大腹子

【释名】槟榔中一种腹大、形状扁、味道苦涩的，就是大腹槟榔、猪槟榔。

【加工】当地人习惯用扶留藤、蚶子为壳灰拌和服食，以辟除瘴疠。

【性味】味辣，性温、涩，无毒。

【主治】与槟榔的功用相同。

皮

【性味】味辣，性微温，无毒。

【主治】治热气攻心腹、大肠蛊毒。止霍乱，健脾开胃，降逆气，消皮肤水肿，还可治脚气，疟疾痞满不舒，胎孕恶阻胀闷。

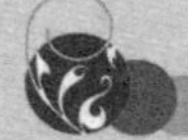

椰子

【释名】树木没有枝条，高3米多，叶在顶端像一束蒲叶，果实很大，垂挂于枝间，果实外有粗皮，棕色。皮内壳很坚硬，圆而微长。又名越王头。

【加工】壳内有肤，白如猪皮，厚1.5厘米左右，味如胡桃。肤内裹有像乳汁一样的浆400～500毫升，饮来清凉可口，芳香宜人。壳可作器皿。肉可糖煎寄往远方，做果品甚佳。

【性味】味甘，性平，无毒。

【主治】可益气，治风。食后充饥。令人面色光泽。

汁

【性味】味甘，性温，无毒。

【主治】消渴去风热，治吐血水肿。

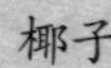
椰子

皮

【性味】味苦，性平，无毒。

【主治】能止血，疗鼻出血，吐泻霍乱，可煮汁饮服。治心绞痛，烧灰存性，研末，以新汲水送服一盏。

壳

【主治】可作盛酒的器具，若酒中有毒，食用害人则酒沸起或壳破裂。又可治杨梅疮，筋骨痛，烧灰存性，临用时炒热，以滚酒泡服10～15克，盖被取汗，疼痛即止。

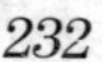

附：椰子酒类

✻ 青田酒

【加工】《古今注》载：乌孙国有青田核，形状如桃核，核大数斗，剖开后用来盛水，则水变成酒味，非常醇美。饮尽随即注水，随尽随成。但不可久用，久则水变得苦涩。

✻ 严树酒

【加工】捣它的皮叶，用清水浸泡后，再和入粳酿造，或放入石榴花叶，数日便酿成酒，能醉人。

无花果

【释名】生长在扬州及云南，枝叶如枇杷树，三月份长叶，五月间不开花便结果实，果实出自枝间，形状似木馒头。因其没有开花就结果，所以叫无花果。

【加工】成熟时果实是紫色，果肉软烂，味甜像柿子而没有核。

【性味】味甘，性平，无毒。

【主治】有开胃、止泄痢的功能。并可治各种痔、咽喉痛。

✻ 叶

【性味】味甘、微辛，性平，有小毒。

【主治】治痔疮肿痛，煎汤频频熏洗患处。

附：无花果类

✻ 文光果

出自景州。形状如无花果，肉味如栗子，五月份成熟。

✻ 天仙果

树高 2.6 ~ 3.0 米，叶子比荔枝小，无花结果，果子像樱桃大小，六七月份成熟，味极其甘甜。有很多分枝，很密地长在枝间上，果子味甜似蜜。

✻ 古度子

古度子出自两广各州。树叶如栗，无花结果，枝间生子，大如石榴及山楂。

【性味】色红，味酸。

枳椇

【释名】树像白杨树那么高大，树枝是弯的，在树枝的尖上结出果来，夏季开花，八九月份成熟果子的形状像鸡爪子，是黄色的，味道像蜜一样甜。又名木蜜、鸡爪子。

【发明】据传曾有一南方人用此木修舍，误落一片入酒瓮中，酒便化为水了。

【加工】将果实盐藏后用荷叶包裹，可以备冬储。

【性味】味甘，性平，无毒。

【主治】治头风、小腹拘急，可以愈渴除烦，去横膈燥热，润五脏，利大小便，解酒毒，止吐逆，避寄生虫。

【附方】治死胎不出：用枳椇树叶 14 片，水、酒各一杯，煎至 4/5 有效。

治鼻孔生疮：吃枳椇子极妙。

枳椇

马槟榔

【释名】味道甘美。果内有核，圆长斜扁不等。核内有仁，也很甜。是紫色的，像葡萄。

果及核仁

【性味】味甘、苦，性寒，无毒。

【主治】治难产，临产时细嚼数枚，用井华水送下，不久即产。再用 4 枚去壳，两手各握两枚，恶水自下。欲断产的，可常嚼两枚，用水送下。久服则子宫冷，可致不孕。治伤寒热病，食数枚，冷水送下。治恶疮肿毒，内食 1 枚，冷水送下；外嚼涂于患处，即愈。

桄榔子

【释名】树木像棕榈而坚硬，砍掉皮可从树中取面，它的皮很柔，坚韧可以作绳用。果实每条不下百颗，一树近百条。又名面木。

【性味】味苦，性平，无毒。

【主治】破瘀血。

桄榔面

【性味】味甘，性平，无毒。

【主治】做饼烤食肥美，令人不饥，补益体虚乏力，腰酸。

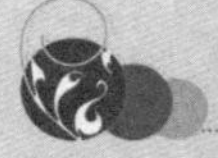

海松子

【释名】久存生有油，肉很香美。中原松子，只可入药，不能当食品。而辽宁、云南产的海松子可食用。五叶一丛，球内结子，有3个棱，一头尖。

【加工】七月份采摘松实，过后便落地难收。

【性味】味甘，性小温，无毒。

【主治】治骨关节风湿、头眩，祛风湿，润五脏。充饥，逐风痹寒气，被体虚，滋润皮肤。久服，轻身延年不老。另有润肺功能，治燥结咳嗽。

【附方】服食松子法：去壳，捣如膏收贮。每次服一汤匙，酒调服，每日3次。百日身轻，久服益寿延年。

木威子

【释名】树高达3米多。叶似楝叶，子像橄榄硬，也像枣，削去皮可作粽食用。生长在岭南山谷。

【性味】味酸、辛，无毒。

【主治】治胸中恶水气。

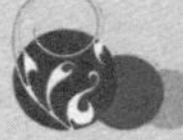

毗梨勒

【释名】树像胡桃，果子的形状也像胡桃。核圆短没有棱。又名三果。

【性味】味苦，性寒，无毒。

【主治】主治风虚热气，功同庵摩勒。可暖肠腹，祛一切冷气，下气，止泻痢。研成浆染须发，可使其变黑。

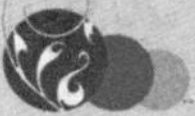

五敛子

【释名】每年五月份、十月份成熟两次。五敛子的果子如拳头，颜色青黄润绿，形状有些怪，皮肉脆软，初食时味酸而后味才甜美。一树可结果很多。果肉汁多，叶酸甜。

【性味】味酸、甘，性平、涩，无毒。

【主治】祛风热，生津止渴。

五子实

【释名】像梨那么大，果肉有五枚核，所以名叫五子实。生长在福建潮州一带。

【性味】味甘，性温，无毒。

【主治】治霍乱及金属锐器损伤。

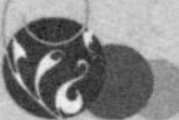

无漏子

【释名】树木很直，高几丈，顶端有十余枝，叶如棕榈，三五年一结果，每朵花结二三十颗，类似北方青枣。西南地区的人又名它苦鲁麻、千年枣、金果。

【性味】味甘，性温，无毒。

【主治】补中益气，除痰嗽，补体虚，好面色，令人肥健。

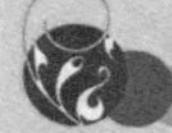

莎木面

【释名】树高 30 多米，有四五围那么粗，树梢生叶，两边排列如飞鸟的翅膀那么美。

【加工】大树木皮内山面，捣筛后可做饼或磨屑做饭吃，当地人称为面，轻滑可口，胜过桄榔面。

【性味】味甘，性平、温，无毒。

【主治】可补益虚冷，消食，久食不饥，使人长寿。

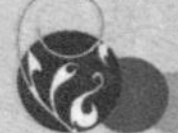

菠萝蜜

【释名】叶极光滑，冬夏不凋枯。树身长至很大时才结果实，不需要开花，果实生长在枝间，多的有十几枚，少的五六枚，大如冬瓜，外有厚皮裹着，很像栗环，有软刺。五六月份成熟时，每颗重 2.5 ~ 3.0 千克。树高 15 ~ 20 米，形状像冬青颜色但更加黑润。

【加工】剥去外层皮壳，里面的肉重叠如橘瓣，吃来甘美如蜜，香气满室。一果有数百核，核大如枣。核仁如粟黄，煮炒食甚佳。

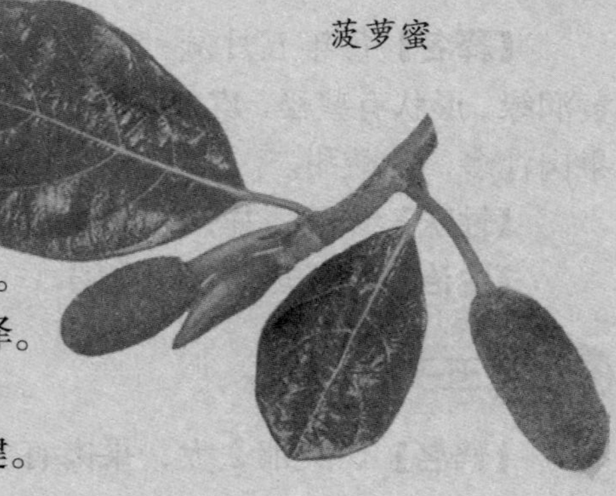

菠萝蜜

【性味】味甘、香、微酸，性平，无毒。

【主治】止渴解烦，醒酒益气，令人悦泽。

核中仁

【主治】可补中益气，令人不饥轻健。

卷七　虫部

李时珍说：虫是生物中的微者，其类甚繁，分为有毒、无毒两种，大多数都有毒。

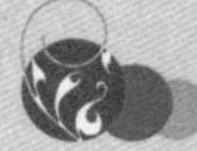

蜜蜂

【释名】蜜蜂有三种：一种在林木或土穴中做房的，是野蜂；一种被人们用器具收养的，是家蜂，小而微黄，蜜都味浓甘美；一种在山岩高峻处做房的，叫石蜜，这种蜂黑色如牛虻，它的蜜味酸色红。

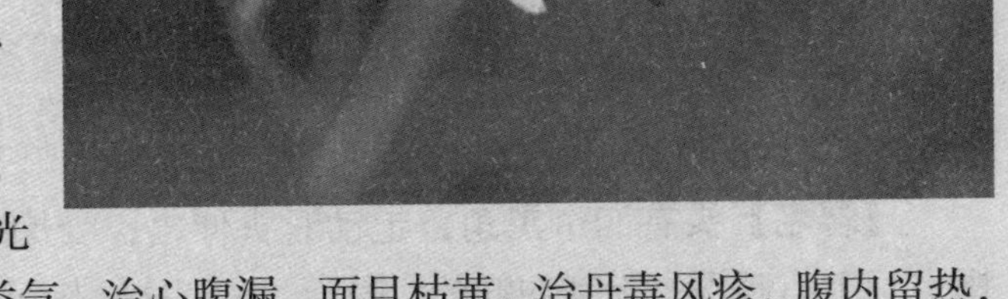

蜂子

【性味】味甘，性平、寒，无毒。

【主治】可除蛊毒，补虚弱伤中。久服让人光泽容美，延年益寿，轻身益气。治心腹漏，面目枯黄。治丹毒风疹，腹内留热，利大小便，治浮血，下乳汁，妇女带下病。

【附方】治须眉脱落，皮肉已烂成疮者：用蜜蜂子、胡蜂子、黄蜂子（并炒）各一份，白花蛇、乌蛇（并酒浸，去皮、骨，炙干）、全蝎（去土、炒）、白僵蚕（炒）各50克，地龙（去土、炒）25克，蝎虎（全、炒）、赤足蜈蚣各15枚，丹砂50克，雄黄（醋熬）一份，龙脑2克，研成末。每次服5克，温蜜汤调下，每天服三五次。

大黄蜂

【释名】它的颜色是黄色的，比蜜蜂大得多，在山林间结房，很大，它的房有数百层。采取时很危险，用草衣遮蔽身体以防被它毒螫，再用烟火熏散蜂母，才敢攀缘崖木断它的房蒂。

蜂子

【性味】味甘，性凉，有小毒。

【主治】治心腹胀满痛，干呕，可轻身益气。治雀卵斑，面疱。

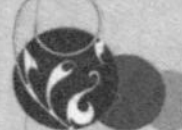

土蜂

【释名】赤黑色，最大的土蜂，可以蜇死人，也能酿蜜，蜂子大而且很白，江东的人喜吃土蜂子。又名马蜂。

蜂

【主治】烧成末，用油调和，敷在蜘蛛咬成疮的患处，效果好。

蜂子

【性味】味甘，性平，有毒。

【主治】治痈肿。利大小便，治妇女带下病。用酒浸泡后敷面部，可以美容。

蜂房

【主治】治痈肿不消。方法是：研成末，用醋调和涂抹患处，干后再换掉，不能口服。治疔肿疮毒。

【附方】治疔肿疮毒：用土蜂房一个，蛇蜕一条，用黄泥固济，煅成性，研成末。每服5克，空腹用酒冲服。轻的一服见效，重的二服即愈。

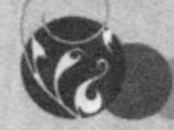

蜗牛

【释名】头有四个黑角，走动时头伸出，受惊时则头尾一起缩进甲壳中。蜗牛身上有唾涎，能制约蜈蚣、蝎子。六七月份热时会自悬在叶下，往上升高，直到唾涎完了后自己死亡。有甲壳，形状像小螺，颜色是白的。

【性味】味咸，性寒，有小毒。

【主治】治跌打损伤，大肠下脱肛，筋急和惊痫。生研饮汁，止消渴。治各种肿毒痔漏，蜈蚣、蝎毒，研烂涂敷。

蜗壳

【主治】治一切疳疾，面上赤疮，久痢脱肛。

【附方】治大肠脱肛：用蜗牛50克烧成灰，猪脂调和后涂敷，立缩。

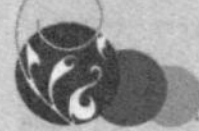

蛤蟆

【释名】生活在池塘沼泽中，背部有黑点，体小，善跳起吃百虫，发出

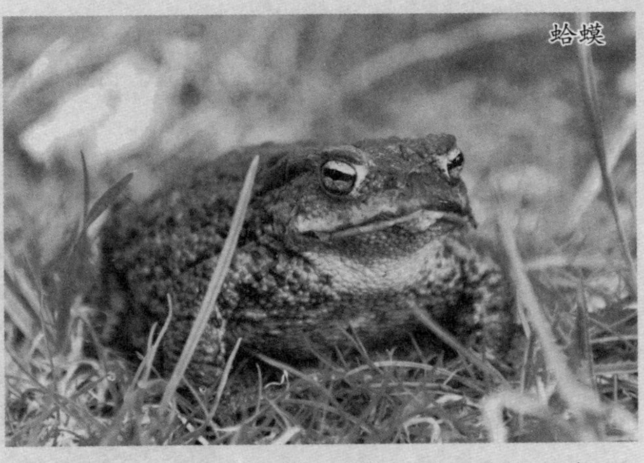
蛤蟆

呷呷的鸣声，行动快速。

【性味】味辛，性寒，有毒。

【主治】祛邪气。破结石瘀血，痈肿阴疮。肝可治毒蛇咬人，牙入肉中，痛不可忍。将肝捣烂后敷患处，立出。

胆治小儿失音不语，取胆汁滴在舌头上，即愈。

【附方】治蝮蛇咬伤：取活蛤蟆一只，将其捣烂后敷患处，可拔蛇毒。

治喉痹：用癞蛤蟆的眉酥、草乌木末、猪牙皂角末等份，制成小豆大的丸，每次研1丸涂患处，有效。

治狂犬咬伤：吃蛤蟆肉，或者将它烤熟食用。不要让患者知道，则病就永不复发。

治小儿疳积腹大，体黄消瘦，头生疮结成麦穗状：将立秋后的大蛤蟆，去掉头、足、肠，用清油涂后，放在阴阳瓦内烤熟食用，连吃五六只，疳积自下，一月之后即恢复健康，妙不可言。

治小儿泄痢：将蛤蟆裹好煅烧，同黄连各12.5克，青黛5克。研末，加麝香少许，和匀敷用。

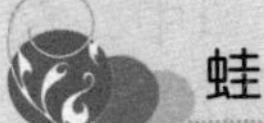

蛙

【释名】像蛤蟆而脊部呈青绿色，嘴尖腹细，俗称青蛙；也有脊部长黄路纹的，叫金线蛙。四五月份的肉味最好，五月后的渐老，可采制入药。肉味像鸡，也叫田鸡。

【性味】味甘，性寒，无毒。

【主治】治小儿热毒，肌肤生疮，脐伤气虚。且能止痛，解虚劳发热，利水消肿。尤其对产妇有补益作用。捣汁服，治蛤蟆瘟病。南方人食蛙，认为能补虚损，尤益产妇。

【发明】李时珍说：按《三元延寿书》载，蛙骨热，食后可致小便苦淋。妊妇食蛙，会令胎儿夭折。多食幼蛙，令人尿闭，脐下酸痛，甚至死亡。捣车前草汁饮服可解。正月生长的黄蛙，不能食。

【附方】青蛙丸：治诸痔疼痛。用长脚青蛙一个，烧灰存性研末和上雪糕，制成的丸如梧桐子大。空腹吃两匙饭，再用枳壳汤冲服 15 丸。

蟾蜍

【释名】多在房屋下潮湿的地方，形体大，背上有层层叠叠的点，行动迟缓，不能跳跃，也不能鸣叫。也叫癞蛤蟆。

【性味】味辛，性凉，微毒。

【主治】能治外阴溃烂、恶疽疮，疯狗咬伤。能合玉石。又治温病发癍危急，去掉蟾蜍的肠生捣食一两只，没有不愈的。还可杀疳虫，治鼠瘘和小儿劳瘦疳疾，面黄，破腹内结块。

蟾蜍

蟾酥

就是蟾蜍眉间的白汗。

【性味】味甘、辛，性温，有毒。

【主治】治小儿疳疾，脑疳。又可治背部疔疮及一切肿毒。

【加工】李时珍说：取蟾酥的方法不一。或用手理它的眉棱，取白汁于油纸上及桑叶上，放在阴凉处，一夜便干了，呈白色，然后将它盛放在竹筒内。真的蟾酥很轻、浮，入口味甜。或将蒜、胡椒等辣物放入蟾蜍口中，它的身上便渗出白汁，然后用竹篦刮下，和面调成块，阴干。这种汁不能入目，否则使眼睛红肿失明，但可用紫草汁洗眼、滴眼，即消。

【附方】治脱肛：将蟾蜍皮烧烟熏患处，治疗效果非常好。

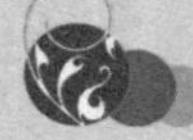

蚯蚓

【释名】六七月份始出，冬月蛰伏。雨前先出，天晴则夜鸣。它与螽同穴才有雌雄。平原、水泽地、山地都有。因爬行时，先向后伸，垛起一丘再向前行，所以得名。

【发明】经验方说：蚯蚓咬人，形如大风，眉毛和胡须都要脱落，只有用石灰水浸敷，效果最良好。曾记载浙江将军张韶得了此病，每天晚上体内有蚯蚓的鸣声。有个僧人教他用盐汤浸敷的方法，几次后病就愈了。入药用

白颈蚯蚓，因为它是老的。李时珍说：入药有为末的或化水的或烧灰的等，各随此法。

白颈蚯蚓

【性味】味咸，性寒，无毒。

【主治】治蛇瘕，三虫伏尸，鬼疰蛊毒，杀长虫。将它化为水，治疗伤寒，大腹黄疸、温病、大热狂言，饮汁水皆愈。将它炒成屑，去蛔虫。将它去泥，用盐化成水，主天行诸热，小儿热病癫痫，涂丹毒，敷漆疮。将成与葱化成汁，治疗耳聋。治中风、喉痹。干的炒研成末，主蛇伤毒。治脚风、疟疾。可解蜘蛛毒。

【附方】治小便不通：将蚯蚓捣烂浸水，滤取脓汁半碗服食，即通。

治蜘蛛咬伤：用葱一根去掉尖头，将蚯蚓放入叶中，紧捏两头，勿令泄气，频频摇动，即化为水，用来点敷咬伤的地方，治疗效果非常好。

雪蚕

【释名】阴山的北坡以及峨眉的北坡，积雪长年不化，雪蚕就生在里面。雪蚕大如瓠，味极甜美。又名雪蛆。

【性味】味甘，性寒，无毒。

【主治】治内热渴疾，解毒。

蚕

【释名】喜欢干燥，不喜欢潮湿，三眠三起，27天就衰老了。蚕吐丝成茧，茧里面的是蛹，蛹化为蛾，蛾产卵，凡是用蚕类作药，一定要用食桑叶的蚕。现在还有人喜食蚕蛹。种类很多，有大、小、白、乌、斑色的差异。

白僵蚕

【性味】味咸、辛，性平，无毒。

蚕

【加工】所有养蚕的地方都有。不拘早晚，但用白色而条直、食桑叶的最好。用时去丝棉及籽，炒过。蚕有两番，只是头番僵直的最好，大而没有蛆。使用时，先用淘糯米水浸一日，等蚕桑涎流出，如蜗涎浮水上，然后漉出，微火焙干，用布拭净黄肉、毛，并黑口干了，捣筛成粉末，入药。

【主治】治小儿惊痫夜啼，去三虫，灭黑黯，令人面色好。

治男子阴痒病，女子崩中赤白、产后余痛。研成末，封疔肿，拔根极有效。

蚕蛹

【主治】炒食，治风及劳瘦。研成末饮服，治小儿疳瘦，长肌退热，除蛔虫。煎汁饮服，止消渴。

茧卤汁

【主治】即茧中蛹汁。主百虫入肉。用汤淋浴小儿，去疥疮，杀虫。

蚕茧

【性味】味甘，性温，无毒。

【主治】烧灰酒服，治痈肿没有头，次日即破。又疗诸疳疮以及下血、血淋、血崩。煮汁饮服，止消渴反胃，除蛔虫。

蚕蜕

【性味】味甘，性平，无毒。

【主治】治血风病，益妇女。

蚕连

【主治】治吐血、鼻出血、肠风泻血、崩中带下、赤白痢。治妇女难产及吹乳疼痛。

【附方】治小儿惊风：白僵蚕、蝎梢等份，天雄尖、附子尖共 5 克，微炮制为末。每次服 2.5 克，用姜汤调和服用，治疗效果非常好。

治酒后咳嗽：白僵蚕焙研成末，用茶服 5 克。

治口舌生疮：用五个蚕茧，包蓬砂，在瓦上焙焦成末，涂抹患处。

蛱蝶

【释名】像蛾，但不如蛾美丽，颜色鲜艳而多种。又名蝴蝶。

【主治】治小儿脱肛。将它阴干为末，用唾液调 2.5 克，涂于手心，直到病愈为止。

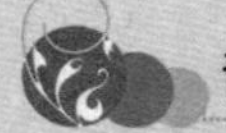

青蚨

【释名】形状像蝉，卵附在树上、草叶上。

【性味】味辛，性温，无毒。

【主治】主治补中，壮阳，去冷气，美容。且能固精，缩小便。

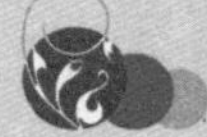

海参

【释名】海参很能补人，是菜中珍品。它的形状像蚕，色黑，身上凹凸不平。

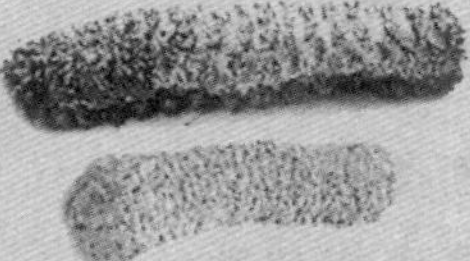

海参

【性味】味甘、咸，性平，无毒。

【主治】补元气，滋益五脏六腑，除三焦火热。同鸭肉烹食，可以治愈劳怯虚损等疾；同鸭肉煮食，治肺虚咳嗽。

蜻蛉

【释名】蜻蛉头大露目，短颈长腰单尾，翼薄如纱。食蚊虻，饮露水。水虿化蜻蛉，蜻蛉有五六种，只有青色大眼者或雄者，可入药。它爱在水上飞行。也叫蜻蜓。

【性味】性寒，无毒。

【主治】可强阴，止精。又可壮阳，暖肾。

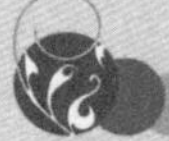

蜚蠊

【释名】两翅能飞，喜欢灯火，发出的气味很臭，屎更臭。形状像蚕蛾，腹部红色。

【性味】味咸，性寒，无毒。

【主治】治瘀血结块、寒热，且能治咽喉肿胀，还能通利血脉。治内寒、没有生育力，可下气。

蚱蜢

【释名】五月份开始出来活动，到十一二月份藏入洞穴中。形状像蝗虫，大小不一，长角，脚长善跳跃，有青、黑、斑多种颜色，也能损害粮食。

【性味】味辛，有毒。

【附方】治三日疟，百药无效者：端午节收取，阴干研末。在病发的当天五更时用酒送服。病情严重的，用3次即可痊愈。

卷八 鳞部

李时珍说："鳞虫有水、陆二类，类虽然不同，却同有鳞甲。"鳞部主要是鱼类和蛇类，它和我们的生活关系也很大，对人有利有弊，如果我们对它的性味和功能了解了，就可以掌握它的利弊了，进而很好地利用它为我们的健康服务。

一、蛇类

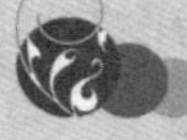

蚺蛇

【释名】就是埋头蛇。它的形状很吓人。头是扁的，尾巴呈圆柱形，身上没有鳞，生命力强。身上有斑纹，如旧的丝织品。它常在春夏的山林中伺机捕食野鹿，羸瘦的蛇将鹿消化后才变得肥壮。

肉

【性味】味甘，性平，有小毒。

【主治】治流行病，喉中有毒，吞吐不出。除疳疮及瘟瘴气，手足风痛。可杀三虫，去死肌、皮肤风毒、疠风、疥癣、恶疮。四月份勿食。

胆

【性味】味甘、苦，性寒，有小毒。

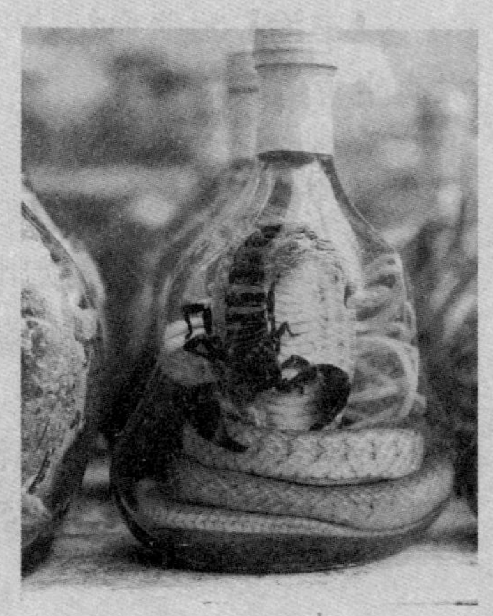

【主治】治眼睛肿痛、心腹隐痛，下部暗疮。治小儿 8 种癫痫、疳疾。将胆水灌入小儿鼻内，可除脑热，治疳疮；灌下部，治小儿疳痢；和入麝香，可敷齿疳宣露。还能治大风，聪耳明目、轻身，使人肌肤润泽，精力旺盛，不易衰老，去翳膜。

【发明】唐慎微说：传说顾含的养嫂双目失明，须用蚺蛇胆医治，但顾含无从得到。有一个书童送一只小盒给他，顾含一看是蚺蛇胆。书童则化作青鸟飞去。顾含于是拿去给养嫂治病，养嫂的眼睛便复明了。

膏

【主治】治伯牛之疾。治皮肤风毒，妇人产后腹痛余疾。

【附方】蚺蛇酒：治疗中风瘫痪，筋脉拘挛骨病，肢体麻木，瘙痒。杀虫辟邪，治疗风疥癣恶疮。蚺蛇肉 500 克，羌活 50 克，用袋子装好。取糯米 36 千克蒸熟，把酒曲放在缸底，再将蛇盘在酒曲上，用米饭密盖，待酿熟时取酒。然后将蛇焙后研末，用它的酒随量温饮几杯，但应忌风及房事。

治狂犬咬人：将蛇脯为末，用水送服五分，每日 3 次。

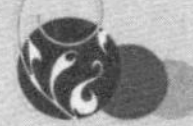

金蛇

【释名】细如中指，长 30 厘米左右，常攀树饮露水，身体是金黄色的，在阳光下闪闪发光。色白的叫银蛇。都能解毒。生长在宾州、澄州。

金蛇

肉

【性味】味咸，性平，无毒。

【主治】解中金药毒，使人皮肉呈鸡脚裂，夜晚如银色，到次日早晨变为金色的，就是中金药毒。可取蛇 12 厘米炙黄，煮汁常饮，直到毒消为止。

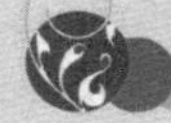

乌蛇

【释名】背部有三条棱线，色黑如漆。性情温和，不乱咬物。还有一种能缠物至死，也是这一类。又名乌梢蛇、黑花蛇。

肉

【性味】味甘，性平，无毒。

【主治】治顽痹诸风、皮肤不仁、风瘾瘙痒、疥癣、皮肤生癞、眉毛胡须脱落。功效与白花蛇相同，而性善无毒。

膏

【主治】治耳聋，用棉花裹豆粒大的膏塞进耳朵，有神效。

胆

【主治】治大风疠疾、木舌胀塞。

皮

【主治】治风毒气、胆生翳、唇紧唇疮。

✲ 卵

【主治】治大风癞疾。

水蛇

【释名】生活在水中。体大，像鳝鱼，黄黑色，有花纹，咬人但毒性不大。又名公蛎蛇。

✲ 肉

【性味】味甘、咸，性寒，无毒。

【主治】主治消渴、烦、热、毒痢。

✲ 皮

【性味】甘、平，无毒。

【主治】治手指天蛇毒疮。烧成灰用油调，敷小儿骨疽脓血不止。

【发明】治天蛇毒：刘松篁《经验方》载，会水湾陈玉田的妻子患了天蛇毒。一个老头用一条去除了头尾的蛇，取其中段，如手指长，剖去骨肉。不让患者看见，便用蛇皮包她的手指，束紧，外面用纸裹好。患者立即感到遍身清凉，病也就好了。过几天解开看，手指上有一条如小绳的浅沟，蛇皮内宛然有一条小蛇，头目俱全。

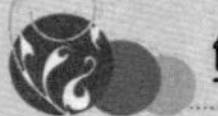

鳞蛇

【释名】长达 3 米多，有四只脚，鳞有黄、黑两种颜色，能食麋鹿。春、冬两季生活在山中，夏、秋则生活在水中，能伤人。当地人将其捕捉而食，取胆治病。它生在云南的边远地带。是巨蟒。

✲ 肉

【性味】味甘，性平，有毒。

【主治】可杀虫，去死肌，治大风。

✲ 胆

【性味】味苦，性寒，有小毒。

【主治】解药毒，治恶疮及牙齿疼痛。

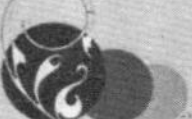

白花蛇

【释名】又叫蕲蛇。身上的花纹呈方形，胜似白花。它喜欢咬人的脚。贵州人一旦脚被蕲蛇咬了，立即将此脚锯掉，接上木脚。此蛇有烂瓜气味，必须用韧带将它驱逐，以防它伤人。

【加工】凡用白花蛇，春秋二季用酒浸三夜，六七月份浸一夜，十一二月份则浸五夜，然后取出用炭火焙干，如此3次；再用瓶装好，埋在地下一夜，消除火气，除去皮、骨，肉用。

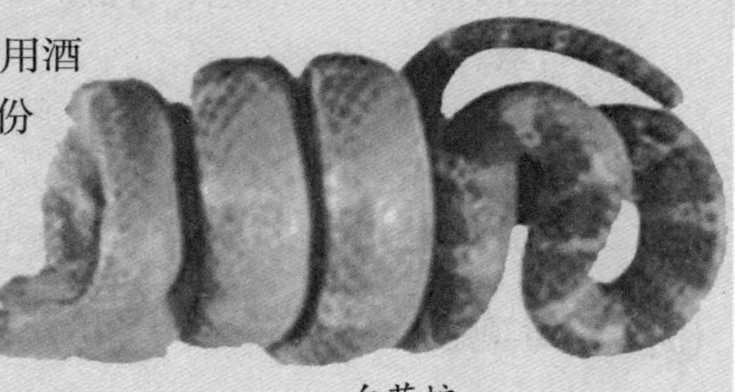

白花蛇

肉

【性味】味甘、咸，性平，有毒。

【主治】治中风及肢体麻木不仁、筋脉拘急、口眼㖞斜、半身不遂、骨节疼痛、脚软不能长久站立。瘙痒及疥癣。又能治肺风鼻塞、瘾疹、身上白癜风、疬疡斑点；破伤风、小儿风热及急慢惊风抽搐。李时珍说：风善行数变，蛇亦善行数蜕，又食石南藤，所以能透骨搜风，截惊定搐，为风痹惊、瘀癣恶疮之要药。

眼睛

【主治】治小儿夜啼。以一只为末，用竹沥调少许灌入。

【附方】驱风膏治风瘫疬，遍身疥癣。用白花蛇肉200克酒炙，天麻35克，薄荷12.5克，研末。放入好酒2升，蜜200毫升，用瓦器熬成膏。每天服一盏，用温汤送服，一日3次。

蝮蛇

【释名】黄黑色像土，有白斑，黄颔尖口的，毒最烈。众蛇之中，只有它是胎生的。它咬人着足断足，着手断手，一会儿全身就开始糜烂。七八月份毒盛时，啮树以泄它的毒，树一会儿就死亡；又吐涎沫在草木上，咬人成疮身肿，称为蛇谟疮，最不容易医治。又名鼻蛇。

肉

【性味】味甘，性平，有毒。

【主治】酿作酒，可治疗癞疾诸瘘，心腹痛，且可下气结，除蛊毒。

胆

【性味】味苦，性寒，有毒。

【主治】治各种漏疮，研成末涂抹患处。

皮

【加工】烧成灰。

【主治】治疔肿、恶疮、骨疽。

✲ 蜕

【主治】治身痒、疥癣。

✲ 骨

【主治】治痢。烧成灰，饮用15克。

黄颔蛇

【释名】以吞食老鼠及小鸡为生。身上的花纹黄黑相间，喉咙下呈黄色，大的近3米。毒性不大，有人喂养它来玩耍，死后即食。它大多生活在人们的房室里。俗名黄喉蛇。

✲ 肉

【性味】味甘，性平，有小毒。

【主治】治风痢顽癣恶疮。须酿酒服用，也可做羹。

✲ 蛇头

【加工】蛇头烧灰，治久疟，将其研末入丸散中。

✲ 骨

【主治】治症同上。

✲ 蛇吞鼠

【主治】治鼠瘘、有细孔口针的蚁瘘。

【加工】用腊月的猪油煎焦，去滓涂用。

✲ 蛇吞蛙

【主治】蛇吞蛙治噎膈。

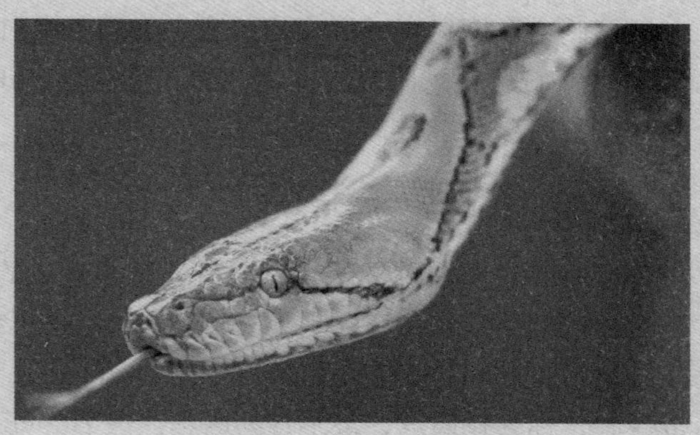

 二、无鳞鱼类 

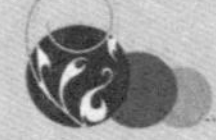

鳢鱼

【释名】头有七颗星，夜间朝向北斗星，是自然界的规律，所以称为鳢鱼。形体长而圆，头尾相等，鳞细色黑，有斑点花纹，很像蝮蛇，有舌、齿及肚，背腹有刺连续至尾部，尾部没有分叉。它生长在北方，又名文鱼。

肉

【性味】味甘，性平，无毒。

【主治】能治疗各种痔及湿痹、面目水肿，利大小便。利气，可治疗妊娠有水气。制成鱼汤给有风气、脚气的患者食用，效果极佳。但不能多吃，否则会引发顽固性疾病。有疮者不能食，否则易留下白色的瘢痕。

肠及肝

【主治】治疮中生虫。

肠

【主治】用五味调料炙香研成粉末，贴于痔瘘及蛀骨干疮处，以诱虫出完为限度。

胆

【主治】绝大多数鱼胆味道苦，只有此胆甜而且可吃。治疗喉痹将死的患者，点入少许即可痊愈，病重的用水调后灌服。

【附方】治疗十种水气垂死：用500克重的鳢鱼，和冬瓜、葱白做汤食用。

浴儿洗痘法：除夕黄昏时，用鳢鱼一尾，小的二三尾，煮汤后，用汤汁沐浴小儿，浑身上下均要遍及，不能嫌它的腥味，再用清水洗净。若留一处不洗，遇到出痘时，则未洗处较多。

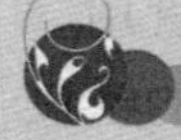

鳗鲡鱼

【释名】鳗鲡形态如蛇，背后部生有肉刺一直延续至尾部，没有鳞甲，有舌头，肚腹白。大的数尺长，油脂特别多。又名白鳝。

肉

【性味】味甘，性平，无毒。

【主治】治各种痔疮瘘和女人阴疮虫痒，暖腰膝，壮阳，又能治疗湿脚气，腰肾间湿风痹，用五味煮食，补益力极强。患各种疮瘘疬疡风的人，应经常食用。小儿营养不良及肠虫引起的腹痛，妇女带下，一切风瘙如爬行都可用它来治疗，一切草石药毒等都可运用它来解除。鳗鲡鱼中小的可以食用，体重达2500克及在水中游动时昂头的不能食，肚下有黑斑的，毒性很大。与银杏同食，易患风软病。背部有白点没有腮的，也不能食用。妊娠期食用，则易使胎儿患病。此鱼虽然有毒，但是用五味调料煎煮则能益五脏以及治疗肺结核。

骨及头

【主治】烤后研成末入药，治疗慢性腹泻引起的营养不良及白带过多。烧成灰后外用可治疗疮疡。

血

【主治】治疮疹入眼引起视物不清，用少量血液滴眼即可。

【附方】治疗结核等慢性消耗性疾病：用鳗鲡鱼1000克，处治干净，酒两盏，煮熟，加入陈醋后食用。

脂

【主治】治白癜风生于头面上，像癣一样逐渐扩大者用刀刮去创面表皮，使之有燥痛感，然后取它的脂涂搽患部，不超过3次即可以治疗。

鳝鱼

【释名】像蛇，但没有鳞，肤色有青、黄2种。大的60 ~ 100厘米长，夏季出来，十一二月份藏于洞中。又名黄鳝。

肉

【性味】味甘，性平，无毒。

【主治】补中益血，治疗口中唾液过多。补虚损。妇女产后恶露淋沥、血气不调、消瘦均可食用。另可以止血，除腹中冷气肠鸣及湿痹气，驱除十二经的风邪。患有风恶气、体虚出汗、食肉后消化不良的人，可以食用。另外治各种痔、瘘、疮疡。过多食用也易诱发疮疡，损人的寿命。大的鳝鱼有毒，对人有害。鳝鱼不可与犬肉同食。

血

【主治】用以治疗疥癣及痔瘘。治口眼㖞斜，用少量麝香调匀，左歪涂右，右歪涂左，正后就洗去。治耳痛及鼻衄，分别滴数滴入耳、鼻。

头

【性味】味甘，性平，无毒。

【主治】烧成灰后研成末服用，止痢疾，治疗消渴症，除内脏冷气，及消化不良、食物积滞。同蛇头、地龙头一起烧成灰后用酒服下，治小肠痈。将它烧成灰研末包好塞耳，能治疗虫类入耳。

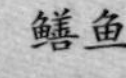

鳝鱼

✲ 皮

【主治】烧成灰后空腹以温酒送服，可治疗妇女乳房红肿疼痛。

【附方】治疗臁疮溃烂：取几条鳝鱼，打死，用香抹在腹部，将鳝环绕在疮上并用布带固定，马上就会痛不可忍，然后取下布带，看鱼腹部有针眼，那都是虫。如果虫还没有出完，再做一次，然后用人胫骨灰与油调和后涂搽。

鲵鱼

【释名】是一种人鱼，生活在山溪中，像鲇鱼，有四只脚，尾巴长，会爬树。

【加工】人们捕捉到鲵鱼后将它绑在树上，用鞭抽打，直至身上的白汁流尽，这样才可食用，不然，则有毒，不能食用。

✲ 肉

【性味】味甘，有毒。

【主治】可以治疗传染病。

海豚鱼

【释名】形态像河豚，鼻部在脑袋上方，能发出声音，且能喷水直上，每群海豚数鱼目都在百条以上。海豚鱼生活在海中，随着风潮出没。

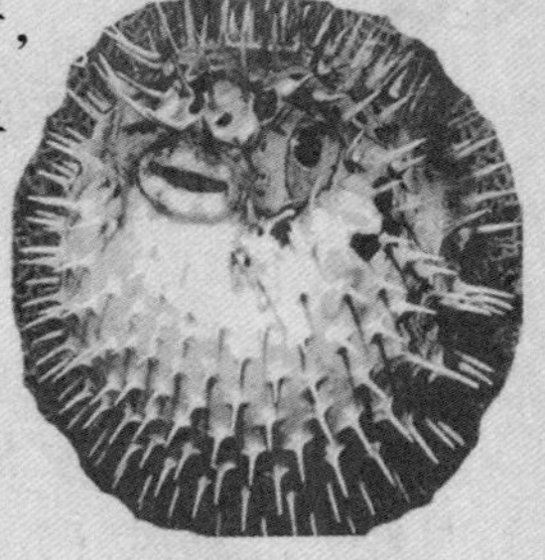

海豚鱼

✲ 肉

【性味】味咸、腥。

【主治】主治各种传染病。

✲ 脂

【主治】主治恶疮、疥癣、痔瘘，且能杀虫。

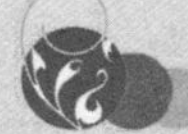

比目鱼

【释名】有呈紫白色的细鳞，两片合在一起才能行，结合部位半边平整而且没有鳞，口靠近颔下。生长在海中。形状像鞋底，也叫鞋底鱼。

✲ 肉

【性味】味甘，性平，无毒。

【主治】能补虚益气，多吃动气。

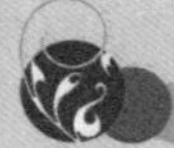

鲛鱼

【释名】形态都像鱼，眼青颊赤，背部有长毛，腹下有翅，味道肥美，南方人喜欢食用。又名沙鱼。

肉

【性味】味甘，性平，无毒。

【主治】能补益五脏，功效不及鲫鱼。

皮

【性味】味甘、咸，性平，无毒。

【主治】功效是治疗心神不定，惊恐，吐血及虫毒。烧成灰用水冲服，能解鱼毒，治吃鱼后不消化。

胆

【主治】主治喉痹，和白矾灰混合成丸，用布包好放入喉中，吐去恶涎，即可以治疗。

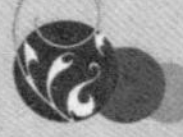

乌贼鱼

【释名】因它爱吃乌鸟，所以也叫乌贼鸟。乌贼没有鳞有须，皮黑而肉白，大的像蒲扇。

肉

【性味】味甘、咸，性平，无毒。

【主治】功用是益气，增志，通行月经。能动风气，不可长期食用。

乌贼鱼

骨

骨又名海螵蛸。

【性味】味咸，性温，无毒。

【主治】治疗女子赤白漏下、闭经、阴痒肿痛、寒热往来、不孕、惊气入腹、腹痛绕脐、男子睾丸肿痛，杀虫，以及妇女下腹包块，大人、小儿腹泻。经常服用可补益精血，治疗女子血枯病以及肝伤咯血、尿血、便血、阴道流血疟疾和结核病。

研成末外敷，治疗小儿疳疮、痘疹臭烂、水火烫伤及外伤出血。烧存性，和鸡蛋黄一同研成外涂，治疗小儿鹅口疮。同蒲黄末外涂治疗舌体肿胀及出血。同槐花末一起吹入鼻，止鼻衄出血。同银朱一起吹入鼻，治疗喉痹。同白矾末一起吹入鼻，治疗蜂蝎螫咬疼痛。同麝香吹耳，治疗中耳炎及耳聋。

血

【主治】治耳聋。

腹中墨

【主治】治胸部刺痛。

【附方】治骨卡在喉：用海螵蛸、陈年橘红焙干，各等份制成末，再用冷面和饮，做成芡子大小的药丸。每次服用1丸，含服。

章鱼

【释名】形体都像乌贼，味都比乌贼好得多。形体比乌贼大，脚有八只，肉多。也叫章举。

肉

【性味】味甘、咸，性平，无毒。

【主治】养血益气。

鲍鱼

【释名】整体腌制的鱼的统称。用盐腌压成的，称为腌鱼；未加盐者，称淡鱼；石首鱼晒干即称为白鲞。又名干鱼。

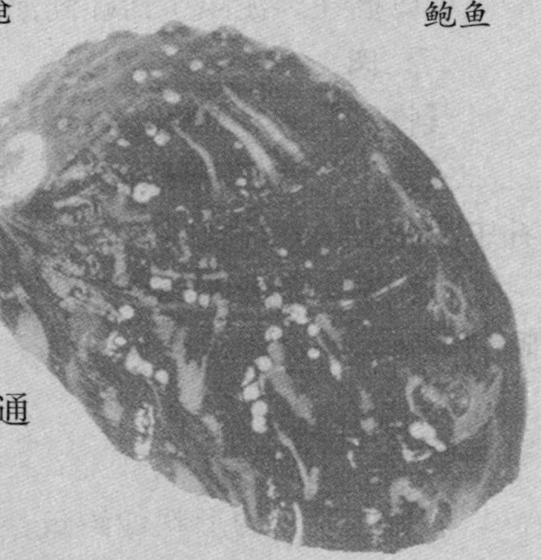
鲍鱼

肉

【性味】味辛、臭，性平，无毒。

【主治】用以治疗骨折、扭伤、瘀血不散、女子阴道流血。煮汤可治疗女子贫血并利肠。同麻仁、葱、豉一起煎煮，可以通乳汁。

头

【主治】煮汁，治眼闭；烧成灰，可治疮肿及瘟疫。

【附方】治尿结石：石首鱼头石，研末或烧研水服。

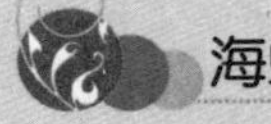

海虾

【释名】它的头可作茶杯，胡须很硬。海中大红虾长达60多厘米。

肉

【性味】味甘，性平，有小毒。

【主治】做成汤可治疗蛔虫、传染病、口腔黏膜糜烂、龋齿、头疮和疥癣病症，有止痒作用。

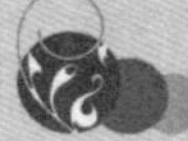

水母

【释名】它的腹下有物体，虾子附在它上面吞食涎沫。水母形状完全像凝结的一样，颜色红紫，没有口、眼。

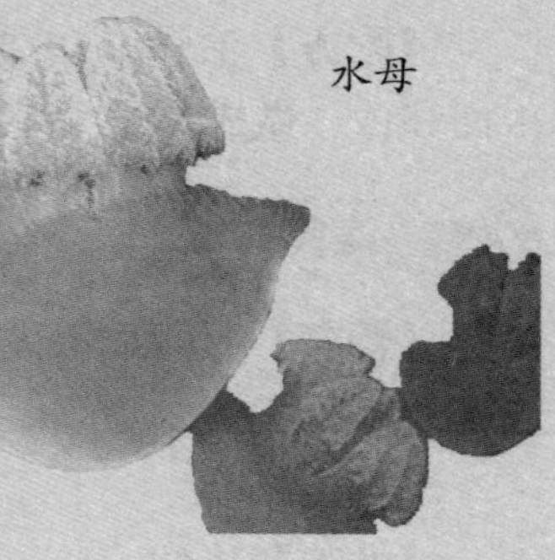

水母

✲ 肉

【性味】味咸，性平，无毒。

【主治】治妇女劳损、积血带下；另可治疗小儿风疾丹毒，水、火烫伤。对因食河鱼引起的疾病也有作用。

泥鳅

【释名】形圆身短，没有鳞，颜色青黑，浑身沾满了自身的黏液，因而滑腻难以握住。泥鳅生活在湖池，且形体较小，只有 10 ~ 13 厘米。

✲ 肉

【性味】味甘，性平，无毒。

【主治】作用是暖中益气、醒酒，解除消渴症。同米粉一起煮食，可调补中焦脾胃，治疗痔疮。

【附方】治疗异物鲠喉：用线捆住活泥鳅的头，将它的尾巴朝里，放入喉中，然后将泥鳅拉出来即可。

黄鱼

【释名】它的形状像鲟鱼，色灰白，背部有三行骨甲，鼻上长有胡须，嘴靠近颔下，尾部有分叉。它生长在深水处，是没有鳞的大鱼。

✲ 肉

【性味】味甘，性平，有小毒。

【主治】功用是通利五脏，健身美容。多吃，常很难消化。

✲ 肝

【主治】用于治疗瘀血疥癣。不要同盐一起烤来吃。与荞麦一起食用，可致人声音嘶哑。

人鱼

【释名】身有四条小足，声音像小孩。也叫孩儿鱼。

肉

【性味】味甘，无毒。

【主治】吃了能治疗腹内包块，杀虫。

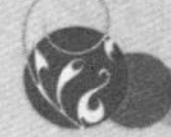

海鹞鱼

【释名】没有鳞没有脚，背部青色，腹部白色。海中多见，江湖里也有。形状如圆盘或荷叶，大的周长 2.3 ~ 2.6 米。口在腹下，目在额上，尾长有节，螫人毒性很大。也叫邵阳鱼。

肉

【性味】味甘、咸，性平，无毒。

【主治】对人没有益，男子阴茎涩痛，流白色脓液，比如性病，可以用它来治。

齿

【性味】无毒。

【主治】主治疗疟疾，烧黑后研成末，用酒送服 10 克。

尾

【性味】有毒。

【主治】可用来治疗牙齿疼痛。

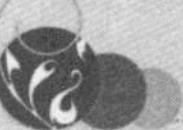

文鳐鱼

【释名】它们常成群地在海上飞翔。大的长 30 厘米左右，翅膀与尾巴等长。形态像鲤鱼，鸟翼鱼身，头白嘴红，背部有青色的纹理，常常夜间飞行。所以又叫飞鱼。

肉

【性味】味甘、咸，无毒。

【主治】可治疗妇女难产，将它烧成炭石研成末用温酒送服 5 克。还能治疗癫狂症及痔疮。

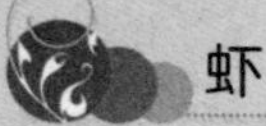

虾

【释名】有大而色白的虾，也有小且色青的虾，生活在江湖中。都有胡须钩鼻，背弓呈节状，尾部有硬鳞，脚多善于跳跃。它的子在腹外。味很鲜，人们喜食。

虾

✲ 肉

【性味】味甘，性平，有小毒。

【主治】主治小儿赤白游肿，将虾捣碎后敷贴于患部。做汤可治疗包块，托痘疮，下乳汁。煮成汁，治风痰。捣成膏，敷虫疽有效。生于水田及沟渠的虾有毒，制成腌制品更有害。和热饭盛于密器中腌制来吃，能将人毒死。没有须或腹下通黑的，煮后变为白色的，都不能吃。

三、有鳞鱼类

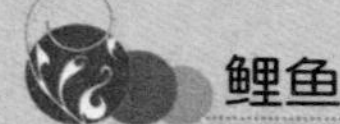

鲤鱼

【释名】有从头至尾的胁鳞一道，不论鱼的大小都有三十六鳞，每鳞上有小黑点。它味道最佳，现在各地均有生产。鳞有十字纹理，所以名鲤。死后鳞不反白。人很爱吃。但山涧水中的鲤鱼，不能吃。

鲤鱼

✲ 肉

【性味】味甘，性平，无毒。

【主治】煮食，可治咳逆上气、黄疸、口渴，通利小便。消除下肢水肿及胎气不安。作鲙，有温补作用，去冷气、胸闷腹胀、上腹积聚不适等症。烧研成末，能发汗，治咳嗽气喘，催乳汁和消肿。用米饮调服，治大人小儿的严重腹泻。

【发明】李时珍说：按丹溪朱氏所言，诸鱼在水，一刻不停地游动，所以皆能动风动火，不单独指鲤鱼。鲤脊上两筋及黑血有毒，食用害人，山涧溪水中的鲤鱼脑中有毒，不可以食。凡烧烤鲤鱼，不可让烟入眼，否则损害视力。流行病后，痢疾腹泻后，皆不能吃，服天冬、朱砂者不能吃。也不能与狗肉及葵菜同食。

✻ 鲑

【性味】味咸，性平，无毒。

【主治】可杀虫，不可和豆藿同食。

✻ 胆

【性味】味苦，性寒，无毒。

【主治】治目热红痛等症状，还可治青光眼，有耳聪目明、轻身，使人肌肤润泽，精力旺盛，不易衰老的作用。久服使人强悍健壮，益志气。滴眼，可除红肿疼痛，视物不清。滴耳，治聋病。

✻ 脂

【主治】食服，治小儿惊厥和抽搐症状。

✻ 脑髓

【主治】治各种抽搐症状。煮粥食，治突然耳聋。和胆等份，滴眼，可治青光眼。

✻ 血

【主治】治小儿红肿疮毒。涂于患处立即见效。

✻ 肠

【主治】治小儿皮肤生疮。同醋捣烂，棉布裹后塞入耳内。治疗痔瘘时，切断鱼肠烤熟，棉布裹后坐贴于患处。

✻ 齿

【主治】治结石症及小便不利。

✻ 骨

【主治】治女性白带多、带血、阴部疮疖。又治鱼鲠不出。

✻ 皮

【主治】治瘾疹。烧研成灰，用水服，治鱼鲠六七日不出者。

✻ 鳞

【主治】烧研成灰后酒服，治产妇滞血腹痛。又可治吐血，崩中漏下和痔疮脱出。

【附方】治水肿及妊娠水肿：用大鲤鱼一尾，醋 3 升，煮干食用，即愈。又可用鲤鱼一尾，赤小豆 1.8 千克，水 20 升，煮食饮汁，一顿服完，即愈。

治咽喉麻痹疼痛：用鲤鱼胆 20 枚，和灶底土混合后涂抹在咽喉外，很快见效。

治阳痿：鲤鱼胆、公鸡肝各 1 枚研末，成雀蛋和豆子大的丸，每次吞 1 丸。

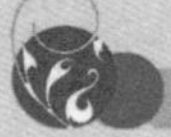

鳟鱼

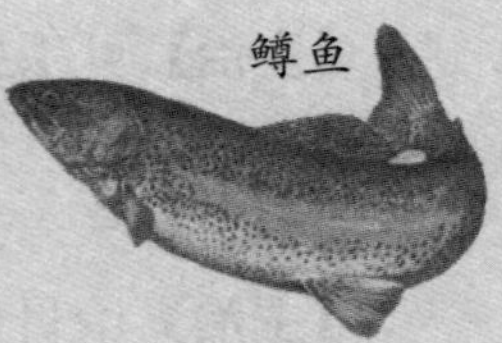
鳟鱼

【释名】鱼身圆而长，有一条红色的脉纵贯全骨止于鱼目，鱼鳞细小，颜色方青底赤纹，就是鲩鱼和赤眼鱼。

【性味】味甘，性平，无毒。

【主治】温补脾胃。多食易引起风热和疥癣。

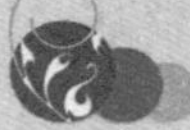

鳙鱼

【释名】鳙鱼在所有的江河湖泊中都有，形状像鲢鱼，颜色呈黑色，头最大，有重 20—25 千克的，味道不如鲢鱼好。眼睛旁有一种骨头称为“乙”，食鳙鱼时去除乙骨。今俗称皂鲢，又称为皂包头。

【性味】味甘，性平，无毒。

【主治】温补脾胃强身，消除赘疣。食多易引发风热和疥疮。

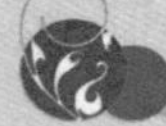

鲢鱼

鲢鱼

【释名】形态像鳙鱼，鱼头小而形体扁，有细小的鱼鳞和肥大的肚腹。色彩最白，现在到处都有。

肉

【性味】味甘，性平，无毒。

【主治】温中益气，多食会使人的中焦酿生温热，出现口干症状，又易生疮。

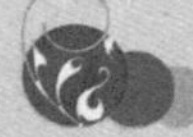

鲻鱼

【释名】有爱食泥的习性。生长在浅水里。又名子鱼，体形圆而头扁。

肉

【性味】味甘，性平，无毒。

【主治】和中益气，除湿气。

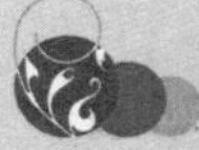

嘉鱼

【释名】又名丙穴鱼。此鱼因常在丙日游出洞穴而得名。形状像鲤鱼而鳞细如鳟鱼，肉肥而味美。这种鱼四川很多。

肉

【性味】味甘，性平，无毒。

【主治】食后令人体健容美。用于治疗肾虚消渴，身体劳瘦虚损。

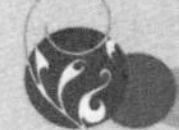

金鱼

【释名】金鱼的味道鲜美，肉也坚硬。金鱼有鲤、鲫、鳅、餐鱼数种，金鲫易找，鳅、餐鱼难寻。

肉

【性味】味甘，性平，无毒。

【主治】主治久痢，敷涂火疮。

青鱼

【释名】是一种颜色青的鱼。

肉

【性味】味甘，性平，无毒。

【主治】同韭菜一同煎煮，可治疗脚气和下肢弱无力，又能补气，解除烦闷。

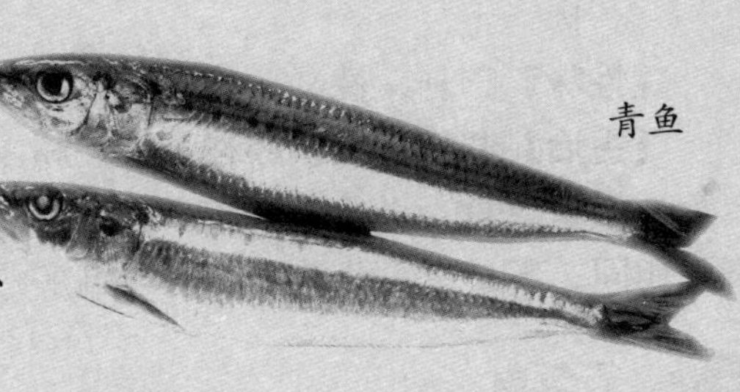

青鱼

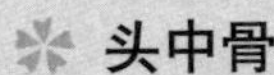

头中骨

【主治】用水磨成粉服，可治心腹忽然气滞作痛，平抑水气。有解毒的功效。

眼睛汁

【主治】滴注入眼中，能夜视。

胆

【性味】味苦，性寒，无毒。

【主治】腊月收取阴干。滴眼，能消除眼睛赤红肿痛症状。又能治疗恶疮，吐出因咽喉痹引起的痰多及鱼骨鲠喉。

【附方】治疗乳蛾喉痹：用青鱼胆含化咽下。

治疗红眼及视物不明：用青鱼胆频频滴眼。

鱼胆丸：治疗一切视物不清。用青鱼胆、鲤鱼胆、羊胆、牛胆各 25 克，熊胆 12.5 克，石决明 50 克，麝香少许，研为粉末，制成丸如梧桐子大，每次空腹用茶服下 10 丸。

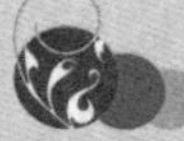

鲚鱼

【释名】生长在江湖中，常在三月出现。形态狭长。鳞边呈白色。唇边有两根硬须，肋下有像麦芒的长毛，腹下有硬角刺，锋利如刀。腹后近尾端有短毛，肉中多细刺。又名刀鱼。

【性味】味甘，性平，无毒。

【主治】能助火生痰，但也易引发疥疮，故不可多食。

鲂鱼

【释名】就是鳊鱼，体形略显方形，身体扁平。尤以汉河为多。头小颈短，脊背隆起，腹部宽阔，鳞细，色青白，腹内有脂肪，味道最为肥美。各地都有生产。

肉

【性味】味甘，性平，无毒。

【主治】调理胃气，滋利五脏。和白芥子同食，能助肺气，去胃中之风，消食。做鱼令食，助脾气，使人食欲增强。做成汤，对人有益，它的功用与鲫鱼相同。不过患小儿营养障碍与痢疾的人不宜食用。

石斑鱼

【释名】平常浮游水面，听到人声即沉入水底。长数寸，白鳞上有黑斑点。生长在溪涧的山石中。

石斑鱼

【性味】味甘，性平，无毒。

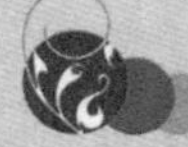

鲩鱼

【释名】肉松厚，形态像青鱼，有青、白两种颜色。形体长而身体圆。白色鲩鱼味道好，也叫草鱼。

【性味】味甘，性平，无毒。

【主治】温暖中焦的脾胃。不可多食，否则会引发多种疮疡。胆汁味道苦，性寒，无毒。腊月将其阴干，可治疗咽喉肿痛及传染病，用水冲服。若是有骨鲠、竹木刺在咽喉中，可以用酒化3枚鱼胆，温开水呷几口，即可吐出异物。

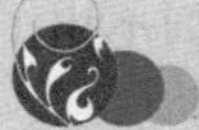

鲫鱼

【释名】头像小鲤鱼，形体黑胖，肚腹中大而脊隆起。大的可达500～1000克重。喜欢藏在柔软的淤泥中，不食杂物，所以能补胃。三四月份的肉厚而且鱼子多，味道很美。鲫鱼是鱼中上品，生长在池塘水泽地域。又名鲋鱼。

鲫鱼

肉

【性味】味甘，性平，无毒。

【主治】与五味煮食，作用是温中下气，补虚羸，止下痢肠痔。六七月份发生的热痢可用；十一二月份发生的则不宜做此种方法。和莼菜一起做汤饮用，治疗脾胃虚弱、饮食不下，调理中焦，补益五脏。和茭白煎汤，治疗丹石发势。鲫鱼与赤小豆煮汁服，可消除水肿。烤鱼滴出的油涂抹妇女阴部及诸疮处，可杀虫止痒。剖开鱼腹后塞入白矾，烧烤研成末冲服，治疗肠风血痢。用硫黄酿后，五倍子煅烧，研成末用酒冲服，治疗便血。酿茗叶煨服，治疗消渴。酿胡蒜煨好后研末冲服，治疗膈气。酿盐花烧研成粉，掺入齿缝，止牙痛。和当归一起焙干，研磨成粉，可用来止牙出血和乌胡须。和酒、盐一起焙干成粉，可治疗鱼疸。和附子一起烤焦后加油混合，擦治头部脓疮和斑秃。生的捣烂后，涂敷，治疗恶核肿毒不散及恶疮。同赤小豆捣烂外敷，治疗丹毒。烧成灰和着酱汁涂抹，治疗诸疮久不收敛者。用猪油煎鱼灰服用，治疗肠烂急性化脓性炎症。

头

【主治】治小儿头疮和口疮、重舌和眼睛视物不清。烧成灰研末冲服，治疗咳嗽及下痢。用酒送服，治疗脱肛及女性子宫脱垂，也可用油调搽之。烧灰和酱汁涂抹，治疗面部黄水疮。

子

【主治】作用是调中，益肝气。

❋ 骨

【主治】主疗虫咬引起的烂疮，烧成灰敷于患处。

❋ 胆汁

【主治】涂于各种恶疮上，杀虫止痛。点于喉中，治疗骨鲠、竹刺不出。

❋ 脑

【主治】治耳聋。将其放在竹筒中蒸后，滴入耳中。

【附方】治疗男女虚劳消瘦，发热咳嗽病症，取活鲫鱼一尾，刮去鳞肠，将蓖麻子去壳，按患者年龄计算，一岁一粒，纳入鱼腹中，外用湿草纸包几层，放入柴火中煨，煨至极熟后，睡前全部食完。连用三尾疗效甚速。

治妇女血崩：用鲫鱼一尾，长16厘米，去肠，放入血竭、乳香在腹内，在炭火中煅烧后，研成粉末，每次用热酒送服15克。

治小儿鼻喘：活鲫鱼七尾，用器皿装好，用小儿的小便饲养，等到鱼体发红，煨熟吃，疗效极佳。

治小儿丹毒，阴部红肿出血：用鲫鱼肉2.5克，赤小豆末1克，捣匀，用水和好，敷于患部。

治小儿秃疮：用鲫鱼烧成灰，用酱汁和好涂敷局部。

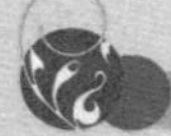

鳜鱼

【释名】形体扁平，肚腹宽阔，口大而鳞细，首和尾短。体形为黑色的斑彩，颜色鲜明的为雄性，稍微黑一些的为雌性，鱼背上有鳍刺。鱼的皮比较厚，肉很紧，肉中没有细刺。又名石柱鱼、水豚。

【性味】味甘，性平，无毒。

【主治】治腹内恶血，杀肠道寄生虫，益气力，健身强体魄，补虚劳，另可益胃固脾，治疗肠风泻血。

【发明】李时珍说：张杲在《医说》中曾记有越州有一姓邵的女子，18岁时就已患痨病多年，偶然喝了鳜鱼汤病就好了。由此看来，正与它的能补虚劳、益脾胃的说法相吻合。

【附方】治骨鲠、竹木刺咽喉，不论深浅，用在腊月收获阴干的鳜鱼胆研末冲服。每次用皂荚子大小的鱼胆粉煎后用酒趁热含咽。能吐则鲠随涎沫流出，不吐再服，以吐出为限度。酒随各人的酒量服用，没有不出来的。鲤鱼、鲩鱼、鲫鱼的胆都可以这样使用。

鲙残鱼

【释名】传说吴王阖闾坐船到江上，吃鱼时将它的残余的肉丢到水中，变成这种鱼，所以称残鱼。又名王余鱼。

肉

【性味】味甘，性平，无毒。

【主治】做汤食，宽中健胃，利气和中，鲜鱼吃得过多，也易导致湿症。

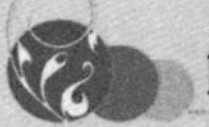

鲦鱼

【释名】很小，形体狭窄扁平，类似柳叶，鳞细整洁，洁白可爱，喜欢群游。浮于水面。又名白鲦。

鲦鱼

肉

【性味】味甘，性平，无毒。

【主治】温暖胃腑，止寒冷引起的腹泻。

鲨鱼

【释名】头像鳟鱼，体圆像鳝鱼，肉厚唇重，有细鳞。外观颜色黄白，身上有黑斑，背部有刺特硬，尾部不分开。生长在南方溪涧中，大的体长13 ~ 16厘米，头尾一般大小。生活在沙沟中，游时吹沙，咂食细沙。也叫吹沙鱼。腹内的子，味美。俗称阿浪鱼。

肉

【性味】味甘，性平，无毒。

【主治】暖中益气。

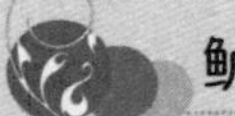

鲈鱼

【释名】每年四五月份出现，它的身长不过数寸，形态像鳜鱼，色白，有黑点，口大鳞细，有四个鳃。又名四鳃鱼。出产于江浙一带。

肉

【性味】味甘，性平，有小毒。

【主治】补益五脏，益筋骨，调和肠胃，治疗水气。腌制或晒干更好，能补益肝肾，安胎。多食能诱发腹胀和腹疮肿，不能同乳酪一起食用。鱼肝不能用，否则令人面皮肃脱，如有中毒者，可用芦根汁解毒。

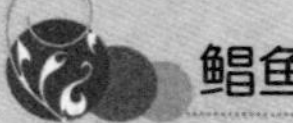

鲳鱼

【释名】身体呈正圆形，没有硬骨。鲳鱼生长在南海。

【性味】味甘，性平，无毒。

【主治】食后令人身体健壮，有力气。腹中子，有毒，可引起腹泻。

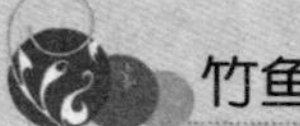

竹鱼

【释名】为两广珍品。长得像青鱼，体形大而骨少刺。外观颜色青翠可爱，鳞下夹杂着红点，味如鳜鱼。

肉

【性味】味甘，性平，无毒。

【主治】调理脾胃，补气，治疗湿气。

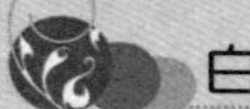

白鱼

【释名】白色的，喜昂头，体形大 1.9 ~ 2.3 米。又名乔鱼，生长在江河湖泊中。味道很美。

肉

【性味】味甘，性平，无毒。

【主治】开胃下气，去水气，令人肥健。助脾气，调整五脏，理十二经路。可治肝气不足，补肝，耳聪目明、轻身，使人肌肤润泽，精力旺盛，不易衰老，助血脉。患疮疖、痤疮的人食后，可促使其成熟，加快脓液排出而愈。宜用新鲜的豆豉一起煮汤，虽可免于发病，但也不要多食。隔夜的鱼最好不要吃，吃后会使腹部冷痛。腌后或糟藏后都可食。多食生痰。与枣同食，患腰痛。

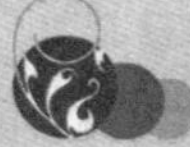

鲥鱼

【释名】鲥鱼只在初夏才出现，其他时间不出现，所以叫“鲥鱼”。

肉

【性味】味甘，性平，无毒。

【主治】作用是补虚劳，治疗小儿慢性营养不良和顽症，不宜多食。蒸出的鱼油用瓶装后埋于土中，过一段时间取出涂于火损伤的皮肤创面，效果特佳。

石首鱼

【释名】此鱼出水能叫，夜间发光，头中有像棋子的石头，所以叫石首鱼。又名黄花鱼，也叫江鱼。

【加工】每年的四月，来自海洋，绵延数里，鱼来时的声音有如雷鸣。渔民用竹筒探到水下，听到它们的声音后就下网捕捞。向鱼的身上泼些淡水，鱼就浑身没有力了。第一次来的鱼味道最好，第二、第三次来的鱼就慢慢变小，味道也没有以前鲜美了。鱼捕上来后，在船中装满坚冰，将鱼冷冻。不然，鱼易腐败，不能运送到远方。

石首鱼

肉

【性味】味甘，性平，无毒。

【主治】治泌尿系结石（石淋）小便不通，解砒霜毒、野菌毒和蛇毒。和莼菜一起做汤，开胃益气。

【加工】用火烧成灰或用水磨成粉后冲服。

卷九 介部

李时珍说：介虫很多，而龟为其长。在本篇中，主要以龟为主，现在生活中用龟制作的补品也很多，它还具有药用价值。

水龟

【释名】头像蛇头，颈很长，骨甲很硬，包着里面的筋肉，肠与头部连着，因而能通运任脉。肩宽腰粗，属于卵生动物，喜欢蜷缩，且用耳朵呼吸。

肉

【性味】味甘、酸，性温，无毒。

【主治】食后令人轻身不饥，益气增智，开胃。用它酿酒，可治中风四肢拘挛，用水煮后食用，疗风湿痹痛、身肿、骨折、筋骨疼痛、日久寒嗽。还可以治愈泻血、血痢。

龟甲

【性味】味甘，性平，无毒。

【主治】治漏下赤白、腹内包块、疟疾、外阴溃烂、痔疮、湿痹、四肢萎缩、小儿囟门不合。经常服用，可以轻身不饥。还可压惊解烦，治胸腹痛、不能久立、骨中寒热、伤寒劳役或肌体寒热欲死，用甲做汤饮服，效果好。烧灰，治小儿头疮瘙痒、女子阴疮。

壳

【主治】治久咳、疟疾，炙后研末用酒冲服，疗中风。

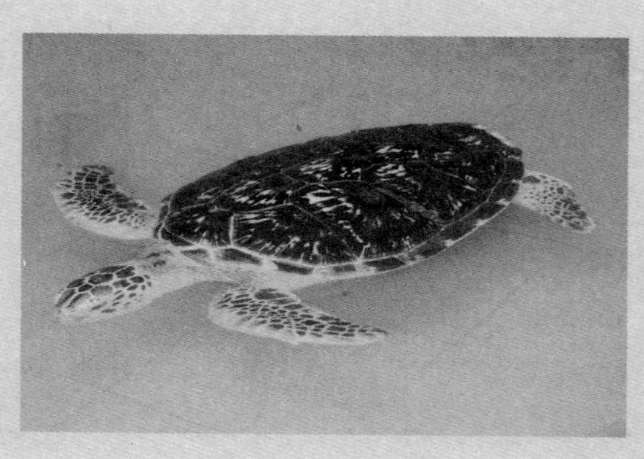

板

【主治】治血痹。也可治脱肛。

下甲

【主治】补阴。治阴血不足，活血化瘀，止血痢，续筋骨，治劳累过度、四肢无力。又可治腰腿酸痛，补益心肾，益大肠，止久痢久泄。主难产，消痈肿。烧成灰后可敷臁疮。

✲ 血

【性味】味咸，性寒，无毒。

【主治】治脱肛。治跌打损伤，和酒饮用。

✲ 胆

【性味】味苦，性寒，无毒。

【主治】治痘疹后眼睛水肿，闭经。取汁点，效果好。

✲ 溺

【主治】将龟放在荷叶上用镜子照，它的尿就会自然流出来。将尿滴入耳中，治耳聋；点舌下，治大人、小孩中风，惊邪不语，摩擦胸背，可治小儿龟胸、龟背。

绿毛龟

【释名】养殖者从溪涧中捕捉到后，畜养在水缸中，用鱼虾来饲养，十一二月将缸中的水倒掉。时间一长，这种龟会生毛，长 13 ~ 16 厘米，毛中有金线，脊骨上有三条棱，底甲呈象牙色，才是绿毛龟。其他龟饲养的时间长了也长毛，但大而没有金线，底甲颜色也不同，为黄黑色。

【性味】味甘、酸，性平，无毒。

【主治】主治通运任脉，助阳道，补阴血，益精气，治痿弱。将它捆缚在额上，能禁邪疟。收藏在书箧中，可杀蛀虫。

秦龟

【释名】生长在陕西山地，又有人说它生活在海水里。

✲ 肉

【主治】补阴养血。

✲ 甲

【主治】除风湿性关节炎、颈风冷痹、关节气壅、妇女白带含血，破气消积，强心，治淋巴结瘘管。

灵龟

【释名】生长在海边，在山上休息，在水中捕食，能入水。

✲ 肉

【性味】味甘，性平，无毒。

【主治】祛风热，利肠胃。

✲ 血

【性味】味咸，性平。

【主治】治毒箭伤。

✲ 龟筒

【性味】味甘、臭，性平，无毒。

【主治】治各种血症及解刀箭毒，煎汁饮，可解药毒及蛊毒。

【附方】治痘疮黑陷：这种病是由心有郁热、血液凝结所致。用生玳瑁、生犀牛角，一同磨汁100毫升，加入猪肝血少许，紫草汤五匙，调匀温服，痘疹即刻之间透发。

能鳖

【释名】又称三足鳖。

✲ 肉

【性味】性寒，有毒。

【主治】误食后可致人性命。将它的生肉捣烂外敷，可治骨折，活血止痛。

鳖

【释名】鳖没有耳朵，全凭眼睛。鳖只有雌的，它与蛇或鼋交配。鳖就是甲鱼，可在水里和陆地生活，脊背隆起与龟类似，甲壳的边缘有肉裙。鳖在水中时，水面上有鳖吐出的津液，叫鳖津。

✲ 肉

【性味】味甘，性平，无毒。

【主治】主补中益气。能治热气及风湿性关节炎，腹内积热。和五味煮食，有腹泻、妇女漏下、形体消瘦、腹内积气结块及腰痛者，宜常食。还可去血热，补阴虚。做肉羹食，可治久痢，长胡须。做成丸服，治虚劳、脚气。

【发明】李时珍说：根据《三元参赞书》载，鳖性冷，吃了能发水病。有冷劳气、腹部包块的人不宜食。

✲ 鳖甲

【性味】味咸，性平，无毒。

【主治】治胸腹包块、积滞寒热，去痞块息肉、温疟、腹内积气结块及腰痛、小儿胁下肿胀。隔夜食，治脐腹或肋硬条块、冷腹胀气、虚劳羸瘦、除骨热、骨节间劳热、结滞壅塞、下气、妇女漏下杂质。治下瘀血，祛血气，破结石恶血，堕胎，消疮肿肠痈及跌损瘀血。能滋阴补气，去复发性疟疾、阴毒腹痛，治积劳成病、饮食不当、旧病复发、斑痘烦闷气喘、小儿惊痫、妇女经脉不通、难产、产后阴户开而不闭、男子阴疮淋病。还可收敛疮口。

鳖

✲ 脂

【主治】除白发。拔掉白发后，取脂涂孔，即不生。如欲再生的，用白狗的乳汁涂。

✲ 头

【主治】烧灰，治小儿多种疾病及妇女子宫脱垂，产后阴户不闭，发高热及胸腹痛。还可治多年脱肛。

✲ 卵

【主治】用盐腌藏后煨食。止小儿下痢。

【附方】治脐腹或胁肋长硬条块：用大鳖 1 个，蚕沙 18 千克，桑柴灰 18 千克，淋汁 5 次，同煮烂后去骨再煮成膏，捣成梧桐子大的丸。每天服 3 次，每次服 10 丸。

治寒湿脚气，痛不可忍：用鳖两只，水 20 升，煮取 10 升。去鳖留汁，加苍耳、苍术、寻风藤各 250 克，煎至 7 升，去渣，用盆盛好后熏蒸，待水温凉一些浸洗。

治痈疮久不收口：将鳖甲烧灰存性，研末掺在疮口上，治疗效果非常好。

治妇女难产：取鳖甲烧灰存性，研末，用酒送服。

治阴茎生疮：将鳖甲烧后研末，用鸡蛋清调匀涂。

治小便沙石淋痛：将九肋鳖甲用醋炙过，研末，用酒送服，每日 3 次。

治产后阴户不闭：用 5 枚鳖头烧后研末，每次用井水送服，每日 3 次。或者加用 100 克葛根。

治大肠脱肛：将鳖头烧后研末，用米汤送服，一日两次。再将末涂在肠头上。

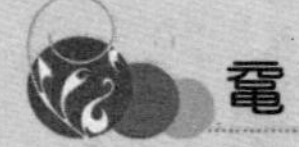

鼋

【释名】甲虫中只有鼋体形最大，它生长在南方的江湖中，背色青黄，头大颈部色黄，肠与头贯通。鼋是一种大鳖。它以鳖为雌，卵生，所以说“鼋鸣鳖应”。

肉

【性味】味甘，性平，微毒。

【主治】补益。可以治湿气、邪气及多种虫疰。

甲

【性味】味甘，性平，无毒。

【主治】炙黄后用酒浸，能治慢性淋巴结炎，恶疮痔瘘、风疹瘙痒及五脏邪气。杀百虫毒，去百药毒，续筋骨。治妇女血热。

脂

【主治】治风癣及恶疮。

胆

【性味】味苦，性寒，有毒。

【主治】治咽喉肿痛，用生姜 、薄荷汁化少许服用，取吐即愈。

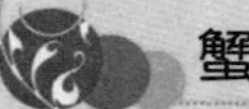

蟹

【释名】它有两只前爪、八只脚，都非常锋利，外壳坚硬，上有十二星点。雄蟹脐长，雌蟹脐圆。腹中的蟹黄随季节而增减。性躁，生长在流水中的，色黄而带腥味；生长在死水中的，色黑红而有香气。霜前的蟹有毒，食用害人，霜后即将冬蛰的味美。又名螃蟹。

【性味】味咸，性寒，有小毒。

【主治】祛胸中邪气，热结作痛，口眼㖞斜，面部水肿。能养精益气，解漆毒。产后腹痛血不下的，同酒食。筋伤骨折的，生捣后炒烂贴在患处。小儿囟门不合，将蟹的前脚同白及末捣后涂用，直到合为止。能治疟疾、黄疸。将汁滴入耳中，治耳聋，且能解药物及鳝鱼毒。独螯，两目相向，独目，有六足或四足，腹下有毛，腹中有骨，背有星点，足斑目赤的，都有毒，食用害人。可用冬瓜汁、紫苏汁、蒜汁、豉汁、芦根汁解毒。孕妇不能吃，易引起难产。蟹极能动风气，患有风症的人不能吃。不可同柿子、荆芥食，否则易生霍乱，唯有木香汁能解。